中国静脉介入联盟培训教材

静脉诊疗
护理常规

主　审　顾建平　向　华
　　　　徐　浩　张　靖
主　编　李　燕　郑玉婷
副主编　莫　伟　李海燕
　　　　郑　雯　刘佩莹
编写秘书　葛静萍　何　娟

人民卫生出版社
·北　京·

图书在版编目（CIP）数据

静脉诊疗护理常规 / 李燕，郑玉婷主编 . —北京：
人民卫生出版社，2021.7
ISBN 978-7-117-31767-2

Ⅰ.①静…　Ⅱ.①李…②郑…　Ⅲ.①静脉疾病 – 诊
疗②静脉疾病 – 护理　Ⅳ.①R543.6②R473.5

中国版本图书馆 CIP 数据核字（2021）第 126479 号

静脉诊疗护理常规
Jingmai Zhenliao Huli Changgui

主　　编　李　燕　郑玉婷
出版发行　**人民卫生出版社**（中继线 010-59780011）
地　　址　北京市朝阳区潘家园南里 19 号
邮　　编　100021
印　　刷　北京顶佳世纪印刷有限公司
经　　销　新华书店
开　　本　787×1092　1/16　　印张：20
字　　数　424 千字
版　　次　2021 年 7 月第 1 版
印　　次　2021 年 9 月第 1 次印刷
标准书号　ISBN 978-7-117-31767-2
定　　价　139.00 元

E – mail　　pmph @ pmph.com
购书热线　　010-59787592　010-59787584　010-65264830
打击盗版举报电话：010-59787491　　E-mail：WQ @ pmph.com
质量问题联系电话：010-59787234　　E-mail：zhiliang @ pmph.com

编 者

（按姓氏笔画排序）

冯英濮（河南省人民医院）

朱翠芳（东南大学医学院附属江阴医院）

向　华（湖南省人民医院）

刘　玲（首都医科大学附属北京安贞医院）

刘　景（河南省儿童医院）

刘　婷（山东大学齐鲁儿童医院）

刘佩莹（广州市妇女儿童医疗中心）

刘雪莲（中山大学附属第三医院）

许秀芳（《介入放射学杂志》编辑部）

李　燕（南京医科大学附属南京医院）

李正静（江苏省肿瘤医院）

李海燕（海军军医大学附属长海医院）

肖书萍（华中科技大学同济医学院
　　　　附属协和医院）

吴美琪（江苏省肿瘤医院）

余文霞（南京江北医院）

宋汉歌（空军军医大学第一附属医院）

张　俭（中国人民解放军第 960 医院
　　　　淄博院区）

张　靖（广州市妇女儿童医疗中心）

陈　洁（兰州大学第一医院）

陈秀梅（广东省人民医院）

陈瑾瑾（南京医科大学附属南京医院）

范本芳（南通市第一人民医院）

林　丛（中国人民解放军联勤保障部队
　　　　第 980 医院）

林　环（深圳市第二人民医院）

林　梅（首都医科大学附属北京安贞医院）

罗　丽（武汉儿童医院）

郑　雯（徐州医科大学附属医院）

郑玉婷（哈尔滨医科大学附属第四医院）

荆　霞（内蒙古自治区人民医院）

袁又圆（山西白求恩医院）

莫　伟（湖南省人民医院）

顾建平（南京医科大学附属南京医院）

钱　多（苏州大学附属第一医院）

倪叶彬（上海市第十人民医院）

徐　阳（中国医科大学附属第一医院）

徐　浩（徐州医科大学附属医院）

徐玉华（上海交通大学医学院
　　　　附属第九人民医院）

翁艳敏（南京大学医学院附属鼓楼医院）

高金玲（河北医科大学第一医院）

黄学芳（南通大学附属医院）

曹宏霞（唐山市工人医院）

龚漪娜（复旦大学附属中山医院）

梁爱琼（中国人民解放军南部战区总医院）

葛静萍（南京医科大学附属南京医院）

董艳芬（中国人民解放军总医院
　　　　第一医学中心）

蒋　妮（昆明医科大学第三附属医院）

廖少琴（珠海市人民医院）

薛幼华（东南大学附属中大医院）

参编人员

（按姓氏笔画排序）

于　洁（南通大学附属医院）
王远玲（广州市妇女儿童医疗中心）
王丽娟（河南省儿童医院）
王钲钰（空军军医大学第一附属医院）
王雪琦（山西白求恩医院）
尹媛媛（南京医科大学附属南京医院）
朱　洁（南京大学医学院附属鼓楼医院）
刘　佩（中国人民解放军联勤保障部队
　　　　第 980 医院）
刘　敏（内蒙古自治区人民医院）
刘小英（河北医科大学第一医院）
李　威（哈尔滨医科大学附属第四医院）
李　萌（哈尔滨医科大学附属第四医院）
李　琴（湖南省人民医院）
李小娟（江苏省肿瘤医院）
李灿灿（河南省人民医院）
李晓梅（南京医科大学附属南京医院）
李碧霞（珠海市人民医院）
杨　春（中山大学附属第三医院）
杨　珊（广东省人民医院）
杨　茜（唐山市工人医院）

杨海霞（南通市第一人民医院）
肖　芳（华中科技大学同济医学院
　　　　附属协和医院）
邱岚茜（昆明医科大学第三附属医院）
何　娟（南京医科大学附属南京医院）
张　雷（山东大学齐鲁儿童医院）
张　静（中国人民解放军第 960 医院
　　　　淄博院区）
张婷婷（中国医科大学附属第一医院）
陈　娟（南京江北医院）
陈文雪（上海交通大学医学院
　　　　附属第九人民医院）
陈媛媛（徐州医科大学附属医院）
罗丽娜（深圳市第二人民医院）
秦　瑶（复旦大学附属中山医院）
秦丽娜（兰州大学第一医院）
徐丽娟（上海市第十人民医院）
黄郑丽（东南大学附属中大医院）
植艳茹（海军军医大学附属长海医院）
潘孝霞（中国人民解放军总医院
　　　　第一医学中心）

序

　　静脉疾病是外周血管疾病的重要组成部分,其在人群中的总体发病率和疾病复杂程度都要超过动脉疾病。静脉疾病根据发病时间可分为急性及慢性,根据发病原因可分为静脉畸形、静脉炎、静脉阻塞、静脉功能不全和静脉损伤。在临床工作中,静脉阻塞和静脉功能不全最为常见。在静脉阻塞中,深静脉血栓形成(deep vein thrombosis,DVT)和肺动脉血栓栓塞症(pulmonary embolism,PE)统称为静脉血栓栓塞症(venous thromboembolism,VTE),而PE则被公认为是现代医学中最难治疗而又可能威胁生命的一种常见血管疾病。近年来,国内外同行对静脉疾病都进行了深入的研究。静脉疾病包括看似简单的浅静脉疾病,也包括发病原因、临床表现和诊断治疗均较复杂的深静脉疾病,诸如巴德 - 吉亚利综合征、门静脉高压症、腔静脉阻塞性疾病、DVT 和 PE 等。值得高兴的是,我国从事血管腔内介入治疗的各位同道在这方面做出了突出的贡献。随着对静脉疾病的认识逐渐深入,从理论基础到临床实践,较二十年前发生了根本性的改变,其研究成果不断刊登于各种杂志。

　　为了促进我国静脉介入事业的发展,2017 年 9 月由湖南省人民医院、南京医科大学附属南京医院、徐州医科大学附属医院和广州市妇女儿童医疗中心集结中国医科大学附属第一医院、东南大学附属中大医院、中国人民解放军火箭军总医院、中山大学附属第五医院、北京大学第一医院、北京大学第三医院等共同成立了中国静脉介入联盟,很快得到了全国 150 余家三级甲等医院的积极响应和加盟。2018 年,四家联盟牵头单位组织长期在临床一线工作的医护人员成立了编辑委员会,经过近 2 年的辛勤劳作,编写完成《静脉知识习题指导》书籍,并由几位静脉介入资深专家逐条审阅、修改。中国静脉介入联盟单位的作者们结合自己丰富的临床经验,精心地写作,使全书体现了较高创新性、实用性及学术水平。该书出版发行后得到了介入专家及业内学者的一致认可和好评。该书的出版发行对每年在"中国静脉大会"期间举行的"静脉知识大赛"有很好的参考价值和指导意义,也能进一步推动我国介入血管学者对静脉疾病的基础研究,提高临床实践能力。

　　由于静脉疾病种类繁多,随着医学科学的发展,现代影像技术的各种新的方法的问世,使静脉疾病的研究更加深入,更新了静脉疾病的发病机制,各种新的治疗器械的发明推动了静脉疾病的诊治水平。同时静脉疾病的增加使得我们对临床上有指导性意义的书籍的需求增加,我国在这方面还略显不足。为此,四家静脉介入联盟单位的主要负责人集结临床一线医、护、技再度携手编撰了《静脉诊疗护理常规》,这是令人欣慰的喜事。作为审稿专家之一,我认真审阅了书籍内容。全书分上篇总论及下篇各论,共计31章内容。在上篇总论中,全面阐述了静脉解剖、病理生理、各种检查方法,对指导临床有重要意义。在下篇各论的疾病部分,重点阐述了静脉疾病相关知识、围手术护理观察要点与手术配合步骤及相关知识链接等,做到了经典和创新的有机结合。期待关注和喜欢本书的同仁们有所收获。

社会正处在信息爆炸的时代,丰富的网络资源为学习知识提供了极为便捷的途径,但是读书仍不失为重要而稳妥的获取知识的途径之一。我从医40多年,深刻体会到要想做好临床工作,除了积极参与实践外,认真读书是非常重要的。一本书的生命力长短不但要看其先进性,更要看其科学性和实用性,看其是否真的能够做到读后有启发。希望有更多的血管介入专业的医、护、技学者能进一步关注和深入研究静脉疾病。能集中精力深入研究一个病种,在某一个方面有所突破,有所创新,不断总结,撰写出更多的各种疾病研究进展的高质量的书籍,推动我国静脉疾病诊疗工作的高水平发展。我们也深知《静脉诊疗护理常规》一书还有许多不足之处,期盼同道予以批评指正,我们也将深感慰藉!

顾建平

2021年3月

前　言

近年来,随着医学的快速发展,各学科新知识、新技能的不断涌现,以及护理专业理论与技能的丰富与扩展,血管腔内护理理论知识亟待更新与完善。

2017年9月中国静脉介入联盟的成立,标志着我国静脉疾病开始进入多学科协作和精准诊疗时代。为了搭建一个开放、包容和锐意创新的学术平台,在开展学术研讨和相关新技术研发中,每年中国静脉大会通过专题讲座、圆桌会议、病例展示、观点辩论、静脉知识答题竞赛等多种形式努力推动国内静脉疾病诊疗水平的提升。2017—2019年连续三届"中国静脉大会"期间举行的"静脉知识大赛"得到各联盟单位的高度重视,参赛单位均派出精兵强将,场面火爆热烈,给参赛者和与会者留下深刻的印象。各家医院在比赛中表现的"团结、拼搏、求实、进取"的精神风貌在倡导、普及、推广静脉疾病的规范诊治等方面发挥了巨大作用。为了帮助临床医护人员全面熟悉和掌握专业知识,提高专业能力及素质,同时为了"静脉知识大赛"能够"博览群术、笃学尚行"且公平、公正、规范地举办,2018年初,四家静脉介入联盟单位主要负责人集结部分医护人员共同编撰《静脉知识习题指导》。本书出版发行后获得介入领域专家及业内学者的一致认同与好评。

为了进一步普及静脉相关疾病的临床知识、推广介入诊疗理念、规范静脉相关疾病诊疗与护理理论知识,2019年,我们再度集结中国静脉介入联盟单位部分临床一线的医、技、护人员共同编撰《静脉诊疗护理常规》。本书更加系统、全面、细致地诠释了静脉疾病介入护理围手术期病情观察、并发症防治、手术操作关键步骤及介入技术配合流程等。其内容涵盖面广,融会贯通,实用性强,适合广大从事静脉腔内介入专业的医护人员学习,也可作为医学影像、内科、外科、妇产科、儿科和临床其他相关学科医护人员的参考用书。

本书特色在于按照疾病分类进行编写,共31章,分为总论和各论。涉及各种外周静脉、中央静脉和内脏静脉疾病,内容丰富,质量较高,相信它会成为静脉腔内介入领域医护人员的良师益友。

本书的编者们参考大量的专业书籍及最新、最前沿的国内外文献资料,反复斟酌、精心编撰完成。正是把对血管腔内介入事业的无比热爱倾注到本书的编写之中,才使得本书能够在两年内完成了从编写、反复修改到出版的全过程,在此对全体编者的辛勤付出表示诚挚的感谢!

本书的编撰工作得到了顾建平教授、向华教授、徐浩教授、张靖教授、张福君教授等的大力支持、指导和鼓励,在此对各位教授一并表示衷心的感谢!

由于静脉相关疾病的介入诊疗和护理涉及内容多,范围广,加之我们水平有限,编撰过程中难免挂一漏万,甚至可能发生错误。请大家在阅读本书时,对其内容中存在的疏漏和不妥之处,不吝批评指正,以便再次出版时及时修正、完善。

李　燕　郑玉婷
2021 年 3 月

目　录

总 论

第一章
静脉系统应用解剖及病理生理

第一节　静脉系统的解剖

　　静脉(vein)是运送血液回心的血管,起始于毛细血管,止于心房。胚体主要的静脉发生可分为内脏组和体壁组两组。内脏组的静脉分别来自卵黄囊的卵黄静脉和脐静脉。体壁组的静脉为主静脉,有前主静脉和后主静脉,后主静脉的发生晚于前主静脉。下腔静脉的形成极为复杂,其肝段、肾上段及肾段、肾下段的形成都是单一的静脉。四肢静脉的发育是原始肢芽的毛细血管起初引流到边缘窦中,在上肢,边缘窦的尺骨部分引流手臂径向的静脉,最终形成了重要的腋窝和锁骨下静脉。在腿部,大隐静脉起源于足背静脉弓内侧端,最后与髂外静脉相连接。小隐静脉经腘静脉汇入股静脉,最后与髂外静脉相通。

一、上肢、胸部及颈部的静脉

（一）上肢静脉

　　前臂静脉血的回流主要由心脏的工作来维持。上肢深静脉成对,与同名动脉伴行。深浅静脉之间的交通静脉数量上肢少于下肢。

　　上肢浅静脉包括头静脉、贵要静脉和它们的属支。手背静脉网,在桡侧延续为头静脉,在尺侧延续为贵要静脉(图1-1)。头静脉起于"解剖的鼻烟壶",从桡侧走向前臂的中央,在肘窝与贵要静脉有交通,沿外侧上行,走在三角肌和胸大肌间沟内,进入锁骨下窝,穿过锁胸筋膜,注入腋静脉。贵要静脉沿前臂的尺侧上行,大约在上臂的中间部位穿过深筋膜,最终汇入腋静脉。肘正中静脉在肘窝处与头静脉和贵要静脉相连。

　　腋静脉起于大圆肌下缘,在第一肋外缘处续于锁骨下静脉,终止在前斜角肌内缘,与颈内静脉汇合成为头臂静脉干,汇合处形成的锐角称为颈静脉角。头臂静脉干在胸锁关节后方起始。右头臂静脉几乎垂直下行,而左头臂静脉向下斜行与右头臂静脉合成上腔静脉。头臂静脉的恒定属支有椎静脉、胸廓内静脉和甲状腺下静脉。

　　上腔静脉是在第1右肋软骨后方由两头臂静脉汇合而成。上腔静脉在升主动脉右侧下行,在第3右肋软骨水平注入右心房。在上腔静脉进入心包之前,从后方接收奇静脉。

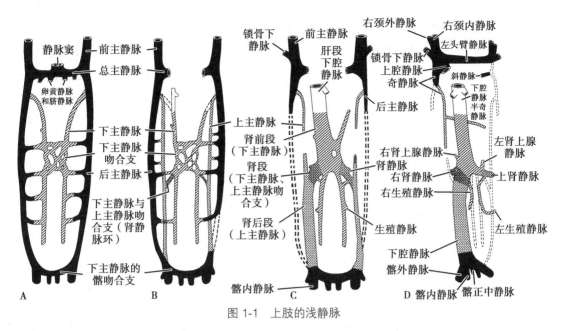

图 1-1 上肢的浅静脉

（二）奇静脉

奇静脉在右侧上行到第 4 胸椎水平，呈弓形向前方汇入上腔静脉。奇静脉的主要属支是右上肋间静脉、半奇静脉和副半奇静脉。半奇静脉走行在椎体的左侧，起点与奇静脉相似，在第 8 胸椎水平，横过脊柱，汇入奇静脉。副半奇静脉在椎体的左侧上行，与奇静脉平行，上端与左头臂静脉相通，下端在第 7 胸椎水平，与奇静脉或半奇静脉连接。奇静脉引流两侧肋间静脉，接收几个内脏属支，与脊柱静脉丛广泛吻合。奇静脉和它们的属支在上、下腔静脉梗阻时提供重要的侧支循环。

（三）颈部浅静脉

1. **颈外静脉**　为颈部最大的静脉，常作为急救时穿刺输液的重要便捷途径。它由前、后支合成。前支是面后静脉的后支，后支由枕静脉与耳后静脉合成。两支在下颌角处汇合，沿胸锁乳突肌浅面行向外下方，在距锁骨中点上方 25cm 处，穿过深筋膜注入锁骨下静脉。颈外静脉末端通常只有一对瓣膜，不能完全阻止血液倒流，故当上腔静脉回流受阻、静脉压升高时，可使颈外静脉怒张。

2. **颈静脉**　左、右各一支，起自颏下部，沿正中线两侧下降，进入胸骨上间隙内，呈直角转向外侧，经胸锁乳突肌深面注入颈外静脉，偶有注入锁骨下静脉或无名静脉者。在胸骨上间隙内，两侧颈前静脉间常有横吻合支相连，称颈前静脉弓。颈前静脉无瓣膜，有时只有 1 条，位居中线，离心脏距离较近，受胸腔负压影响较大，故颈部手术（如甲状腺手术、气管切开术等）时，须注意防止将其损伤，否则将引发出血及空气栓塞。

（四）颈内静脉

颈内静脉为颈部最粗大的静脉干，是乙状窦出颈静脉孔的延续，与颈内动脉伴行下降，至胸锁关节的后方稍外侧,与锁骨下静脉合成头臂静脉。颈内静脉位于颈动脉鞘内,并通过鞘与颈深筋膜及肩胛舌骨肌中间腱相连接,故颈内静脉处于开放状态,利于血液回流。当颈内静脉壁破裂时,因管腔不能闭合,加上胸腔负压对静脉血的吸引,有引起空气栓塞的危险。颈内静脉在舌骨大角稍下方,接受面总静脉、舌静脉和甲状腺上静脉等属支。颈内静脉属支繁多,按部位分为两支:

1. 颅内属支 包括许多硬脑膜窦及注入窦的脑静脉。收集脑膜、脑、颅骨、视器及前庭蜗器等部位的静脉血,最后经乙状窦出颈静脉孔注入颈内静脉。

2. 颅外属支

(1)面静脉:在内眦处起自内眦静脉,在同名动脉后方与其伴行,至下颌角下方接受下颌后静脉前支,下行于舌骨大角附近汇入颈内静脉。面静脉可通过两条途径与颅内海绵窦交通,即通过内眦静脉和眼上静脉至海绵窦,借面深静脉经翼静脉丛至海绵窦(图 1-2)。同时口角以上的面静脉无瓣膜,故当面部,特别是鼻根至两侧口角之间的三角形区发生感染时,如处理不当(挤压等),可能导致颅内感染。所以,临床上常称这个三角区为"危险三角"。

(2)下颌后静脉:由颞浅静脉与上颌静脉在腮腺实质内汇合而成,下行至腮腺下缘时分为前后两支,前支向前下方注入面静脉,后支则与耳后静脉和枕静脉汇合成颈外静脉。

(3)舌静脉、咽静脉、甲状腺上静脉、甲状腺中静脉:多直接注入颈内静脉主干。

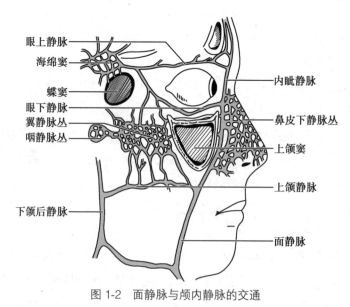

图 1-2　面静脉与颅内静脉的交通

二、盆腔和腹部的静脉

(一)髂外静脉

髂外静脉在腹股沟韧带后方起始于股总静脉,伴行于同名动脉的内后方,沿骨盆缘走行,在骶髂关节的前方,与髂内静脉汇合形成髂总静脉。髂外静脉的属支有腹壁下静脉、旋髂深静脉和耻骨静脉,与相应的浅静脉和闭孔静脉形成许多吻合。

(二) 髂内静脉

髂内静脉是一短干,位于髂内动脉的后内侧,由盆内和盆壁的静脉属支汇合而成。盆壁属支有臀上静脉、臀下静脉、阴部内静脉和闭孔静脉。盆内属支,如骶外侧静脉和骶正中静脉、膀胱静脉、输尿管静脉、阴道静脉等内脏静脉,引流骶前静脉丛和盆腔膀胱静脉丛(直肠、膀胱、前列腺、输尿管和阴道静脉)(图 1-3)。这些静脉丛和其他腹部浅静脉丛为盆腔两侧静脉提供交通。

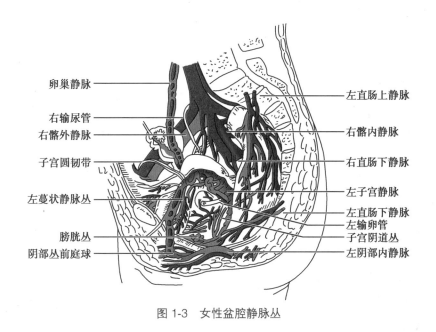

图 1-3 女性盆腔静脉丛

(三) 髂总静脉

髂总静脉在骶髂关节前,由髂内静脉和髂外静脉汇合而成。右侧髂总静脉较短(平均3.5cm),左侧髂总静脉较长(平均 5.23cm)。在第 4~5 腰椎右前方,两侧髂总静脉汇合成下腔静脉。髂总静脉的属支有髂腰静脉、腰升静脉,而左侧也引流骶正中静脉。腰升静脉沿脊柱垂直上行,从腰静脉收集血液,在上端与奇静脉系统吻合。

下腔静脉和左髂总静脉连接处的内部结构常有异常。根据其形态特征,可分为 5 种类型:①中心嵴型:位于髂总静脉分叉处偏左侧,向下腔静脉内凸出,与静脉壁相连,排列为三角形,尖部朝下,基底部向上,游离于下腔静脉内。中心嵴的高度平均为 8.19mm(2~20mm),基底宽平均为 3.15mm(2~10mm)。②粘连型:为静脉前后壁的粘连融合。依据粘连的部位和程度,分为部分内侧、外侧和完全性粘连。③桥型:延伸静脉的两壁之间,将静脉腔分为管径大小不等的两部分。其位置可在左髂总静脉开口的上方、下方或恰在开口处水平。④瓣膜型:此型少见,形状与鸽巢相似,位置接近左髂总静脉末端开口处的侧缘,约占据静脉周径的 1/5。⑤带状型：位于静脉前后壁之间，结构纤维细，数量众多，似渔网状，位于左髂总静脉或下腔静脉左缘。左髂总静脉末端内部结构异常的出现率为 67.69%。在正常情况下，左侧髂总静脉管径稍大于右侧，但因左侧髂总静脉内壁多有结构异常，内壁不平滑，实际管径小于右侧髂总静脉。同时，左髂总静脉又受右髂总动脉压迫的影响，故左侧下肢静脉血液回流较右侧缓慢，所以，在临床上左侧下肢静脉血栓发生率明显高于右侧。

（四）下腔静脉

下腔静脉是人体最大的静脉，收集下肢、盆腔、腹腔的静脉血。左右髂总静脉多在第 5 腰椎水平 (68.2%)，少数平第 4 腰椎水平 (31.8%) 合成下腔静脉。下腔静脉在脊柱的右前方，腹主动脉的右侧上行，经腔静脉窝向上穿过膈肌的腔静脉裂孔后走行非常短的距离即注入右心房。

下腔静脉的属支有腰静脉、右睾丸（卵巢）静脉、两肾静脉、右肾上腺静脉、右膈下静脉和肝静脉。肾静脉的长度，两侧相差显著。成人左肾静脉长度平均为 4.73cm，右侧为 2.0cm。左侧长于右侧，二者的比值是 2.16∶1。左睾丸（卵巢）静脉和左肾上腺静脉汇入左肾静脉，左膈下静脉汇入左肾上腺静脉。

上、下腔静脉之间的侧支循环：正常情况下，上、下腔静脉之间的交通支数量多、范围广，吻合支细小、血流量较少。上、下腔静脉之间的侧支循环有：①腹壁下静脉与腹壁上静脉吻合，经胸廓内静脉、锁骨下静脉和头臂静脉，汇入上腔静脉；②腹壁浅静脉经胸腹壁静脉、胸外侧静脉和腋静脉汇入锁骨下静脉；③盆腔，髂内静脉借助直肠中静脉、直肠下静脉、直肠静脉丛及直肠上静脉与肠系膜下静脉相通；④髂内静脉与椎内静脉丛之间，借助外侧静脉形成吻合；⑤腰静脉和腰升静脉与下腔静脉、椎外静脉丛、椎内静脉丛、髂总静脉、髂内静脉、髂腰静脉、左肾静脉、半奇静脉和副半奇静脉有多处连接，是上、下腔静脉之间的一条重要侧支循环；⑥旋髂深静脉与腰静脉和腰升静脉吻合；⑦睾丸（卵巢）静脉和输尿管静脉均为下腔静脉的环流通道。

（五）门静脉系统

门静脉为腹腔中较大的静脉干，在胰腺颈部的后面，由肠系膜上静脉与脾静脉汇合而成 (86.7%)；门静脉也可由肠系膜上静脉、脾静脉和肠系膜下静脉三者共同构成 (13.3%)。门静脉在肝门部分成左、右支。右支比左支短而粗，进入右半肝之前，常收纳胆囊静脉。左支细而长，进入左半肝，并与附脐静脉和肝圆韧带相连接。门静脉血液主要来自消化道腹段、脾、胰、肝外胆道及肝圆韧带等处。

门静脉的属支自上述各器官内的毛细血管开始，逐次汇成门静脉干，门静脉干的左、右支入肝，然后反复分支，在肝小叶间形成小叶间静脉。这些静脉再分支，在肝小叶内注入肝血窦或窦状隙，以后血液再汇入肝小叶的中央静脉（即肝静脉的起始部），中央静脉汇入小叶下静脉，最后经肝静脉汇入下腔静脉（图 1-4）。门静脉系统的血液在入心之前，通过两组毛细血管,即消化道、脾、胰以及肝外胆道等器官的毛细血管和肝内的窦状隙。主要属支有肠系膜上静脉、脾静脉、肠系膜下静脉、胃左静脉(胃冠状静脉)、胃右静脉及胃网膜右静脉等。

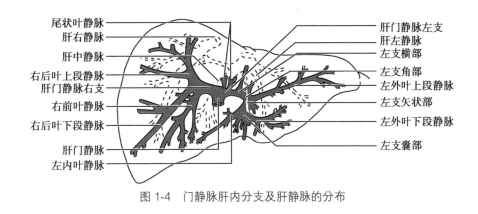

图 1-4　门静脉肝内分支及肝静脉的分布

门静脉系统与体腔静脉系统之间存在多处吻合。当门静脉高压时,这些细小的吻合支发生曲张,侧支循环开放,门静脉血逆流至体腔静脉系统。门体静脉间的侧支吻合部位如下(图 1-5):

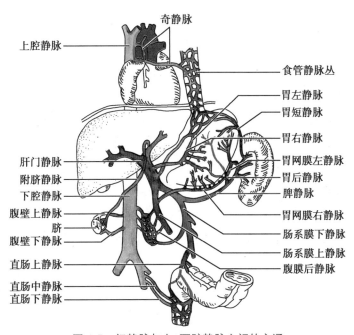

图 1-5　门静脉与上、下腔静脉之间的交通

(1)食管下段:门静脉的属支胃左静脉,接收食管下段的食管静脉支(高位食管支),食管支又与半奇静脉、奇静脉及上腔静脉的其他小属支相连接。门体静脉在食管下段的黏膜下

层有许多吻合。门静脉高压时，这些静脉容易发生曲张，并向食管内凸出，破裂时即出现大出血。

（2）胃底部：胃网膜左静脉、胃后静脉、脾静脉及胃短静脉与食管静脉丛交通。

（3）脐周围：肝圆韧带中有附脐静脉。上方与门静脉的左支连接，在脐周围与腹壁上、下静脉相通。门静脉高压时，附脐静脉扩张，血液逆流，引起脐周围静脉曲张，称为"海蛇头"。

（4）直肠下段：直肠上静脉汇入门静脉系统的肠系膜下静脉。直肠中、下静脉汇入体腔静脉系统的髂内静脉。直肠上静脉与直肠中、下静脉在直肠下段有丰富的吻合，位于黏膜下层。门静脉高压时，发生曲张称为痔。

（5）Retzius 静脉：位于腹膜后间隙，十二指肠、胰腺、结肠及肝的无腹膜覆盖区等门静脉系统的小属支，与体腔静脉系统中的腰静脉、下部肋间静脉及膈静脉等相连接。门静脉高压时，腹膜后的吻合支开放，发生广泛的静脉曲张。

三、下肢静脉

下肢静脉分为浅静脉、深静脉和穿过深筋膜的交通静脉 3 部分。浅静脉为大隐静脉、小隐静脉；深静脉与同名动脉伴行，即胫前、胫后、股浅静脉，股总静脉。交通静脉（communicating veins）是在静脉系统内做静脉间的连接。穿支静脉（perforating veins）与交通静脉不同，下肢浅静脉和深静脉之间有深筋膜相隔，穿支静脉穿过深筋膜将浅静脉和深静脉连接起来，并将浅静脉血引流到深静脉中去。

（一）皮肤微循环

动脉的皮肤分支可以直接或者穿过骨骼肌后供血到皮肤。在皮肤内，动脉形成网状和更表浅的乳头下真皮丛。真皮乳头的毛细血管袢来自乳头下真皮丛，通过微静脉注入乳头层下静脉丛，在真皮 - 皮下结合部再注入较深层的网状静脉丛。含有小瓣膜的静脉，以垂直方向将网状静脉丛连接到浅静脉。

（二）腿部的浅静脉

浅静脉主要有小隐静脉和大隐静脉，浅静脉及其属支走行在深筋膜外的皮下脂肪组织中，引流皮肤和皮下组织的血液。在人体的静脉中，腿部的浅静脉在解剖上常有变异。

由于足部需要承受体重，其静脉回流与腿部和股部的略有不同。足部有两个浅静脉系统，即足底静脉丛（plantar venous plexuses）和足背静脉丛（dorsal venous plexuses），相互之间有广泛的吻合，介于二者之间有深足底静脉丛（deep plantar venous plexuses）。足跟和跖趾关节处为体重承受区，足底浅静脉丛有特别丰富的交通支，在足背的跖骨近端水平，小的浅静脉汇聚成足背静脉弓（dorsal venous arch）。这个静脉弓的内侧端延续为大隐静脉，外侧端延续为小隐静脉。

大隐静脉在内踝的前缘起始,沿小腿内侧上行,逐渐横过胫骨,经过膝关节内侧,再由股内侧逐渐转向前方,最后进入腹股沟韧带下方的卵圆窝,距耻骨结节下方向外侧两横指(3~4cm)处注入股静脉。

大隐静脉在小腿通常有两个主要属支:前支和后支。后支较为恒定,即后弓静脉(posterior arch)或Leonardo静脉。后弓静脉起始于内踝后方,沿小腿的内后面上行,在膝部汇入大隐静脉。有几支较大的交通静脉称为Cockett交通支,将后弓静脉与深部的胫后静脉连接起来。大隐静脉曲张严重时,通过Cockett交通支由深部向皮下组织的血液逆流,是小腿内踝上方出现皮肤溃疡的根源。

大隐静脉在汇入股静脉之前,一般接收5条浅静脉:旋髂浅静脉、腹壁浅静脉、阴部外静脉、股内侧浅静脉和股外侧浅静脉。旋髂浅静脉和腹壁浅静脉引流腹壁下部和外侧的浅静脉血,通过胸腹壁静脉和腋静脉相交通。阴部外静脉引流外阴部的浅静脉血。股内侧浅静脉、股外侧浅静脉分别收纳股内侧和外侧的浅静脉分支。上述5条分支互相之间有吻合,大隐静脉曲张行高位结扎时,应该将5条分支都结扎切断,以防止术后复发。大隐静脉的5条属支常以不同的类型注入大隐静脉(图1-6)。

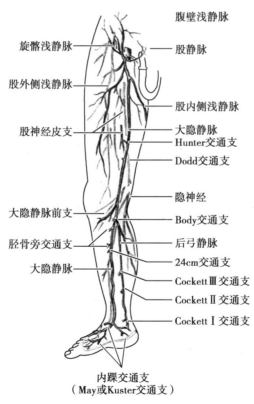

图1-6 下肢浅静脉和交通静脉(内侧面观)

小隐静脉起始于足部外侧,在小腿后外侧皮下脂肪组织中上行,通常到小腿上 1/3 水平穿过深筋膜(图 1-7),走在腓肠肌的两头之间至腘窝处注入腘静脉。小隐静脉注入腘静脉的体表投影,多在腘窝皮肤横纹之上 2.5cm 处。57% 的小隐静脉在近腘窝处汇入腘静脉,33%的小隐静脉注入股静脉,或者走行在股部后内侧面进入大隐静脉。

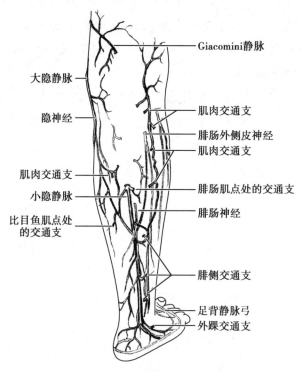

图 1-7 下肢浅静脉和交通静脉(后面观)

浅静脉内有双尖瓣瓣膜,通常两瓣相对,防止血液逆流,保证静脉血单向流入心脏。瓣膜较为恒定,通常位于主要静脉干的末端。这些瓣膜强健,尖端白色,瓣膜起始处的静脉壁扩大成为静脉窦。另有其他的瓣膜纤弱,几乎是透明的结构。研究发现,在大隐静脉内有许多静脉瓣,平均有 8 个(4~15 个)。大隐静脉注入股静脉开口附近的瓣膜最为恒定,大约占90%。膝下的静脉瓣膜多于膝上。小隐静脉内的瓣膜数量较多,平均 7~10 个。最高位的瓣膜通常位于紧靠小隐静脉的末端处。大隐静脉与小隐静脉之间交通支的瓣膜,总是使小隐静脉的血液流入大隐静脉。

(三)腿部的深静脉

足部的静脉均与动脉伴行,在足底有丰富吻合的深部足底静脉弓,自足趾和跖部收集血液,继续与内侧和外侧足底静脉相连,在内踝后方成为胫后静脉。在足背,大的深静脉和足背静脉延续为胫前静脉。

胫后静脉走行在趾长屈肌边缘和胫后肌之间,深部后室筋膜的筋膜下方,通过交通静脉与大隐静脉和后弓静脉连接。胫后静脉穿过比目鱼肌,靠近骨连接处上行,延续为腘静脉。

腓静脉起始于小腿远端的 1/3 处,在姆长屈肌的深面上行。它们接收腓侧的交通静脉和接收比目鱼肌的几支大的静脉。胫前静脉和腓静脉形成短的胫腓静脉干,再与胫后静脉形成腘静脉。

在腘窝,腘静脉与腘动脉伴行,共同包于一个血管鞘中。它位于动脉的浅面,先是略偏于动脉的内侧,上行时从内向外横过动脉,至股骨两髁之间,位于腘动脉与胫神经之间。腓肠肌的静脉和小隐静脉是腘静脉的主要属支。腘静脉延续为股浅静脉,由收肌管裂孔进入收肌管,先在动脉的外侧,上升至股三角处走行到动脉的内侧。大约在腹股沟韧带下方9cm处,股浅静脉与股深静脉汇合形成股总静脉。在腹股沟韧带的后方,血管、神经的排列顺序,由内向外分别是股静脉、股动脉和股神经。在临床上寻找大隐静脉较为确切的一种方法,就是在腹股沟韧带内侧的下方,先摸到股动脉搏动,内侧是股静脉,其浅面就是大隐静脉,定位后用记号笔标记。

(四)腿部的交通静脉

交通静脉起源于浅静脉,穿过皮下脂肪下方的深筋膜,进入深静脉者为直接交通支(direct perforators),进入腓肠肌的静脉窦者为间接交通支(indirect perforators)。直接交通静脉表现为相对恒定的解剖分布,而间接交通静脉则表现为不规律的分布。交通静脉是在深筋膜和肌肉之间斜行,它们的位置常在致密的肌肉间隔内,这些解剖特点有助于维持交通静脉的功能。

在足部平均有 9 个直接交通静脉。恒定而较大的一个交通支,位于第 1 跖骨间隙,连接浅足背静脉弓(superficial dorsal venous arch)到深足背静脉(deep dorsalis pedis veins)。在足部内侧面,交通静脉从大隐静脉发出,进入足背侧和内侧足底深静脉(medial plantar deep vein)。

小腿内侧的交通静脉最具临床意义。在静脉解剖学的研究中,发现小腿内侧平均有 7~8 条直接交通静脉,5~6 条间接交通静脉。间接交通静脉散在分布,多位于小腿的近侧半。直接交通静脉簇状分为 4 组,最下组,内踝后 Cockett 交通支,恰好位于内踝后方。Cockett Ⅱ 和 Cockett Ⅲ 交通支,通常位于内踝尖部向上 7~9cm 和 10~12cm 处,距离胫骨内缘 2~4cm 的范围内。这些交通静脉与后弓静脉或大隐静脉的其他属支相连,并与深部胫后静脉相通。后弓静脉与胫后静脉之间的交通静脉,内有瓣膜,引导浅静脉血流入深静脉。

在小腿后外侧的远端部分,腓侧交通支(peroneal perforators)连接小隐静脉的属支到腓静脉。在小腿后外侧区的近侧端,许多间接交通静脉将小隐静脉的属支连接到肌肉静脉窦,或者连接引流腓肠肌的静脉和比目鱼肌的静脉到深静脉。在此区域,最大的肌肉交通静脉的位置,被称为腓肠肌和比目鱼肌点(gastrocnemius and soleus points)。

在小腿的前面,直接交通支将大隐静脉的前侧属支连接到深部的胫前静脉。前面的交通静脉,不规律地分布在距离胫骨嵴侧方 2~5cm 的线上。踝骨前和足正中(pre-malleolar and mid-crural)交通支是此区域相对恒定的交通静脉。

在股部,直接交通静脉数量较少,但在临床上同样重要。股部的内侧面,两组大的交通静脉是 Dodd 交通支和 Hunter 交通支,直接连接大隐静脉到腘静脉的近侧端,或者到股浅静脉的远侧端。无名的交通静脉,连接外侧和内侧副大隐静脉,或者 Giacomini 静脉到股深静脉。股部的一些间接交通静脉,连接大隐静脉的属支到肌肉中的静脉。

(五)小腿肌肉的静脉窦

静脉窦是小腿肌肉内薄壁而较大的静脉,可以储存大量的静脉血液。静脉窦被包埋在骨骼肌中,在运动时做节律性收缩,是"周围心脏"的"心室",起到小腿肌肉泵的作用(图 1-8)。比目鱼肌富有 1~18 个静脉窦。比目鱼肌静脉窦通过比目鱼肌静脉注入胫后静脉和腓肠静脉。在小腿肌肉泵的有效工作中,这些瓣膜起到了关键作用。比目鱼肌静脉短而粗、迂曲,可适应剧烈的肌肉运动。在小腿的下 1/3,比目鱼肌静脉进入深静脉前,常与直接交通静脉连接。两条腓肠肌静脉引流腓肠肌的内外侧头,通常注入腘静脉,在远侧有小隐静脉汇入腘静脉干。

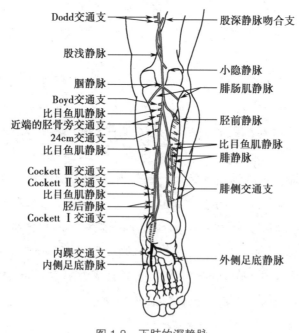

图 1-8 下肢的深静脉

（冯英璞　李灿灿）

第二节　高凝状态与静脉血栓形成的病理生理学变化

遗传性血栓性疾病通常不为人知,而临床上却很常见,如静脉血栓的每年发病率接近1/1 000。人体凝血机制包括凝血和抗凝两个方面,两者间的动态平衡是维持机体正常的关键,某些遗传性和获得性因素可以导致凝血机制异常,从而出现异常出血或血栓形成的现象。临床研究表明,在原发性深静脉血栓形成的早期,多数情形下存在血液的高凝状态,Virchow 提出血栓形成需要内膜损伤、血流淤滞和血液高凝状态间的相互作用,其中一种或多种因素激发后可以导致血栓形成。本章主要阐述正常的止血机制以及高凝状态导致静脉血栓形成的病理生理学机制。

一、正常的止血机制

正常止血需要血管壁、内膜、血小板和凝血酶产生的瀑布式反应,通过调节凝血和纤维蛋白溶解之间多种抗凝途径的平衡来调控止血过程。

(一) 血管收缩

在发生血管损伤时,内皮和继发血栓释放的多种因子可以导致血管平滑肌收缩,受损的内膜和活化的血小板产生血栓素,这是一种非常有效的血管收缩因子,而由损伤的血管内皮释放的内皮素也可以导致血管收缩。凝血酶和纤维蛋白肽 B 也可以刺激平滑肌收缩。

(二) 内皮反应

正常的血管内皮是在血液和内皮下组织之间防止血栓形成的屏障。内皮的代谢过程复杂,能够产生一些分子,包括在正常情况下预防血栓形成和在内皮连续性受到破坏时形成血小板血栓。前列环素(prostacyclin,PGI_2)是一种内皮细胞代谢花生四烯酸产生的舒张血管和抗血小板活性物质。血栓素 A_2(thromboxane,TXA_2)也是一种由血管内皮释放的具有缩血管活性的与血小板颗粒有关的诱导血小板聚集活性的物质。血管内皮细胞产生的 PGI_2、TXA_2 的比例(100∶1)可能是内皮抗血栓状态的重要决定因素。内皮细胞在接触血栓、血小板、二磷酸腺苷(adenosine diphosphate,ADP)时释放 PGI_2。一氧化氮是血管内皮释放的舒张因子,对于保持正常的血管舒张状态以及抑制血小板活性和黏附非常重要。内皮细胞损伤时可导致血管痉挛和血小板黏附。血栓调节蛋白是一种单链糖蛋白,与凝血酶结合后可降低凝血酶的凝血活性,增强其活化蛋白 C 抗凝途径的活性。血管内皮也可以通过产生组织纤溶酶原激活剂(t-PA)和组织纤溶酶原抑制剂(PAI-1)调节纤溶系统。t-PA 和 PAI-1 之间的平衡决定血管壁的纤溶活性。

（三）血小板

血小板通过在血管损伤的部位形成凝血块参与早期止血。血小板膜糖蛋白(GPI -b)与内膜下胶原 vWF 的结合介导血小板的黏附和后续的血小板活化。活化的血小板释放致密颗粒和 α 颗粒,致密颗粒释放 ADP(一种引发聚集的活性物质)和血清素(一种血管收缩因子)。血小板的活化也会导致 TXA_2 的合成和血小板构象变化产生血栓素。以上情况需要纤维蛋白原通过连接表达在活化后的细胞膜表面 GP Ⅱb- Ⅲa 受体介导血小板的聚集。

（四）凝血的级联反应

纤维蛋白的形成由凝血过程的中心酶血栓素决定。血栓素产生的级联反应被分为外源性和内源性凝血途径。这两个途径在两点相互作用(Ⅻa 活化Ⅶ,Ⅶa- 组织因子复合体活化Ⅸ),它们在 X 因子活化的步骤上交汇,这两种途径在体内并不是单独起作用。外源性凝血途径相对更为重要,因为在单独的内源性凝血途径中,早期凝血因子的缺陷并不会导致明显的出血问题。

纤维蛋白是成熟凝血块的连接成分,它的形成是继发凝血的中心环节。纤维蛋白的形成需要经历以下主要步骤:①凝血酶裂解纤维蛋白原为纤维蛋白单体和纤维蛋白肽 A、B;②单体聚合成纤维蛋白束;③活化的Ⅻ因子(被凝血酶活化)和钙离子连接形成纤维蛋白丝。纤维蛋白肽 A 的释放是纤维蛋白单体聚合的基础,纤维蛋白肽 B 在纤维蛋白横向连接中发挥重要的作用。

（五）纤维蛋白溶解和抗凝途径

纤溶酶具有分解纤维蛋白和促进血栓分解的作用。纤溶酶还通过消化凝血因子 V、Ⅷ、Ⅻ和前激肽原释放酶限制血栓形成。纤溶酶是纤溶酶原分解通过多种活性因子的蛋白水解作用产生,其内源性活性因子包括纤维蛋白、因子Ⅻ、前激肽释放酶和高分子量激肽原。外源的活性因子包括 t-PA、尿激酶和链激酶。纤溶酶可被血管内皮细胞释放的 PAI-1 所抑制,而血管内皮细胞产生的 $α_2$- 抗纤溶酶也可以抑制纤溶酶,纤溶系统由相关的纤溶酶原激活因子和抑制因子的活性来决定。

血栓形成和血栓溶解之间的平衡调控着凝血过程。除纤溶系统以外,还有天然抗凝物可抑制凝血途径和活化纤溶系统。抗凝血酶Ⅲ是凝血酶最强的抑制因子,也是最重要的天然抗凝物。肝素通过与抗凝血酶Ⅲ结合,增强其活性而发挥抗凝作用。

二、高凝状态

高凝状态导致急性动脉血栓和静脉血栓的过程很复杂。血管内血液保持液态及血管内皮损伤形成血栓的能力,依赖于血管系统各种成分之间复杂的相互作用。如前所述,这些成分包括血管内皮、血小板、血浆、凝血因子和纤溶因子。80%~90% 的血栓患者有明确的诱因,部分患者可由遗传性或获得性缺陷引起。异常的血栓可能继发于蛋白 C 和蛋白 S 缺陷、抗凝血酶Ⅲ缺陷活化的蛋白 C 抵抗、抗凝系统异常、纤溶系统缺陷、t-PA 或Ⅻ因子缺陷、凝血酶原基因突变、肝素诱导性血小板减少症、抗磷脂抗体系统、狼疮抗凝剂、高同型半胱氨酸血症等。

(李 燕 葛静萍)

第二章

静脉疾病的主要临床表现与体格检查

第一节　静脉疾病的一般症状

一、疼痛

疼痛是血管疾病常见症状,主要由动脉供血不足或静脉高压、淤血、回流障碍所致。静脉性疼痛一般为沉重、酸胀、胀痛,站立或久站后疼痛加重,平卧、抬高患肢疼痛可减轻或消失。而动脉性疼痛为肢体缺血引起早期运动后间歇性跛行;肢体严重缺血转变为静息痛,夜间加重,抬高患肢疼痛加重。当肢体缺血坏死后疼痛程度更加剧烈,常伴有肌肉萎缩、肌张力减低。静脉疾病如髂-股静脉闭塞也可出现间歇性跛行,因此伴有间歇性跛行的患者,需检查有无动脉供血不足和静脉性疾病的其他征象,如患者运动后肢体疼痛持续 1h 以上,需要考虑髋膝部骨关节炎等非血管源性病变。如果存在疼痛、麻木、针刺感、运动不协调,主要集中于下肢前外侧,长期站立、卧床或立位过伸背部时诱发,症状缓解至少需要 0.5h,则应考虑椎管狭窄、椎间盘脱出压迫马尾神经等原因。下肢深静脉功能不全继发小腿下段交通静脉功能不全时,小腿远端常有皮肤营养障碍性变化,如皮肤纤薄、脱屑、指甲变形、毛发稀少色素沉着、湿疹等。严重者足靴区可出现溃疡,经久不愈,尤其是并发感染者,也可出现持续性疼痛,抬高患肢后疼痛可缓解。另外,皮下筋膜处的压痛常提示有交通静脉功能不全。

二、皮肤温度改变

肢体皮肤温度的改变主要随动脉供血情况而变化,可反映局部血流速度和循环状况。单纯静脉疾病皮肤温度变化不大,在静脉阻塞性疾病中,由于血液淤滞,皮肤温度常偏高。在先天性骨肥大综合征、先天性与后天性动静脉瘘等疾病中,局部血流增加,皮温增高较明显。肢体静脉主干急性阻塞的股青肿(股白肿)压迫动脉或动脉痉挛时,肢体动脉供血不足,皮肤温度可降低。

三、皮肤色泽改变

肢体皮肤颜色的改变取决于血液循环状况的不同,主要影响因素有以下两个方面:血流的速度和血液的氧合程度。检查患肢皮色时，应尽可能利用自然光线，在室温为 25℃ 左右的环境中观察。各种原因引起的静脉系统淤血、静脉高压均可改变肢体皮肤色泽，如慢性静脉功能不全、小腿以下皮肤色素沉着，其范围和程度随病情进展、合并交通静脉功能不全而加重，主要因局部静脉血流淤滞，毛细血管通透性增加，红细胞外逸、破坏后含铁血黄素沉积于皮下所致。静脉阻塞或深静脉瓣膜功能不全者，皮肤小静脉的回流障碍，血液氧合程度下降，可使皮肤呈现紫黑色。皮肤发绀多见于急性髂 - 股静脉栓塞乃至股青肿；静脉急性严重淤血和 / 或合并动脉痉挛引起股白肿时，皮肤苍白。雷诺综合征表现为指（趾）对称部位皮肤发绀，并伴有皮肤温度降低。

四、肢体形态改变

静脉疾病肢体形态改变主要是肢体肿胀，其次是肢体增粗、增长和局部隆起软性包块等。下肢深静脉功能不全者多发生患肢肿胀，主要由深静脉系统淤血、高压所致。下肢深静脉功能不全按血流动力学的改变可分为血液倒流和血液回流障碍两大类，这两者虽然病理变化不同，血流动力学改变各异，但临床表现基本相同，包括患肢肿胀、胀痛、酸胀、浅静脉曲张和足靴区皮肤营养障碍性病变等。肿胀在较长时间站立后发生或加重，平卧或经过一夜睡眠后消退。高位下肢深静脉血栓形成，如髂静脉或髂股静脉闭塞者，大腿上段或下腹部会出现浅静脉曲张。静脉畸形骨肥大综合征者，除患肢肿胀以外，还有皮肤血管痣、肢体增大和浅静脉曲张等表现。髂静脉和下腔静脉阻塞时，多在胸腹壁可见曲张的浅静脉。动静脉瘘导致的肢体肿胀程度常较轻。患肢静脉肿胀需与淋巴水肿和心脏病、肾脏病引起的下肢肿胀相鉴别。静脉性肿胀一般不延及足部，而淋巴水肿和心脏病引起的下肢肿胀则包括足部在内，淋巴水肿者肿胀较硬、实，多起自足趾，皮肤厚、粗糙，非凹陷性，一般不伴色素沉着和溃疡，后期皮肤粗糙增厚，呈橘皮样甚至苔藓状，性质如大象的皮肤，常称"象皮肿"。心脏病、肾脏病引起的下肢肿胀均累及双下肢，范围广泛，多伴有原发病的其他症状。

五、浅静脉曲张

肢体静脉曲张近几年来已不再被认为是一个单独的疾病，而是由各种原因所引起的共同症状。原发性静脉曲张见于单纯性大、小隐静脉曲张和深静脉瓣膜功能不全引起血液反流、交通静脉功能不全的患者，患肢的大、小隐静脉扭曲扩张甚至卷曲成团。继发性静脉曲张主要见于深静脉血栓形成后遗症、下腔静脉阻塞综合征、先天性深静脉无瓣症等，均可导致下肢静脉曲张。上腔静脉阻塞综合征者肩、胸壁部可见浅静脉扩张或曲张。巴德 - 吉亚利综合征或下腔静脉阻塞综合征，则出现腹壁、下肢浅静脉曲张。先天性动静脉瘘、先天性静脉畸形常伴有静脉瘤样扩张、囊性扩张、静脉怒张。对于静脉曲张，手指压迫近心段大隐静脉可判断反流是来自隐股静脉交汇处、盆腔静脉，或是穿静脉。

六、静脉性溃疡

下肢静脉溃疡主要是因腓肠肌泵乏力或静脉瓣功能丧失所致。直立体位时下肢静脉高压,引起下肢毛细血管的回流阻力增大、毛细血管扩张、毛细血管内皮细胞间隙增大,导致血红细胞和蛋白质外渗至皮内,形成渗出性血管周围纤维蛋白屏障,从而阻碍末梢循环交换,造成下肢皮肤营养不良,最终坏死形成溃疡。静脉性溃疡提示该部位的交通静脉功能障碍,常见于下肢静脉曲张、原发性瓣膜功能不全、深静脉血栓形成后遗症,多合并有交通静脉功能不全。溃疡主要在足靴区,多发生于内踝部,其次是外踝、胫前部位,往往同时合并有其他皮肤营养障碍性病变,如皮肤色素沉着、皮肤瘙痒、湿疹样皮炎等,溃疡反复发作,经久不愈,可形成瘢痕性顽固性慢性溃疡。

七、血管杂音与震颤

外伤性动静脉瘘时,产生血液分流,可在瘘口附近听到连续性机械样杂音,局部可触及细微的震颤,伴有浅静脉扩张或怒张。

(吴美琪　李　燕)

第二节　静脉疾病的临床体征

一、上肢静脉

与下肢相比,上肢的静脉疾病相对少见,但可以造成很严重的后果,这是因为:①大多数患者为青壮年,以右上肢多见,症状有时较重;②上肢静脉通路的畅通是某些疾病患者生存的必要前提,例如需要透析、肠外营养、长期化疗的患者等;③人工血管行股动脉远端架桥术后,其远端通畅率较差,再加上人工血管缺乏抗感染力,已经使越来越多的血管外科医生采用上肢静脉作为治疗肢体缺血的血管移植物。

（一）上肢血栓性浅静脉炎

上肢血栓性浅静脉炎的临床表现为浅静脉局部性疼痛、红肿,多见于静脉穿刺造成的医源性感染,局部静脉触诊发软,而周围组织的硬度正常。如果静脉形成的血栓是区域性的没有合并感染,肢体远端可无明显肿胀。

（二）腋-锁骨下静脉血栓形成

腋-锁骨下静脉血栓形成较为少见,多由于静脉长期受压、制动或创伤等因素造成,近年由于经皮介入手术的增多，患病率有明显增高趋势。锁骨下静脉可因锁骨与其周围组织的空间狭小密闭，长期压迫导致慢性损伤，成为血栓形成的起因，然后血栓逐渐蔓延。患者在向下、向后牵引肩膀或者肩高度外展等活动之后会出现上肢的肿胀、发红、疼痛、浅静脉扩张等情况。上肢体检肿胀明显、肩部发红而且伴有侧支静脉扩张。目前的治疗措施还有争议，主要为抗凝、取栓治疗和手术减压等。

（三）臂蓝肿

臂蓝肿是由于静脉主干或主要侧支以及静脉微循环障碍引起的。这种疾病一般见于中晚期恶性肿瘤经中心静脉导管化疗的患者。患肢肿胀严重、疼痛，有时会引起静脉性坏疽，甚至导致截肢。

二、下肢静脉

下肢静脉疾病是人类最常见的疾病之一，发病率随年龄增高而升高，年龄 >60 岁者或轻或重存在下肢静脉疾病。下面介绍常见病的临床特点及检查方法。

（一）下肢血栓性浅静脉炎

血栓性浅静脉炎有两种类型：一种是正常静脉发生的静脉炎，一种是已经发生曲张的静脉引起的静脉炎。前者主要由医源性细菌感染引起，主要治疗方法为消炎、外敷药物或者切除病变段的静脉。某些情况下，可以和已知的或者隐性恶性肿瘤伴发，尤其是游走性血栓性浅静脉炎。后者也较常见，尤其在妇女怀孕期间，由局部血栓形成的无菌性炎症引起，病变段的皮肤有剧烈的疼痛和发红、发热的症状，如果血栓通过一些穿支蔓延至深静脉，则有发生肺动脉栓塞的危险。本病很少引起局部脓肿和发热、心动过速等全身症状。治疗原则为镇痛、抗感染等，也有一些外科医生建议结扎大隐静脉而后切除或者不切除大隐静脉来预防肺栓塞。

（二）下肢深静脉血栓形成

肺动脉栓塞是深静脉血栓形成最严重的并发症。下肢深静脉血栓形成的早期，栓子并未黏附于血管壁，而可能是漂流在血液中，所以并未出现肢体的肿胀、炎症反应以及侧支浅静脉的扩张。部分下肢深静脉血栓形成引发致死性肺栓塞的患者并无任何下肢征兆。因此，无论有无临床症状，高危人群的防控工作至关重要。病程后期，栓子扩大、阻塞血管腔，并由于静脉炎的原因镶嵌于血管壁上，这时患者就会出现深静脉血栓形成的临床症状，而此期发生肺动脉栓塞的危险性却相对降低。

深静脉血栓形成是一种动态的病理生理过程，血栓很容易向近远端蔓延，按病变累及部位分为 3 型：腘静脉和小腿静脉 - 周围型；髂股静脉 - 中央型；全下肢静脉 - 混合型。

小腿静脉血栓形成一般累及小腿 3 条主要静脉之中的 1 条或 2 条，血栓多未完全阻塞血管腔，由于腓静脉和胫静脉是伴行的，所以对小腿的静脉回流通常不会有太大影响，患者常感小腿疼痛，较少肿胀，部分患者无明显临床症状，若不治疗，大约 20% 的患者病变部位的血栓会蔓延到膝以上。

股静脉血栓可累及股总静脉,患者踝部或者小腿可见肢体肿胀,股静脉走行区可有压痛。如果股深静脉没有阻塞,膝上肢体不会肿胀。髂-股静脉血栓一般起源于盆腔的静脉,30%以上的患者不累及股静脉的远端以及小腿静脉,可引起大腿肿胀。如果下腔静脉被累及,会出现双侧血栓形成的症状和体征。广泛性的下肢深静脉血栓形成会导致股青肿,引起下肢静脉性坏疽。

（三）下肢静脉曲张

静脉曲张较为常见,甚至可以把它看成是正常静脉的变异,发病率随着年龄增长而增加,按照累及血管的大小可分为主干静脉曲张、网状静脉曲张和毛细血管扩张。

主干静脉曲张男女患病率基本相同,有家族聚集性,过度肥胖、妊娠、便秘、长期站立等是其恶化因素;主要累及大隐静脉、小隐静脉的主干和它们的主要属支,位于皮下;通常静脉直径≥4mm,体表能被触及,一般不伴有走行区肤色改变。

网状静脉曲张主要位于真皮层的深面,静脉直径<4mm,不能在体表触摸到,并使得其表面的皮肤发蓝黑色。这种疾病可以与主干静脉曲张共同发病,也可以单独发病。

毛细血管扩张在女性中患病率高,在体表呈紫色蛛网状,静脉直径仅1mm甚至更小,位于真皮层的浅面,不能在体表触及,部分患者周围皮肤可变红变紫,常与主干静脉以及网状静脉曲张伴发。

静脉曲张的患者多因没有明显的临床症状而很少就医,大多数前来就诊的患者,特别是女性患者,主要是静脉曲张影响美观。下肢静脉曲张主要有以下临床表现:疼痛、下肢沉重紧缩感、酸胀不适、易疲劳、下肢不能放松、夜间抽搐、瘙痒等。流行病学研究发现,这些症状在半数以上的成人中存在,且与静脉曲张的严重程度没有关系或者只有很小的联系,临床症状和超声检查所见病变的严重程度和性质也没有很好的相关性。这些临床表现只能确定该病的存在,却不能确定这些症状是否由于静脉曲张引起,以及是否能够通过外科治疗缓解。

小部分静脉曲张的患者发展成慢性静脉功能不全,如下肢皮肤脂肪硬化、溃疡、出血、血栓性静脉炎等。

（四）下肢慢性静脉功能不全

慢性静脉功能不全是由于持续的静脉高压引起,导致静脉高压的主要原因如下:①由于静脉瓣膜功能障碍引起血液反流(90%),可影响浅静脉或者深静脉,抑或是两者都受影响,造成静脉瓣功能不全的原因可能是原发性的,也可能是由于血栓后造成的瓣膜功能损害引起的;②静脉阻塞,通常也是血栓形成后的并发症。

人群中5%~10%的人可能患有慢性静脉功能不全。65岁以上有慢性静脉功能不全的患者中2%~3%存在静脉性溃疡。溃疡随着年龄的增大而加重,以下几种情况是其恶化因素:贫穷的生活状况、过度肥胖、损伤、制动、骨关节炎、风湿性关节炎、糖尿病、神经系统疾病等。在对患者的临床评价中必须全面衡量这些因素的作用,在临床检查中需注意区分静脉性和动脉性溃疡。

静脉功能不全的临床症状与静脉曲张相似。慢性静脉功能不全的患者一般年龄比较大,其他病因同静脉曲张相似。值得注意的是,动脉疾病以及骨骼肌等的疾病不能被轻视,因为它们可以快速地导致静脉疾病的发生。与单纯静脉曲张不同的是慢性静脉功能不全可伴有一定程度的水肿。此类患者还应了解其血栓史、下肢静脉或非静脉手术史、盆腔腹腔手术史、动脉系统疾病史、糖尿病、自身免疫病史,还有其他情况如运动障碍、用药状况和过敏史等。

(朱翠芳　葛静萍)

第三节　静脉疾病的血管功能检查

一、上肢静脉疾病的体格检查

许多重要的临床信息可以通过简单的视诊以及同对侧肢体做比较而获得。

视诊主要注意点:上肢是否肿胀、肥大;是否有肤色改变;静脉侧支是否清晰可见;局部是否有伤痕或者穿刺点;是否有原发性损伤的证据;是否有本来就存在的静脉插管。

触诊主要注意点:手臂是否温暖,锁骨上窝或者浅静脉炎的表面是否有压痛;腋窝或者锁骨上窝是否存在可能造成静脉压迫的证据,如淋巴结、颈肋等;静脉是否有变硬的条索样改变,如果有,可能是早期血栓性浅静脉炎表现;动脉搏动情况,是否存在动脉或者静脉的异常搏动;是否存在震颤;局部是否水肿,是否为可压陷性;手部动脉灌注情况:Allen试验阴性,表明尺动脉和桡动脉存在良好的侧支循环,Allen试验阳性,表明手掌侧支循环不良;上肢疾病均应测量两臂血压,注意是否存在血管杂音;上肢肿胀患者,应检查腋窝淋巴结和乳腺以排除恶性肿瘤,上肢深静脉的流出道存在问题时,上肢轻度活动后会出现肢体肿胀。如果有肺动脉栓塞的症状,应该做全面的心肺功能检查。

二、下肢静脉疾病的体格检查

(一)浅静脉功能检查

1. 咳嗽冲击试验

(1)检查步骤:患者仰卧,检查者手指置于患者大腿根部大隐静脉开口处的下方,使中指压着大隐静脉,嘱患者咳嗽。

（2）判断标准：如咳嗽时手指可触及冲击感，即为阳性，提示大隐静脉与股静脉连接处的瓣膜功能不全。

（3）临床意义：此试验可用来检查大隐静脉瓣膜的功能。

（4）注意事项：该试验为传统的物理诊断检查方法，只能作为门诊初步筛选检查，不能作为诊断和指导治疗的依据。

2. 叩击试验

（1）检查步骤：患者仰卧，检查者以一手示指放于大隐静脉远端，另一手示指为叩诊指，叩击大隐静脉近端。

（2）判断标准：叩击时，如触诊指触及冲击感，提示瓣膜功能不全；如未触及冲击感，则提示瓣膜功能良好。

（3）临床意义：此试验可用来检查大隐静脉瓣膜的功能。

（4）注意事项：该试验为传统的物理诊断检查方法，只能作为门诊初步筛选检查，不能作为诊断和指导治疗的依据。

3. 大隐静脉瓣膜功能试验（Trendelenburg test）

（1）检查步骤：嘱患者仰卧，抬高患肢使曲张静脉排空，在腹股沟下方扎止血带以阻断大隐静脉血液向心回流；然后让患者站立30s，密切观察大隐静脉曲张的充盈情况（图2-1）。

（2）判断标准：①松解止血带前，大隐静脉萎陷空虚；松解止血带时，大隐静脉立即自上而下充盈，提示大隐静脉瓣膜功能不全，而大隐静脉与深静脉之间的交通支瓣膜功能正常；②松解止血带前，大隐静脉已部分充盈曲张；松解止血带后，曲张充盈更为明显，提示大隐静脉瓣膜功能不全，其与深静脉间的交通支瓣膜也功能不全；③未松解止血带前，大隐静脉即有充盈曲张，松解止血带后，曲张静脉充盈未加重，说明大隐静脉与深静脉间交通支瓣膜功能不全，而大隐静脉瓣膜功能正常，或10s内松解止血带，出现自上而下的静脉充盈，说明大隐静脉瓣膜功能不全。

（3）临床意义：大隐静脉瓣膜功能试验即屈氏试验，用来判定隐股静脉瓣膜和大隐静脉瓣膜功能是否完善，对推断交通静脉有无功能不全有一定意义，但不能说明大隐静脉曲张是原发性还是继发性，因此无法判明病因。

（4）注意事项：①扎止血带前，排空静脉血液；止血带位置恰当，松紧适度；②在易于观察处进行试验；③试验完毕即去除止血带，患者可原地休息几分钟，无需特殊处理；④该试验为传统的物理诊断检查方法，只能作为门诊初步筛选检查，不能作为诊断和指导治疗的依据。

4. 交通静脉瓣膜功能试验（Pratt test）

（1）检查步骤：嘱患者仰卧，患肢抬高，排空静脉，在大腿根部扎止血带；先从足趾向上至腘窝缠第一根弹力绷带，再自止血带处向下缠第二根弹力绷带；让患者站立，一边向下解开第一根弹力绷带，一边向下继续缠第二根弹力绷带（图2-2）。

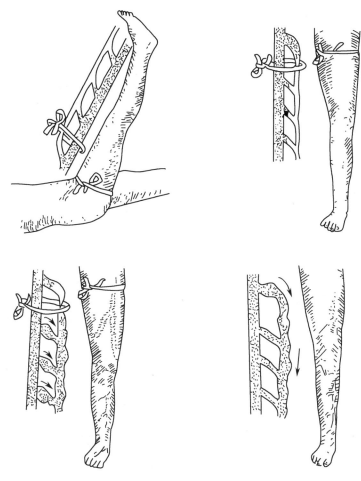

图 2-1 大隐静脉瓣膜功能试验示意图

（2）判断标准：如在两根弹力绷带之间的间隙处出现曲张静脉，即提示该处有瓣膜功能不全的交通静脉。

（3）临床意义：此试验可用于测定交通静脉瓣膜功能。虽然此试验可依次检查下肢任何节段是否存在反流的交通静脉，但无法准确定位，必要时需进一步检查以明确诊断。

（4）注意事项：①本试验不适宜下肢静脉曲张有破溃者；②扎缚止血带或弹力绷带时压力适中，以阻断大隐静脉回流，但不影响深静脉与动脉血流为宜；③该试验为传统的物理诊断检查方法，只能作为门诊初步筛选检查，不能作为诊断和指导治疗的依据。

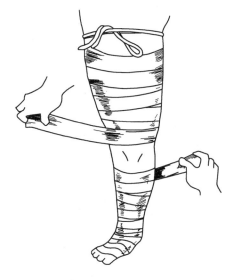

图 2-2 交通静脉瓣膜功能试验示意图

（二）深静脉功能检查

1. 深静脉通畅试验（Perthes test）

（1）检查步骤：患者取站立位，待曲张静脉充盈后，在大腿上 1/3 处用止血带阻断浅静脉回流，嘱患者用力踢腿或做下蹲动作 20~30 次，观察患者自我感觉（图 2-3）。

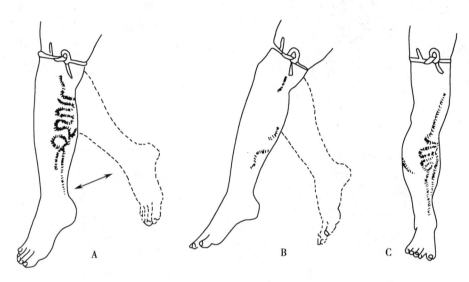

图 2-3　深静脉通畅试验示意图

（2）判断标准：①患者感觉能够轻松自如完成动作，提示深静脉瓣膜功能正常；深静脉阻塞时不能完成踢腿或下蹲动作且胀痛难忍；②检查静脉，如原充盈的静脉凹陷或明显减轻，提示深静脉通畅，称 Perthes 试验阴性。如充盈加重，患者感小腿酸胀、疼痛，提示深静脉阻塞，称 Perthes 试验阳性。

（3）临床意义：深静脉通畅试验即潘氏试验，用来判断深静脉是否通畅，但即使证明深静脉回流受限，也不能确定其病变部位、范围和程度。

（4）注意事项：①患者积极配合医生，医生应耐心操作，仔细观察结果；②患者做踢腿或下蹲动作时应防止意外跌倒；③不能耐受试验的患者可改为血管超声等检查；④该试验为传统的物理诊断检查方法，只能作为门诊初步筛选检查，不能作为诊断和指导治疗的依据。

2. 霍曼征（Homans'sign）

（1）检查步骤：患者仰卧，自然伸直下肢，检查者用手握住患侧足部，用力背曲而牵拉小腿腓肠肌，观察患者自我感觉。

（2）判断标准：如患者感到下肢后方绳索样紧硬、疼痛，即为阳性，提示小腿静脉丛血栓及混合型血栓形成。

（3）临床意义：为急性小腿深静脉血栓性静脉炎的体征，可作为静脉血栓形成的初步诊断方法。

(4)注意事项：应注意鉴别腓肠肌本身的疾病，如急性损伤或炎症等引起的假阳性。

3. 尼霍夫征(Neuhof's sign)

(1)检查步骤：患者仰卧，自然屈膝，放松下肢，检查者用手压迫患侧小腿腓肠肌。

(2)判断标准：如有饱满、紧韧感和压痛，即为阳性，提示小腿肌肉静脉丛或下肢深静脉血栓形成。

(3)临床意义：本试验也称腓肠肌压痛试验，为小腿深静脉或肌肉静脉丛血栓性静脉炎的体征。

(4)注意事项：①应注意鉴别腓肠肌本身疾病引起的假阳性；②一般情况下，肌肉疼痛在腓肠肌左右方向压痛明显；深静脉血栓性疼痛在腓肠肌前后方向压痛明显。

（郑　雯）

第三章

静脉疾病常用药物治疗进展

第一节　抗凝治疗

抗凝治疗的目的是通过阻止血液凝固使血液高凝状态得到控制,预防血栓发生,并使已形成的血栓不继续发展。抗凝治疗的决定必须权衡个体的抗凝获益与出血风险。抗凝药物根据给药途径分类可分为胃肠外抗凝药物和口服抗凝药物。胃肠外抗凝药物主要包括肝素及其衍生物和胃肠外直接凝血酶抑制剂(direct thrombin inhibitor,DTI);口服抗凝药物根据药物作用机制可分为维生素 K 拮抗剂(vitamin K antagonist,VKA)和直接口服抗凝药(direct oral anticoagulant,DOAC);其中,VKA 主要包括双香豆素类和茚二酮类,DOAC 主要包括直接凝血酶抑制剂和直接Ⅹa 因子抑制剂。

临床常用抗凝药物的特征及监护点(表 3-1)

表 3-1　临床常用抗凝药物的特征及监护点

分类		通用名	目标凝血因子	药理作用	半衰期($T_{1/2}$)	常用剂量	主要不良反应
胃肠外抗凝药物	肝素及其衍生物	普通肝素(Heparin,UFH)	Ⅱa、Ⅸa、Ⅹa、Ⅺa、Ⅻa	戊糖序列与抗凝血酶Ⅲ(AT-Ⅲ)特异地结合,灭活血浆中的凝血因子Ⅱa(凝血酶)、Ⅸa、Ⅹa、Ⅺa 和Ⅻa 等而产生抗凝效果	剂量依赖性;量效曲线呈非线性,半衰期为 30~150min	基于患者体重的给药剂量:初始单次快速给予 80U/kg,然后以 18U/(kg·h)的速度输注	出血、过敏、肝素诱导的血小板减少症、骨质疏松症
		低分子肝素(Low molecular weight heparin,LMWH)	Ⅹa、Ⅱa	抗 FⅩa 活性超过抗 FⅡa 活性	皮下注射 LMWH 的半衰期以抗 FⅩa 活性算约 4h	不同品种的 LMWH 固定剂量或基于体重的剂量皮下给药	出血、肝素诱导的血小板减少症
		磺达肝癸钠(Fondaparinux)	Ⅹa	选择性抑制Ⅹa 因子活性	17~21h,肾功能不全和老年人半衰期延长	一次 2.5mg,每日一次	出血

分类	通用名	目标凝血因子	药理作用	半衰期(T₁/₂)	常用剂量	主要不良反应
凝血酶直接抑制剂	阿加曲班(Argatroban)	Ⅱa	可逆的高选择性抑制凝血酶	15min(α相)、30min(β相)	一次10mg，一日2次	出血性脑梗死、脑出血、消化道出血、休克、过敏性休克
口服抗凝药物	维生素K拮抗剂 华法林(warfarin)	Ⅱ、Ⅶ、Ⅸ和Ⅹ以及蛋白C、蛋白S	起间接作用的抗凝药物，抑制维生素K环氧化物还原酶而限制FⅡ/FⅦ/FⅨ/FⅩ的合成，产生抗凝作用	36~42h	根据INR调节剂量	出血、恶心、呕吐、腹泻、罕见香豆素坏死、紫趾综合征
	直接凝血酶抑制剂 达比加群(Dabigatran)	Ⅱa	前药，以浓度依赖方式阻断凝血酶(Ⅱa因子)活性	12~14h(多次给药终末半衰期)	150mg，一日2次；110mg，一日2次(出血风险高时)	出血、胃肠道反应
	直接Ⅹa因子抑制剂 利伐沙班(Rivaroxaban)	Ⅹa	高选择性，直接抑制游离和结合的Ⅹa因子，阻断凝血酶生成而抑制血栓形成	平均终末半衰期7~11h	急性DVT或PE的初始治疗推荐剂量是前三周15mg每日两次，之后维持治疗及降低DVT和PE复发风险的剂量是20mg每日一次	出血

药学监护点 ①监护用药期间是否出现异常出血，如鼻出血、瘀斑、血尿和黑便等出血现象
②关注患者是否有胃部不适和腹泻
③监测患者血常规，根据情况及时复查肝肾功能情况

（陈瑾瑾　李　燕）

第二节　抗血小板治疗

近年来，由于血小板超微结构、血小板的黏附、聚集和释放功能，以及花生四烯酸(AA)、

血栓素（TXA）、前列腺素（PGI）系统等研究的进展，抗血小板药物在防治血栓形成方面取得较好疗效。另据研究表明，血小板不仅在正常止血中起主要作用，而且对预防动脉粥样硬化的发展也起着重要作用。抗血小板疗法从 20 世纪 60 年代以来已广泛应用于临床，属于抗栓治疗范畴。常用的抗血小板药物按药物机制可分为 TXA_2 抑制剂、ADP 受体抑制剂、磷酸二酯酶抑制剂等（表 3-2）。

表 3-2　临床常用抗血小板药物的特征及监护点

分类	TXA_2 抑制剂	磷酸二酯酶抑制剂		ADP 受体抑制剂	
	阿司匹林	双嘧达莫	西洛他唑	氯吡格雷	替格瑞洛
作用机制	不可逆地抑制血小板花生四烯酸代谢中的环氧化酶，减少 TXA_2 的生成，从而抑制血小板聚集	抑制腺苷脱氨酶和磷酸二酯酶活性，导致环腺苷酸聚集，抑制血小板聚集	选择性抑制 PDE3 而减少 cAMP 降解，从而提高血小板内 cAMP 浓度，抑制血小板聚集	前体药物，经肝脏代谢成活性代谢物与 P2Y12 受体不可逆结合，阻断 ADP 介导的 GP Ⅱb/Ⅲa 受体激活，降低血小板聚集	替格瑞洛及其主要代谢产物与 P2Y12 受体可逆非竞争性结合，阻断 ADP 介导的 GP Ⅱb/Ⅲa 受体激活，降低血小板聚集
半衰期	原形：15~20min	10~12h	本品和代谢物：11~13h	7~8h	7h，活性代谢物为 9h
清除部位	尿液	粪便	74% 尿液、20% 粪便	50% 尿液、46% 粪便	26% 尿液、58% 粪便
作用消失时间	7~10d	—	—	7~10d	3~5d
常用剂量	一次 75~300mg，每日一次	一次 25~50mg，一日三次	一次 0.1g，一日两次	一次 75mg，每日一次	一次 90mg，每日两次
主要不良反应	出血、消化性溃疡、过敏、耳鸣	头晕、心绞痛恶化、头痛	出血、过敏、头痛、胃部不适	出血	出血、呼吸困难、缓慢性心律失常、尿酸升高、肌酐升高
禁忌证	对阿司匹林或其他水杨酸盐，或药品的任何其他成分过敏；水杨酸盐或含水杨酸物质、非甾体抗炎药导致哮喘的历史；急性胃肠道溃疡；出血体质；严重的肾衰竭；严重的肝功能衰竭；严重的心功能衰竭；与甲氨蝶呤（剂量为 15mg/ 周或更多）合用；妊娠的最后 3 个月	过敏患者禁用	出血患者；充血性心力衰竭患者（可能会加重症状）；对本品的成分有过敏史的患者；妊娠或有可能妊娠的妇女	对活性物质或本品任一成分过敏；严重的肝脏损害；活动性病理性出血，如消化性溃疡或颅内出血	对替格瑞洛或本品任何辅料成分过敏；活动性病理性出血（如消化性溃疡或颅内出血）；有颅内出血病史；重度肝功能损害；因联合用药可导致替格瑞洛的暴露量大幅度增加，禁止替格瑞洛片与强效 CYP3A4 抑制剂联用

（陈瑾瑾　李　燕）

第三节　溶栓治疗

血栓主要成分均为血小板、红细胞、白细胞和纤维蛋白,其中纤维蛋白是这些成分的"钢筋框架"结构,因而溶解纤维蛋白就有可能溶解血栓,达到治疗目的。血栓溶解剂可分为两大类:①作用于纤维蛋白的蛋白水解酶,如纤溶酶、胰蛋白酶、曲霉蛋白酶;②作用于纤溶酶原的激酶、尿激酶(urokinase,UK)、链激酶(streptokinase,SK)、组织型纤溶酶原激活物((tissue plasminogen activator,t-PA)(表3-3)。

表3-3　临床常用溶栓药物的特征及监护点

分类	通用名	适应证	半衰期($T_{1/2}$)	特点	来源	药理作用	急性PTE用量	不良反应
非特异性纤溶酶原激活剂	链激酶(SK)	急性心肌梗死等血栓性疾病	15min	有抗原性,过敏反应多;全身纤维蛋白原消耗明显,出血发生率高	乙型溶血性链球菌培养液的单链多肽	能将纤溶酶原激活为纤溶酶,使具有丝氨酸蛋白酶活性的纤溶酶能降解构成血栓骨架的纤维蛋白,从而起到溶解血栓的作用	①负荷量25万U,静脉注射30min,继以10万U/h持续静脉滴注12~24h;②快速给药:150万U持续静脉滴注2h	出血;过敏反应(溶栓药物相关);继发性栓塞;发热、寒战、恶心呕吐、肩背痛;低血压;心律失常(用于急性心肌梗死溶栓治疗)
	尿激酶(UK)	血栓栓塞性疾病的溶栓治疗	15min(存在个体差异)	内源性纤溶酶原激活剂,无抗原性,过敏反应少;全身纤维蛋白原消耗明显	人尿或肾组织培养液中提取的一种蛋白水解酶	直接使纤维酶原变成纤溶酶	①负荷量4 400U/kg,静脉注射10min,继以2 200U/(kg·h),持续静脉滴注12h;②快速给药:2万U/kg持续静脉滴注2h	出血;消化道反应:恶心、呕吐、食欲不振;轻度过敏反应;继发性栓塞

分类	通用名	适应证	半衰期（$T_{1/2}$）	特点	来源	药理作用	急性 PTE 用量	不良反应
特异性纤溶酶原激活剂	阿替普酶（t-PA）	急性心肌梗死；血流不稳定的急性大面积肺栓塞；急性缺血性脑卒中	3~8min	无抗原性，过敏反应少；纤维蛋白特异性，轻度消耗全身纤维蛋白原，出血发生率低；不需调整剂量，且半衰期长	由一些组织（包括内皮细胞）天然产生的酶（丝氨酸蛋白酶）	对纤维蛋白具有特异性的亲和力，故可选择性地激活血凝块中的纤溶酶原，具有较强的局部溶栓作用	50mg 持续静脉滴注 2h	出血；胃肠道异常；体温升高；血压降低；轻度过敏反应；继发性栓塞
绝对禁忌证	①脑出血病史；②脑血管结构异常（如动静脉畸形）；③颅内恶性肿瘤（原发或转移）；④3 个月内缺血性卒中或短暂性脑缺血发作（TIA）病史（不包括 4.5h 内急性缺血性卒中）；⑤可疑或确诊主动脉夹层；⑥活动性出血或出血性素质（不包括月经来潮）；⑦3 个月内的严重头部闭合性创伤或面部创伤								
相对禁忌证	①收缩压 ≥ 180mmHg 或舒张压 ≥ 110mmHg；②心肺复苏胸外按压持续时间 >10min 或有创性心肺复苏操作；③痴呆或已知其他颅内病变；④3 周内创伤或进行过大手术或 4 周内发生过内脏出血；⑤2 周内不能压迫止血部位的大血管穿刺；⑥合并感染性心内膜炎、妊娠、终末期肿瘤、严重肝肾功能不全；⑦年龄 >75 岁；⑧溶栓药物过敏								
药学监护要点	①血浆纤维蛋白原含量低于 1.5g/L 时应减少药物剂量，低于 1.0g/L 时停止溶栓治疗；②血小板计数：低于 80×10^9/L 或较基础值降低超过 20%，应注意出血风险的增加；低于 50×10^9/L 时，应停用溶栓及抗凝药，并根据有无出血决定进一步治疗措施；③D- 二聚体:D- 二聚体值由治疗中的高点降低并逐渐趋于正常，或维持较低水平而不再升高，提示溶栓药物不再对残存血栓起效，此时可考虑停用溶栓药物								

（陈瑾瑾　李燕）

第四节　对比剂

以医学成像为目的将某种特定物质引入人体内，以改变机体局部组织的影像对比度，这种被引入物质称为"对比剂"（contrast medium），亦称"造影剂"（contrast medium，CM）。其作用原理是结合碘在血管或组织内吸收 X 射线造成影像显示。目前临床常用的碘对比剂多为水溶性有机碘对比剂。

碘对比剂的基本化学结构是含三个碘原子的苯环(3- 乙酰 -2,4,6- 三苯甲酸),根据所含苯环的个数,可以将碘对比剂分为单体和二聚体;按照是否在溶液中电离出离子可以分为离子型和非离子型;按照渗透压分为高渗、次高渗 / 低渗和等渗对比剂。碘对比剂的发展经历了从高渗到相对低渗直至等渗、从离子型到非离子型的过程。目前,临床常用的多为非离子型水溶性次高渗对比剂与等渗对比剂。次高渗对比剂是相对于高渗对比剂而言,等渗对比剂是相对于血浆渗透压而言,而次高渗对比剂的渗透压仍高于血浆渗透压约 2 倍,本文将着重介绍这两类对比剂。

一、性状、规格及适应证

影响碘对比剂安全性的主要理化特征是离子型和渗透压,以下是临床常用的碘对比剂的理化特性及适应证(表 3-4)。

表 3-4　常用碘对比剂理化特性及适应证

分类	通用名	性状	碘含量 / (mgI/ml)	碘比率	渗透压 / [mOsm/ (kg·H_2O)]	适应证
非离子型单体次高渗	碘佛醇	无色澄明液体	320；350	3	710；790	CT、血管造影和其他传统影像学检查,可直接进入体腔如消化道和泌尿系统
	碘海醇	无色至淡黄色的澄明液体	300；350	3	680；830	血管内、椎管内和体腔内使用,可用于心血管造影、动脉造影、尿路造影、静脉造影、CT 增强检查;颈、胸和腰段椎管造影、经椎管蛛网膜下腔注射后 CT 脑池造影;关节腔造影、经内镜胰胆管造影、疝或瘘道造影、子宫输卵管造影、涎腺造影、经皮肝胆管造影、窦道造影、胃肠道造影和"T" 形管造影等
	碘帕醇	无色澄明液体	300；370	3	616；796	①神经放射学:脊髓神经根造影术,脑池造影和脑室造影术;②血管造影术:脑动脉造影术、冠状动脉造影术、胸主动脉和腹主动脉造影术、心血管造影术、选择性内脏动脉造影术、周围动脉造影术和静脉造影术;③泌尿系造影术:静脉尿路造影术;④增强 CT 检查、关节造影术、瘘道造影术、数字减影血管造影术
	碘普罗胺	无色或微黄色的澄明液体	300；370	3	590；770	血管内和体腔内,计算机 X 线体层扫描(CT)增强,动脉造影和静脉造影,动脉法 /静脉法数字减影血管造影(DSA),静脉尿路造影,内镜逆行胰胆管造影(ERCP),关节腔造影和其他体腔检查,不能在鞘内使用

分类	通用名	性状	碘含量 /（mgI/ml）	碘比率	渗透压 /［mOsm/（kg·H₂O）]	适应证
非离子二聚体等渗	碘克沙醇	无色或淡黄色澄明液体	270；320	6	290	成人的心血管造影、脑血管造影、外周动脉造影、腹部血管造影、尿路造影、静脉造影以及 CT 增强检查；儿童心血管造影、尿路造影和 CT 增强检查

注：碘比率（I/P 比率）：碘原子数（Iodine）和溶液中粒子数（Particles）的比例，I/P 比值越高，渗透压越低

二、特殊注意事项 / 用药观察要点

1. 使用碘对比剂应遵循产品说明书中规定的剂量和适应证范围。

2. 用碘对比剂前，应向患者或其监护人告知对比剂使用的适应证、禁忌证、可能发生的不良反应和注意事项。建议签署"碘对比剂使用患者知情同意书"。

3. 碘对比剂使用前，医生或护士需要关注如下情况：

（1）询问患者或监护人是否存在以下情况：①碘对比剂中、重度不良反应史；②哮喘；③糖尿病；④肾脏疾病或肾脏手术；⑤使用肾毒性药物或其他影响肾小球滤过率的药物；⑥高血压；⑦痛风；⑧脱水、充血性心力衰竭；⑨其他药物不良反应或过敏史。

（2）需要高度关注的相关疾病：①甲状腺功能亢进：甲状腺功能亢进尚未治愈者禁忌使用碘对比剂；②糖尿病肾病：使用碘对比剂需要咨询内分泌专科医师和肾脏病专科医师。

（刘雪莲）

第四章

静脉疾病专科检查

第一节　静脉疾病专科实验室检查

一、血常规(表 4-1)

表 4-1　血常规参考范围及临床意义

检测项目	参考范围	临床意义
红细胞计数 (red blood cell,RBC)	成年男性:$(4.0\sim5.5)\times10^{12}$/L 成年女性:$(3.5\sim5.0)\times10^{12}$/L 新生儿:$(6.0\sim7.0)\times10^{12}$/L	①红细胞增多常见于严重的慢性心、肺疾患,以及携带氧能力低的异常血红蛋白病等 ②红细胞减少见于各种贫血
血红蛋白测定 (hemoglobin,Hb)	成年男性:120~160g/L 成年女性:110~150g/L 儿童:120~140g/L 新生儿:170~200g/L	同红细胞计数
白细胞计数 (white blood cell,WBC)	成人:$(4\sim10)\times10^{9}$/L 新生儿:$(15\sim20)\times10^{9}$/L 6 个月~2 岁:$(11\sim12)\times10^{9}$/L	①白细胞总数的增多或减少主要受中性粒细胞的影响,淋巴细胞等数量上的改变也会引起白细胞总数的变化;中性粒细胞增多常伴随白细胞总数的增多 ②病理性增多见于急性感染、严重的组织损伤、急性大出血、急性中毒、白血病及恶性肿瘤等 ③中性粒细胞减少多见于感染、血液系统疾病、物理化学因素损伤、自身免疫性疾病、单核-吞噬细胞系统亢进等
血小板计数 (platelets,PLT)	$(100\sim300)\times10^{9}$/L	①血小板增多见于骨髓增生性疾病,急性感染、急性溶血、脾脏切除术后、某些癌症等 ②血小板减少见于再生障碍性贫血、放射性损伤、急性白血病、原发性血小板减少性紫癜、上呼吸道感染、脾肿大、血液被稀释等

二、凝血功能（表 4-2）

表 4-2　凝血功能参考范围及临床意义

检测项目	参考范围	临床意义
出血时间 （bleeding time，BT）	Duck 法为 1~3min，>4min 为延长；IVY 法为 1~6min，>6min 为延长	① BT 延长可见于血小板明显减少、血小板功能异常、血管性血友病（vWD）以及遗传性出血性毛细血管扩张症、DIC 等 ② BT 缩短可见于某些严重的高凝状态和血栓形成等
凝血时间 （clotting time，CT）	玻片法为 1~5min，试管法为 4~12min	① CT 延长见于血浆 Ⅷ、Ⅸ、Ⅺ 因子含量严重减少，即重症甲、乙、丙型血友病，也见于凝血酶原和纤维蛋白原明显减少时，临床上常作为肝素抗凝治疗时的监测指标 ② CT 缩短见于高凝状态、血栓栓塞性疾病、心脑血管病变、肺梗死和深静脉血栓形成等
凝血酶原时间 （prothrombin time，PT）	男性为 11~13.7s 女性为 11~14.3s 超过正常值 3s 者为延长	① PT 延长见于先天性因子 Ⅱ、Ⅴ、Ⅶ、Ⅹ 缺乏症和低（无）纤维蛋白原血症、获得性肝病、DIC、原发性纤溶症、维生素 K 缺乏症等，是临床上应用抗凝剂如肝素、华法林等常用的监测指标 ② PT 缩短见于血栓前状态和血栓性疾病、长期口服避孕药、先天性因子 Ⅴ 增多症等
活化部分凝血活酶时间 （activated Partial thromboplastin time，APTT）	正常值 24~37s > 正常值 10s 以上为延长；< 正常值 3s 为缩短	同凝血时间（CT）
凝血酶时间 （thrombin time，TT）	正常值 16~18s；> 正常 3s 以上为延长	TT 延长见于肝素增多或类肝素抗凝物质存在时，是临床抗凝治疗中的监测手段之一，抗凝治疗宜控制在正常值的 3~4 倍，即 60s 左右
纤维蛋白原 （fibrinogen，FIB）	正常值 2~4g/L（200~400μg/dl）	①增高见于高凝状态、休克、大手术后、血栓形成和动脉粥样硬化等 ②降低则见于 DIC 和肝脏疾病等，为临床溶栓治疗时常用的监测指标，宜控制在 0.7~1.0g/L
纤维蛋白（原）降解产物 （fibrin degradation Product，FDP）	正常值 <10mg/L（血清）	原发性纤溶亢进时，FDP 含量可明显升高；高凝状态、DIC、肾脏疾病、器官移植的排斥反应、溶栓治疗等所致继发性纤溶亢进时，FDP 含量也可升高
D- 二聚体 （D-dimer）	ELISA 法：0~0.256mg/L（血浆）	D- 二聚体含量升高见于血管内血栓形成、肺栓塞、深静脉血栓形成、DIC、外科手术后、恶性肿瘤、长期卧床等，D- 二聚体是目前国内最好的诊断静脉血栓、溶栓监测及 DIC 的指标，具有一定的临床诊断价值

三、血小板（表 4-3）

表 4-3　血小板功能检查参考范围及临床意义

检测项目	参考范围	临床意义
血小板黏附试验（platelet adhesion lest，PAdT）	玻璃柱法为 62.4% ± 8.3%；玻璃滤器法为 31.9% ± 10.9%	①升高见于机体高凝状态、血栓栓塞性疾病等 ②降低则多见于血小板无力症、纤维蛋白原缺乏等，或者于服用抗血小板药物，如阿司匹林、保泰松等时
血小板聚集试验（platelet aggregation test，PAgT）	浓度为 6×10^{-6}mol/L 的 ADP 促凝的最大凝聚率为 35.2% ± 13.5%，坡度为 63.9° ± 22.2°	①增高则见于心肌梗死、深静脉血栓形成和弥散性血管内凝血早期等 ②降低时见于血小板无力症、原发性出血性血小板增多症、真性红细胞增多症、尿毒症以及应用阿司匹林、双嘧达莫和右旋糖酐等药物时

四、血栓弹力图的临床意义（表 4-4）

表 4-4　血栓弹力图（thrmbelastgraphy，TEG）的临床意义

常用参数	临床意义
R	延长:凝血因子功能不足 缩短:凝血因子功能亢进
K	延长:提示纤维蛋白原功能不足 缩短:提示纤维蛋白原功能亢进
a 角	增大:提示纤维蛋白原功能增强 减小:提示纤维蛋白原功能减低
MA	增大:提示血小板功能亢进 减低:提示血小板功能减低
Ly30	增大:提示纤溶亢进
EPL	增大:提示纤溶亢进
ACT	延长:提示凝血因子功能不足 缩短:提示凝血因子功能亢进

五、危急值报告项目和参考范围（表 4-5）

表 4-5　常见危急值报告项目和参考范围

检测项目	危急值	
钾（K）	<2.5mmol/L	>6.0mmol/L
钠（Na）	<125mmol/L	>160mmol/L
氯（Cl）	<80mmol/L	>125mmol/L
钙（Ca）	<1.5mmol/L	>3.5mmol/L
葡萄糖（GLU）	<2.5mmol/L	>20.0mmol/L
尿素氮（BUN）		>25.0mmol/L
血淀粉酶（AWY）		>500U/L
凝血酶原时间（PT）		>30s
活化部分凝血酶原时间（APTT）		>70s
白细胞（WBC）	$<2.0 \times 10^9$/L	$>50 \times 10^9$/L
血红蛋白（Hb）	<50g/L	>200g/L
血小板（PLT）	$<50 \times 10^9$/L	$>800 \times 10^9$/L
酸碱度（pH）	<7.15	>7.6
血氧饱和度	<85%	
二氧化碳分压（$PaCO_2$）	<20mmHg	>70mmHg
氧分压（PaO_2）	<45%	
血培养	阳性结果	

（蒋　妮　邱岚茜）

第二节　静脉疾病专科影像学检查

静脉疾病专科影像学检查临床意义与注意事项（表 4-6）

表 4-6　常见静脉疾病专科影像学检查

项目	临床意义	注意事项
彩色多普勒超声	①识别血流来源、方向、走行及与周围结构的相互关系 ②识别某些疾病的特征性血流图像等	①血管检查尽量做到对侧对比检查 ②根据部位不同采取相应的体位，如颈静脉及上肢静脉多采用平卧位，下肢静脉可平卧或立位 ③腹部静脉血管应空腹检查，必要时可饮水后再检查，如肾静脉检查

项目	临床意义	注意事项
		④静脉内血流速度慢,由于位置表浅,受探头加压影响较大,当不易探测到信号时,可做增加静脉回流的激发试验(远端加压、近端加压、深呼吸 Valsalva 试验)
CT 或 CTA	①可以同时显示血管腔内、血管腔外和血管管壁病变,既可实现大范围血管成像,又可实现小血管分支的精细成像,甚至实现动态器官如心脏的血管成像,提高对血管疾病的检出率 ②可清楚显示出全身各脏器的血管病变与周围组织的关系	①检查髂静脉时,通常需要进行增强 CT 检查,检查前禁食、禁水 4h ②增强 CT 结束后患者应按压针口,防止针孔出血 ③增强 CT 结束后嘱患者多饮水,有利于对比剂快速随尿液排泄
MRI	①最主要的优势在于它能够在不注射含碘对比剂的情况下显示血流和血流动力学信息 ② MRI 对盆腔静脉血栓、血管移植物或者门脉系统的血流定量明显优于其他检查方法,利用梯度回波成像可以很好显示盆腔内静脉 ③对颜面部组织器官、血管及颈部肌肉的显示清楚,对很多疾病的诊断有价值	①不适宜人群:装有心脏起搏器、人工心脏瓣膜、人工角膜、血管术后金属夹、气管插管、避孕环、金属异物及人工关节等,检查前要向医生说明,确认是否可以进行检查 ②检查前禁忌:进入扫描室前将随身所有金属物品取下,如:手机、传呼机、手表、磁性记录卡、信用卡、腰带、假牙、义眼、假肢、眼镜、发夹、项链、耳环、戒指、其他金属饰品等 ③检查时间较长,且患者所处的环境幽暗、噪音较大,需提前告知患者要有思想准备,不要急躁,不要害怕,要在医师指导下保持体位不动,耐心配合 ④检查前需向医生提供全部病史、检查资料及所有的 X 线片、CT 片等
静脉造影	①明确诊断、确定类型,为合理选择治疗方法提供依据,是诊断静脉疾病的"金标准" ②顺行性静脉造影可了解深静脉系统通畅情况,观察有无血栓形成、发生部位,了解血栓形成后的再通演变过程,为临床治疗提供依据 ③逆行性静脉造影对于评估瓣膜功能和反流情况具有重要的临床意义	①静脉血管造影前,与患者进行充分的沟通,向患者讲解静脉造影的意义 ②检查前需要空腹至少 4h,防止造影时发生剧烈呕吐,影响造影 ③静脉血管造影后,要让患者多饮水,加速对比剂的排泄,减轻对肾功能的损伤 ④静脉血管造影后,要注意观察患者的穿刺点有无渗血,如果出现渗血,要及时给予压迫止血

(董艳芬　潘孝霞)

第五章

静脉疾病常用介入器械及耗材

第一节　静脉疾病常用血栓清除装置

静脉疾病常用血栓清除装置见表 5-1。

表 5-1　静脉疾病常用血栓清除装置

名称	结构类型	原理及作用	适应证	禁忌证	并发症
AngioJet 血栓清除装置	①流变型血栓清除装置 ②由抽吸导管、泵、盐水和废液输送管和收集袋组成	①吸栓:血栓清除导管尖端高速逆向流动的液体产生明显负压效应(伯努利原理)将血管内的血栓经导管尖端吸入并排出体外 ②溶栓:高压、高速喷射溶栓药物至血栓部位,溶解、击碎血栓,提高吸栓效果	①急性髂股或全下肢型 DVT ②亚急性髂股或全下肢型 DVT ③慢性 DVT 急性发作	①合并瘤栓的 DVT ②有明确严重的出血风险、无法接受抗凝 ③预期寿命 <1 年 ④无法耐受手术 ⑤严重肾功能不全	①肾功能障碍 ②出血 ③术中肺栓塞 ④血红蛋白尿
Straub Aspirex 血栓清除装置	①旋转型血栓清除装置 ②由驱动装置、血栓清除导管、血栓收集包组成	旋切吸栓:通过螺旋装置高速旋转,在旋切血栓的同时,使血栓清除导管内形成稳定的真空区(阿基米德螺旋原理),将血栓吸入血栓清除导管并被传送至血栓收集包内	①急性髂股静脉 DVT ②亚急性髂股静脉 DVT	①禁止用于心肺系统及颅内系统 ②禁止在过细血管中使用	①血管内膜损伤 ②远端栓塞 ③血管穿孔或夹层

（黄雪芳　于　洁）

第二节 静脉疾病常用介入耗材

静脉疾病常用介入耗材种类繁多,随着新技术的发明和医疗器械工业的发展,不断有新的器材被开发应用到临床,下面介绍的是静脉疾病介入诊疗基本耗材,其规格、结构类型、特点、作用见表5-2。

表5-2 静脉疾病常用介入耗材

耗材名称		规格	结构类型	特点	作用
穿刺针		17.8G;18G	由锐利的针芯和外套管组成	根据用途不同,可以是两层以上的外套管,或单纯用于血管穿刺的没有针芯的中空穿刺针	①穿刺建立通道,经通道直接采取病理组织、抽吸内容物、注入药物等 ②通过导丝导入各种导管进行下一步操作
导管鞘		直径:3~20F 长度:<90cm	由带反流阀的外鞘和能够通过导丝的中空内芯组成	①可以反复通过相应口径的导管,而血管壁不会受损伤 ②反流阀可防止血液外溢	支撑血管腔,避免损伤血管壁
导管	造影导管（非选择性导管）	4F;5F	由聚乙烯、聚亚安酯、尼龙、聚四氟乙烯或这些材料的混合物制成的主体、内部的金属丝编织层显影标志及各种特殊涂层组成	多侧孔	①在不损伤血管壁的情况下,提供高流量和高弥散度的对比剂 ②标记猪尾导管,用不透X线标记带按1cm为间隔标记20cm长度,可用来测量管腔大小
	造影导管（选择性导管）	基于目标血管的结构特点设计成各种形状规格		无侧孔	选择性地插入靶血管,进行下一步操作
	指引导管	7~9F		①头端具有特殊形状,壁薄而腔大,便于其他器材在其腔内通过 ②支撑力较强,头端可视,便于定位	协助进入特定血管

耗材名称		规格	结构类型	特点	作用
溶栓导管		溶栓有效长度为10~50cm		多侧孔	溶栓
球囊扩张导管		导管外径:4~9F（球囊直径:2~25mm）;导管长度:40~150cm		双腔导管,一腔与球囊相通,一腔容导丝通过	扩张管腔
导丝		直径:0.014~0.038in长度:150~300cm硬度:柔软、硬、超硬	表面含有四氟乙烯或硅树脂的亲水涂层	表面的多聚物亲水涂层可以减少摩擦力和血栓形成	预置于血管内保证导管、球囊、支架等器材在腔内顺利到达目标位置
金属裸支架		根据管腔直径大小选择	金属骨架材料一般由不锈钢丝、钽丝、镍钛合金及钴铬合金组成	表面经抛光处理后不再添加任何涂层和覆膜材料	用于血管夹层和急性血管闭塞
滤器	永久性滤器	根据管腔直径大小选择合适的滤器	Phynox合金	—	为预防腔静脉系统栓子继续脱落引起肺动脉栓塞
	临时性滤器			植入期最长12W	
	可取出滤器			植入期最长14d	
弹簧圈		2~15mm	不锈钢和白金材料制成	表面附着涤纶及其纤维,可增加接触面积,加速血栓形成	栓塞血管

一、穿刺针

无论是血管系统的介入放射学,还是非血管系统的介入放射学,穿刺针都是最基本的器材。经过穿刺建立通道,才能进行下一步的操作,比如血管穿刺、胆管穿刺、组织活检等,无一能够缺少穿刺针。

二、导管鞘

介入手术的操作往往需要在穿刺完成之后植入鞘管,以利于保护穿刺点,方便后续输送器材,减轻患者术中的疼痛。常规的短鞘是11cm长的聚乙烯套管,末端带有特殊构造的止血阀,在输送器械的同时能阻止血液从鞘管流出;长度更长的鞘管有55cm、65cm、90cm等不同规格可供选择,能在原有功能的基础上,为介入器械的输送提供更强的支撑力。目前常见血管鞘的品牌有Cordis、Terumo、Cook、Arrow、Merit等(图5-1)。

三、导管

根据使用目的,导管可分为造影导管、引流导管、球囊扩张导管等,分别用于造影、引流、扩张狭窄管腔之用。由于使用部位和用途的不同,各种导管的长短、粗细、形状均不同(表5-2,图5-2~5-4)。

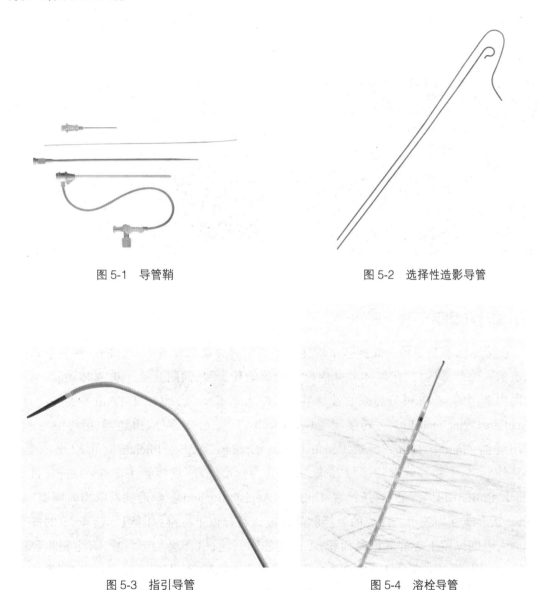

图 5-1　导管鞘

图 5-2　选择性造影导管

图 5-3　指引导管

图 5-4　溶栓导管

四、导丝

导丝是通过穿刺针外套管,利用交换法送入导管,或经导管利用其导向性能,将导管选择性插入血管腔内的重要器材。

五、周围血管支架

支架是用于支撑狭窄或闭塞的血管腔,达到恢复管腔流通功能,保障远端血管的供血。周围血管支架的种类可以分为:自膨胀支架(图 5-5)和球扩式支架(图 5-6),因为治疗病变的性质不同,临床常选择使用自膨胀的镍钛合金支架,而非冠脉介入常用的球扩式支架。髂静脉受压常用的血管支架包括 Boston Scientific 公司的 Wallstent,Cordis 公司的 Smart 以及 Bard 公司的 E-Luminexx。

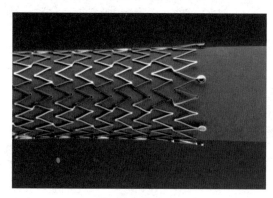

图 5-5　自膨胀支架

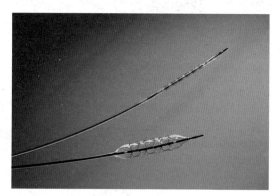

图 5-6　球扩式支架

六、腔静脉滤器

腔静脉滤器是为预防腔静脉系统栓子脱落引起肺动脉栓塞而设计的一种装置,它可以被植入腔静脉内,拦截肢体静脉内可能脱落的栓子,从而阻止栓子进入肺动脉。目前在国内常用的 IVCF 可分为临时性滤器(LGT Tempofilter Ⅱ,即 LGT-TF Ⅱ)、永久性滤器(TrapEase,Vena Tech LP)、可转换滤器(VenaTech Convertible)、可取出滤器(可称临时永久两用滤器:Günther Tulip、Celect、Denali、Option、OptEase、Aegisy、Illicium)。可取出滤器根据其外形、与下腔静脉壁的接触方式,又可分为伞形滤器(点接触:Günther Tulip、Celect、Denali、Option)和梭形滤器(条接触:OptEase、Aegisy、Illicium)。伞形滤器取出时间窗口期较长,梭形滤器则较短。理想的腔静脉滤器应该符合以下标准:①能拦截 >4mm 的栓子;②最大限度保留下腔静脉横断面积,不影响静脉回流;③不会引起血栓,有生物相容性;④经久耐用,滤过率高,保持血流平稳;⑤可靠固定于管壁,不易移动、漂浮;⑥安置容易,无或少有并发症;⑦无磁铁性,不影响磁共振成像;⑧在相应的时间窗内容易被取出;⑨费用合理。

(一)临时性滤器

临时性滤器的优点是可在相应的时间窗内取出,取出成功率较高,但因临时放置,存在穿刺部位感染等并发症的风险。

临时滤器的代表是贝朗公司的 Tempofilter Ⅱ滤器,但该种滤器需要一直将滤器的输送导管留置在患者体内,并在颈静脉通过一个锚锁固定,需要取出时,将滤器回拉至导管内即可取出。

(二) 永久性滤器

永久性滤器是将滤器永久植入患者的腔静脉中,不可取出。虽然如今提倡在下肢静脉血栓形成的急性期度过后尽早取出滤器,但如果受到各方面条件制约,需要永久植入,那么永久性滤器往往会比可取出滤器有着更好的结构稳定性和防移位能力。国内常用的永久性滤器包括 Cordis 公司的 Trapease(图 5-7)和贝朗公司的 Vena Tech LP。

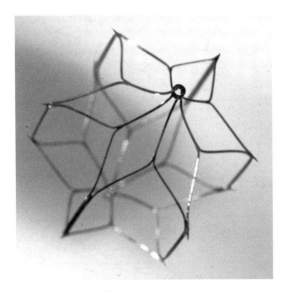

图 5-7　Trapease

(三) 可取出滤器

由于下肢深静脉血栓形成治疗本身的特点,现如今更倾向于选择可取出滤器进行植入,此类滤器能够在植入后预防肺栓塞的发生,在规定的时间窗内,又可以通过特制的回收导管或者回收鞘进行取出,避免滤器长期植入可能引起的并发症,所以可取出滤器在国内是现在最常使用的腔静脉滤器类型。

可取出滤器可分为伞形滤器和梭形滤器两种类型。伞形滤器往往具有更长的取出时间窗,但在滤器的倾斜率和取出成功率上往往不如梭形滤器。常见的伞形滤器包括 Cook 公司的 Gunther Tulip 和 Celect,Bard 公司的 Denali(图 5-8)和 Argon 公司的 Option;常见的梭形滤器有 Cordis 公司的 Optease(图 5-9)以及先健公司的 Aegisy。

当然,新型的滤器也在不断涌现,其中就包括贝朗公司的可转换滤器 Vena Tech Convertible,该种滤器能够按需要将滤器转换为下腔静脉支架来维持腔静脉的长期通畅。

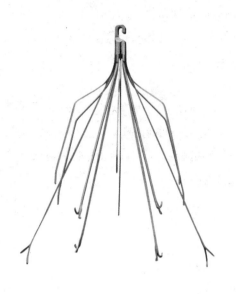

图 5-8　Denali

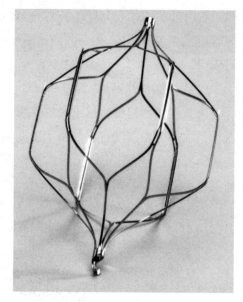

图 5-9　Optease

七、弹簧圈

血管弹簧圈是目前最安全、最常用的血管栓塞材料。

（陈秀梅　葛静萍）

第六章

静脉疾病常见症状及护理

第一节　分级护理常规

一、一级护理常规

1. **病情依据**　①病情趋向稳定的重症患者,如气道狭窄、肺栓塞等;②病情不稳定或随时可能发生变化的患者,如咯血、消化道出血;③介入手术后或者治疗期间需要严格卧床的患者;④自理能力重度依赖的患者。

2. **护理要求**

(1)每小时巡视患者,观察患者病情变化(生命体征、呼吸困难、疼痛、咯血情况;导管 /鞘管使用、引流、通畅情况;穿刺点或伤口有无出血;术侧肢体皮肤色泽、温湿度、动脉搏动及活动情况)。

(2)根据患者病情,测量生命体征,必要时遵医嘱心电监护、记录 24h 出入量,病情变化随时通知医生处理并记录。

(3)根据医嘱,正确实施氧疗、雾化吸入、机械吸引、拍背排痰、间歇式充气压力泵等治疗,根据常见药物注意事项予以正确给药措施,及时、准确,安排合理,保证各种标本的正确留取,及时送检;做好特殊患者特殊检查的护理,保证患者安全。

(4)根据患者病情,保持患者舒适和功能体位,正确实施基础护理和专科护理,如口腔护理、压疮护理、气道护理及各种管道护理等,保持病室整洁、空气新鲜,遵守无菌操作规程,防止交叉感染。

(5)提供护理相关的健康指导,如预防疾病诱因、劝导戒烟、休息与饮食、用药护理、各种导管的观察等。

(6)了解患者心理状态,做好心理护理,重视患者安全管理。

(7)床边交接班。

二、二级护理常规

1. **病情依据**　①病情趋于稳定或未明确诊断前,仍需观察,且自理能力轻度依赖的患者,如各种肿瘤患者介入术前、血栓后综合征等;②病情稳定,仍需卧床,且自理能力轻度依赖的患者;③病情稳定或处于康复期,且自理能力中度依赖的患者。

2. **护理要求**

(1)每 2h 巡视患者,观察患者病情变化(生命体征、咳嗽咳痰、发热、呼吸困难、疼痛等情况)。

(2)根据患者病情,测量生命体征,病情变化随时通知医生处理并记录。

(3)根据医嘱,正确实施氧疗、雾化吸入、拍背排痰等治疗;根据常见药物注意事项予以正确给药措施,及时准确,安排合理,保证各种标本的正确留取,及时送检;做好特殊患者特殊检查的护理,保证患者安全。

(4)根据患者病情,保持患者舒适和功能体位,正确实施基础护理和专科护理,如口腔护理、压疮护理、各种管道的维护和护理等,保持病室整洁、空气新鲜,遵守无菌操作规程,防止交叉感染,协助进餐等。

(5)提供护理相关的健康指导,如预防疾病诱因、劝导戒烟、康复锻炼方法、休息与饮食、用药护理、呼吸功能锻炼方法,家庭氧疗注意事项、各种气雾剂的使用,各种导管的观察等。

(6)了解患者心理状态,做好心理护理,重视患者安全管理。

(7)床边交接班。

三、三级护理常规

1. **病情依据**　①生活完全自理且处于各种康复期的患者;②护理人员依据 Barthel 指数评定,自理能力轻度依赖或无需依赖的患者。

2. **护理要求**

(1)每 3h 巡视患者,观察患者病情变化(咳嗽咳痰、体温、疼痛等)。

(2)根据患者病情,测量生命体征,规范记录。

(3)根据医嘱,正确实施氧疗、雾化吸入等治疗、根据常见药物注意事项予以正确给药措施,及时准确,安排合理,保证各种标本的正确留取,及时送检,做好特殊检查的指导。

(4)提供护理相关健康指导,如劝导戒烟、休息与饮食、活动等。

(5)了解患者心理状态,做好心理护理,重视患者安全管理。

(6)床边交接班。

四、特级护理常规

1. **病情依据**　①病情危重,随时可能发生病情变化需要进行抢救的患者;②重症监护患者;③各种复杂或者介入手术后的患者;④使用呼吸机辅助呼吸,并需要严密监护病情的患者;⑤其他有生命危险,需要严密监护生命体征的患者。

2. **护理要求**

(1)严密观察患者病情变化,监测生命体征,准确测量并记录出入量。

(2)根据医嘱,正确实施治疗及用药,配合医生实施各项急救措施。

(3)根据患者病情,正确实施基础护理和专科护理,如口腔护理、压疮护理、气道护理及管路护理等,预防并发症。

(4)注意患者安全,根据患者具体情况采取相应预防措施。

(5)了解患者心理需求,有针对性开展心理指导及健康指导。

(6)保持患者的舒适和功能体位。

(7)床旁交接班。

（何娟　李燕）

第二节　心理护理常规

一、护理评估

1. **一般情况**　评估患者年龄、病情、生命体征、睡眠形态、饮食习惯、排便情况、生活习惯。

2. **专科情况**　评估有无烦躁、紧张、易怒、易激惹、沮丧、忧伤、对周围事物过度敏感或漠不关心等;对疾病相关知识掌握情况。

二、护理诊断/问题

1. **焦虑**　与担心疾病预后有关。

2. **恐惧**　与对疾病认识不够,对检查、治疗、手术效果有顾虑有关。

3. **预感性悲哀**　与对疾病治疗及预后缺乏信心,对死亡的恐惧有关。

4. **特定知识缺乏**　缺乏疾病术前训练、手术相关知识。

三、护理措施

1. **病情观察**

(1)生命体征的观察:观察患者体温、脉搏、血压及呼吸情况。

(2)观察患者的饮食、睡眠、排泄及情绪变化,发现问题及时解决。如有紧张情绪和失眠者,可遵医嘱给予镇静药。

2. 入院时热情接待患者,详细介绍医院环境、病房管理制度,合理安置床位,为患者提供安静、舒适的环境,减少外界刺激,护理操作尽量集中进行。

3. 加强与患者的沟通和交流,采取同情共理的谈话方式,主动安慰患者,鼓励患者表达不良情绪,评估不良情绪的直接原因,有目标地进行护理。了解患者的感受和体验,对患者的痛苦给予高度的理解和尊重。

4. 帮助患者学会放松,运用深呼吸或其他放松技巧来逐步放松肌肉。指导患者进行听轻音乐、读书、绘画等多种方式以转移注意力。

5. 患者接受各项检查时,应详细讲解各项检查注意事项,取得患者的理解和配合。

6. 向患者详细讲解有关住院、诊断、治疗、手术等有关的医学知识,介绍疾病治疗成功的病例,减轻患者焦虑、恐惧情绪,树立患者战胜疾病的信心。

7. 术前指导患者进行各种训练,掌握床上排便、咳嗽、踝泵运动等方法,讲解有关训练的意义及必要性,做好监督。

8. 尽快帮助患者建立起家庭和社会的支持系统,正确指导患者家属进行有效的心理护理,增强家庭与社会支持力度,提升患者恢复疾病的自信心。

9. 做好安全检查,加强巡视,采取有效安全措施,避免环境中的危险物品和其他危险因素,防止不良事件发生。

10. 对吸烟的患者劝其戒烟,调动同室患者互相监督、管理的积极性。

四、健康教育

1. 建立规律的活动和休息时间表,养成良好的生活习惯。

2. 保证充足的睡眠,睡前避免饮咖啡、浓茶,限制晚间饮水量。

3. 必要时遵医嘱服用镇静药。

4. 避免独自外出,外出安排家属陪伴,防止安全隐患。

(荆 霞 刘 敏)

第三节 昏迷护理常规

一、概述

昏迷是以觉醒度改变为主的意识障碍,是指意识部分或完全丧失,无自发睁眼,缺乏觉醒 - 睡眠周期,任何语言和疼痛刺激均不能唤醒的状态,昏迷分为深昏迷和浅昏迷。

浅昏迷是指意识大部分丧失,无自主活动,对光、声刺激无反应,对疼痛刺激可有痛苦的表情或肢体退缩等防御反应。角膜反射、瞳孔对光反射、吞咽反射、眼球运动等可存在。呼吸、心跳、血压无明显改变,可有大小便潴留或失禁。

深昏迷是指意识完全丧失,对各种刺激甚至是强刺激均无反应。全身肌肉松弛,深、浅反射均消失,偶有深反射亢进与病理反射出现。呼吸不规则,可有血压下降、大小便失禁或潴留。机体仅有维持呼吸与循环的最基本功能。

二、护理评估

1. **一般情况评估**　患者全身情况、生命体征、自理能力、既往健康状况,昏迷前是否存在外伤史、中毒史、服用毒物或药物过量,以及是否合并癫痫、高血压、糖尿病、肝病或肾脏疾病史等。

2. **专科情况评估**　患者瞳孔大小、对光反射、意识障碍的程度、评估肢体活动情况及各种护理评分。

三、护理诊断 / 问题

1. **意识障碍**　与疾病有关。
2. **躯体移动障碍**　与意识障碍、肢体活动障碍有关。
3. **自理能力缺陷**　与意识障碍、卧床有关。
4. **有皮肤完整性受损的危险**　与意识障碍所致自主运动消失,排尿、排便失禁有关。
5. **潜在并发症**　窒息、下肢深静脉血栓形成、吸入性肺炎。

四、护理措施

1. **体位**　患者取去枕仰卧位,头偏向一侧;无明显循环障碍者,则建议采取头部抬高15°~30°,减轻或防止脑水肿。

2. **饮食护理**　根据患者的实际情况,遵医嘱给予肠外营养或肠内营养。

3. **病情观察**

(1)了解患者发病过程、既往史、发病现场是否有毒物、药物、受伤等物证,发病前的心理、行为状况。

(2)神经系统检查:包括四肢肌力、肌张力、脑膜刺激征,进行 GCS 评分,如指数下降提示存在中枢神经系统继发性损害的可能。

(3)密切观察患者的生命体征、瞳孔、肢体活动等情况,判断意识障碍的程度;观察有无感染、深静脉血栓形成、肺栓塞、消化道出血及脑疝等并发症,发现异常及时汇报医生并处理。

(4)观察患者水、电解质的平衡,记录 24h 出入量。

4. **一般护理**

(1)保持呼吸道通畅,维持有效通气:①患者取平卧位,头偏向一侧,取下活动性义齿,及时清理呕吐物;②舌后坠严重的患者,去枕抬高颈部,使头充分后仰,下颌前移,放置口咽通气道保持气道通畅,必要时,使用舌钳将舌头拉出,并保持于伸舌位;③全身痉挛抽搐时,牙垫置于上、下臼齿之间以防舌咬伤,必要时配合医生行气管插管或气管切开;④呼吸道不畅、痰多且黏稠、排痰困难者,遵医嘱予雾化吸入或使用祛痰药物,必要时吸痰,每 1~2h 协助患者翻身并叩背 1 次。

(2)对谵妄、躁动不安者,需使用床栏防止意外损伤,必要时应用保护性约束预防坠床。

(3)昏迷患者眼睑不能闭合或闭合不全者,遵医嘱涂眼膏,再用凡士林纱布覆盖加以保护,必要时应每天用 0.9% 氯化钠洗眼 1 次。

(4)保持大便通畅,便后用软纸、湿纸巾擦拭,或温水清洗肛周。若肛周皮肤潮红,可外涂氧化锌软膏保护。

(5)协助患者进行床上被动肢体功能锻炼,以促进血液循环,保持肌肉张力,促进功能恢复;预防静脉血栓形成和肢体废用综合征的发生。

(6)皮肤护理:保持床单位整洁、干燥,制订翻身计划,每隔 2h 翻身一次,骨突处使用减压敷料,酌情应用气垫床,受压部位垫软枕,及时更换污染被褥、衣服,注意保暖防着凉。

(7)口腔护理:每天清洁口腔 2~3 次,张口呼吸的患者,使用氧气雾化面罩吸氧,保持口唇及口腔黏膜湿润,口唇干裂者涂石蜡油或润唇膏。

(高金玲　刘小英)

第四节　恶心、呕吐护理常规

一、概述

恶心为上腹部不适或紧迫欲吐的感觉,常为呕吐的前奏,可伴有迷走神经兴奋的症状,如皮肤苍白、出汗、流涎、血压降低及心动过缓等;一般恶心后随之呕吐,但也可仅有恶心而无呕吐,或仅有呕吐而无恶心。

呕吐是指通过胃的强烈收缩迫使胃内容物或一部分小肠内容物经食管、口腔而排出体外的现象;反射性呕吐由咽部受到刺激,胃、十二指肠疾病,肠道及肝胆胰疾病等引起,中枢性呕吐由中枢系统疾病、全身性疾病等引起;持久而剧烈的呕吐可引起水、电解质紊乱。

二、护理评估

1. **一般情况评估**　评估生命体征变化、神志、心理、营养状况、有无脱水表现、既往史和个人史等。

2. **专科情况评估**

(1)评估恶心与呕吐发生的时间、频率、原因或诱因,与消化道器质性病变及进食是否有关。

(2)评估呕吐的特点及呕吐物的性质、量,呕吐伴随症状,如是否有呕血、腹痛、腹泻等;患者的精神状态,有无焦虑、抑郁、呕吐是否与精神因素有关。

(3)了解呕吐物分析、细菌培养等结果,电解质及异常实验室检查结果。

三、护理诊断 / 问题

1. **有体液不足的危险**　与大量呕吐导致脱水有关。

2. **活动无耐力**　与频繁呕吐导致水电解质紊乱有关。

3. **焦虑**　与频繁呕吐、不能进食有关。

四、护理措施

1. **病情观察**

(1)观察恶心、呕吐的频次、诱因、特点、发生时间、持续时间和严重程度,有无腹痛、腹泻、头晕、心悸、发热等伴随症状。

(2)观察患者精神和意识状态,有无焦虑和抑郁情绪。

(3)监测生命体征和血清电解质的变化,准确测量和记录出入量;观察呕吐物的量、性状、颜色、气味;观察患者面色、尿量、皮肤弹性、有无口渴等脱水征象和酸碱失衡,必要时监测血气分析。

2. **一般护理**

(1)病室定时通风,每日至少两次;及时清理呕吐物,避免刺激性气味;减少探视,保证良好的休息环境。

(2)协助患者进行日常生活,呕吐时给予半坐位或头偏一侧,避免误吸和窒息;协助漱口,更换污染衣物及被褥,开窗通风。

(3)告知患者突然起身可能引起头晕、心悸等不适,指导患者坐起时动作缓慢,以免发生直立性低血压;保持呼吸道通畅,必要时备好吸痰器。

3. **用药护理**

(1)予以止吐剂后观察疗效和用药后反应。

(2)口服补液时,应少量多次,以免引起恶心、呕吐。

(3)保持静脉通畅,及时输注液体,根据患者心、肺、肝、肾功能调节滴速,如有电解质紊乱或酸碱失衡的表现首先予以纠正。

4. **并发症的护理**

(1)低钾血症:①动态观察尿量和血清钾离子变化,同时监测心电图,如有心律失常,做好急救准备;②观察有无肌无力早期表现,一旦呼吸肌受累,可致呼吸困难,甚至窒息,须立即救治;③观察患者有无恶心、呕吐、腹胀及肠麻痹的表现;④补钾注意事项:尽量口服补钾,不能口服者经静脉滴注补钾;见尿补钾,应控制补钾浓度、速度,限制补钾总量;严禁静脉注射补钾;短时间内纠正低钾血症,宜采用微量泵注射;静脉补钾过程中,严防液体渗漏,防止静脉炎、皮下组织坏死的发生。

(2)低钠血症:监测血清钠离子变化,观察患者有无疲乏、视物模糊及休克症状;遵医嘱输注高渗盐水,重度缺钠的患者,应注意遵循先晶体后胶体的补液原则。

(3)代谢性碱中毒:观察神志有无嗜睡、谵妄或昏迷,呼吸有无变浅、变慢;遵医嘱输注纠正代谢性碱中毒的药物,动态监测血气分析的变化。

5. **饮食护理** 呕吐剧烈时,勿勉强进食,待症状缓解后可给予温热、清淡、易消化的饮食;少食多餐,禁忌引起恶心的食物;及时补充水分。

6. **心理护理**

(1)心理疏导:耐心解答患者及家属提出的问题,消除紧张情绪,必要时使用镇静剂。

(2)放松技术:指导患者学会放松及转移注意力的方法,如做深呼吸、交谈、听音乐、阅读等方法,消除不良心理因素;避免情绪紧张和各种不良刺激,保持心平气和。

7. **健康教育**

(1)饮食指导:宜进食清淡、易消化的饮食。

(2)休息/活动注意事项:注意休息,避免劳累;缓解期应依据体力状况循序渐进活动,避免体力不支导致虚脱和摔倒。

(3)疾病相关知识宣教:向患者讲解恶心、呕吐的原因及居家护理注意事项,指导患者配合治疗原发病,防止病情反复。

(宋汉歌　王钲钰)

第五节　腹泻护理常规

一、概述

腹泻指排便次数增多,大便稀薄或呈水状,有的带脓血,常兼有腹痛。多由于肠道感染、肠道疾病和消化功能障碍而引起。

二、护理评估

1. **病史**　腹泻发生的时间、起病原因或诱因、病程长短;粪便的性状、次数及量、气味和颜色;有无鲜血便或者黑便等;有无腹痛及疼痛的部位;有无里急后重、恶心呕吐、发热等伴随症状;有无口渴等失水表现。

2. **身体评估**　观察患者的生命体征、神志、尿量、皮肤弹性等;注意有无水电解质紊乱、酸碱失衡;肛周皮肤有无赘生物、痔疮,有无红肿、破溃等。

3. **心理因素**　观察有无长期或频繁腹泻而产生的精神紧张、焦虑不安等。

4. **实验室检查**　观察粪便常规及隐血、微生物学检查、血清电解质、血气分析等情况。

三、护理诊断/问题

1. **腹泻**　与肠道疾病或全身性疾病有关。

2. **体液不足**　与大量腹泻引起脱水有关。

3. **知识缺乏**　缺乏疾病相关知识。

4. **潜在并发症**　失禁性皮炎。

四、护理措施

1. **饮食护理**　指导患者进食少渣、清淡、易消化饮食,避免生冷、油腻、辛辣、高纤维食物;禁饮刺激性和产气性液体如:牛奶、咖啡等;少量多餐(6餐/d);严重腹泻时遵医嘱暂禁食禁水,予以静脉营养治疗,根据病情逐步改为流质、半流质或软食。

2. **休息与活动**　注意休息,症状严重者卧床休息,减少肠蠕动,注意腹部保暖;疑为传染病则按肠道隔离原则护理。

3. **病情观察**

(1)观察大便的颜色、量、次数、性状及伴随症状。

(2)监测神志、生命体征,观察腹痛及生化指标的变化,观察有无口渴、皮肤弹性下降及尿量减少等缺水表现,动态评估脱水程度。

4. **用药护理**　以病因治疗为主,遵医嘱予以止泻、解痉止痛、补液治疗,密切观察排便情况及药物不良反应。

5. **皮肤护理**　便后用软纸擦拭,温水清洗,保持肛周皮肤清洁干燥。肛周皮肤潮红或有破溃时,局部可用造口粉均匀喷洒,也可喷涂3M皮肤保护膜每8h一次,喷涂范围超过浸渍皮肤范围1cm,喷涂距离为距会阴部皮肤10cm。

6. **心理护理**　注意患者的心理状况,稳定患者情绪,鼓励患者配合治疗。

7. **健康教育**　讲解腹泻相关知识,指导患者注意饮食卫生,养成良好的卫生习惯。

(薛幼华　黄郑丽)

第六节　咳嗽和咳痰护理常规

一、概述

咳嗽是一种反射性防御动作,通过咳嗽可以清除呼吸道分泌物及气道内异物。咳嗽为临床常见的呼吸系统症状之一。

咳痰是指气管、支气管腺体和杯状细胞的分泌物,借助于柱状上皮纤毛的摆动,将其排向喉头,随咳嗽咳出或被咽下。咳痰为临床常见的呼吸系统症状之一。

二、护理评估

1. **一般情况评估**　患者神志、生命体征、心理状况等。
2. **专科护理评估**　咳嗽的特点、咳痰的量、颜色、性状及气味,有无伴随症状等。

三、护理诊断/问题

1. **气体交换受损**　与呼吸道痉挛、呼吸面积减少有关。
2. **清理呼吸道无效**　与呼吸道分泌物过多、黏稠,患者疲乏、胸痛、意识障碍导致咳嗽无效、不能或不敢咳嗽有关。
3. **活动无耐力**　与呼吸功能受损导致机体缺氧状态有关。

四、护理措施

1. **病情观察**　密切观察患者的生命体征变化,观察痰液的量、颜色、性状、气味等。
2. **饮食护理**　进食高蛋白、高维生素、清淡易消化的饮食,保证充足的水分摄入,每日饮水量 1 500~2 000ml。
3. **休息与卧位**　保持病室环境安静、舒适,定时开窗通风。保持患者体位舒适,采取坐位或半坐位,有助于改善呼吸困难及排痰。
4. **一般护理**

(1)保持气道通畅:①指导患者有效咳嗽:适用于神志清醒能咳嗽的患者;②胸部叩击:适用于长期卧床、久病体弱、排痰无力的患者;③湿化呼吸道:适用于痰液黏稠而不易咳出的患者;④体位引流:适用于痰液较多而不易咳出的患者,禁用于有明显呼吸困难和发绀、近 2 周曾有大咯血史、严重心血管疾病或年老体弱不能耐受的患者;⑤机械吸痰:适用于痰液黏稠无力咳出、意识不清或建立人工气道的患者。

(2)正确采集痰标本及时送检。

(3)遵医嘱使用抗生素、止咳及祛痰药,注意观察药物疗效及不良反应。

(4)告知湿性咳嗽(湿性咳嗽:指咳嗽时伴有数量不等,性状不一的痰液咳出)及排痰困难者,勿自行服用可待因。

(5)做好心理护理,安慰患者,保持情绪稳定。患者是否有效积极配合与能否顺利咳嗽、排痰有密切的关系。

(6)咳脓痰者,餐前及排痰后应漱口。

(7)制订休息/活动计划,逐渐提高肺活量和活动耐力。

(8)观察患者有无痰液堵塞、窒息。

5. 健康教育

(1)指导患者及家属了解疾病相关知识。

(2)积极治疗原发病。

(3)提倡健康的生活方式,戒烟限酒,预防呼吸道感染,保持良好的心理状态。

(4)防止剧烈活动,适当锻炼,增强机体抵抗力。

(郑玉婷 李 萌)

第七节 咯血护理常规

一、概述

咯血是指喉部以下的呼吸器官(即气管、支气管或肺组织)出血,并经咳嗽动作从口腔排出的过程。

二、护理评估

1. 一般情况评估 患者的生命体征:体温、脉搏、呼吸、血压。

2. 专科情况评估

(1)咯血先兆症状:如胸闷、胸前区灼热感、心悸、头晕、喉部发痒、口有腥味或痰中带血丝。

(2)咯血量:少量咯血(<100ml/d)、中等量咯血(100~500ml/d)、大量咯血(>500ml/d 或1 次 >300ml)。

(3)咯血颜色和性质:鲜红血液、混有泡沫或痰,呈碱性。

(4)有无窒息的先兆症状。

(5)伴随症状:有无贫血貌、发热、乏力、食欲不振、消瘦、心理状况。

(6)实验室检查及其他辅助检查:血常规、胸片、胸部 CT、血气分析。

三、护理诊断/问题

1. **清理呼吸道无效**　与痰液黏稠、咳嗽无力有关。

2. **气体交换受损**　与有效换气面积减少有关。

3. **营养失调低于机体需要量**　与机体消耗、咯血有关。

4. **活动无耐力**　与机体营养失调有关。

5. **知识缺乏**　缺乏疾病相关知识。

6. **焦虑与恐惧**　与疾病反复,个体健康受到威胁有关。

7. **潜在并发症**　有窒息的危险。

四、护理措施

1. **积极治疗原发疾病**

2. **对症治疗和护理**

(1)病情观察:及时观察并记录患者的心率、血压、脉搏、呼吸、体温、神志、尿量、皮肤及甲床色泽。床边备好急救药物和物品,密切观察患者的咯血颜色、性状、量并做好记录,如患者出现口渴、烦躁、尿量减少、四肢湿冷立即做好抗休克处理。

(2)饮食护理:大咯血禁食,少量咯血遵医嘱进食温凉流质饮食。

(3)休息和体位:少量咯血如痰中带血无需处理,适当减少活动。中等量及以上咯血患者需卧床休息,取患侧卧位,不明出血者取平卧位,头偏一侧,休克患者取中凹位。

3. **一般护理**

(1)保持病房安静,避免噪音;保持床单元的清洁,及时清除血渍。

(2)保持患者的口腔清洁和卫生。

(3)嘱患者卧床休息,避免不必要的交谈;减少探视,避免情绪激动,必要时给予少量镇静药物。

(4)剧烈咳嗽者遵医嘱给予对症治疗并观察药物疗效。年老体弱和肺功能不全者慎用镇咳药物,以免抑制呼吸中枢。

(5)遵医嘱给予止血药物,如酚磺乙胺、凝血酶、神经垂体素等,观察用药后的效果。

(6)床边备急救药品和器材,并处于备用状态。

(7)窒息的处理:保持呼吸道通畅,立即协助患者取头低足高 45° 俯卧位,头面部偏向一侧,轻拍背部,迅速排出气道和口咽部的血块,或直接刺激咽喉部以咳出血块,有条件时进行机械吸引;做好气管插管和气管切开的准备和配合,解除呼吸道梗阻;必要时遵医嘱使用呼吸兴奋剂,进行人工呼吸和高流量吸氧;密切观察患者的生命体征、血气分析和咯血情况。

4. 出院指导和健康教育

(1)积极治疗原发病。

(2)生活规律,戒烟酒,积极治疗呼吸道疾病,减少咯血的诱因。

(3)保持乐观情绪和大便通畅,加强体育锻炼和呼吸功能的训练。

(4)居室经常通风,保持适宜的温湿度。

(5)加强口腔卫生,含漱动作轻柔。

(钱 多)

第八节　呼吸困难护理常规

一、概述

呼吸困难是主观感觉和客观征象的综合表现,患者主观上感觉吸气不足、呼吸费力,客观上表现为呼吸频率、节律和深度的改变。严重时可出现张口呼吸、鼻翼扇动、端坐呼吸,甚至发绀、窒息和死亡。呼吸困难是呼吸衰竭的主要临床症状之一。

二、护理评估

1. 一般情况评估　生命体征、意识状态、心理状况、既往史和个人史等。

2. 专科情况评估

(1)评估患者呼吸困难的起病急缓、分类、诱因等。

(2)评估患者周围循环状况、伴随症状等。

(3)了解患者动脉血气分析、血氧饱和度、肺功能测定及生化检验指标结果。

三、主要诊断／问题

1. 气体交换受损　与呼吸道痉挛、呼吸面积减少及换气功能障碍有关。

2. 活动无耐力　与呼吸功能受损导致机体缺氧状态有关。

3. 呼吸道清理无效　与痰液黏稠、咳嗽无力有关。

4. 营养失调低于机体需要量　与疲乏、呼吸困难、食欲不振或腹胀有关。

5. 有感染的危险 与无力排痰和免疫力低下有关。

四、护理措施

1. 病情观察

(1)监测生命体征,尤其是呼吸与脉搏的频率和节律、呼吸形态、呼吸严重程度以及费力情况等。

(2)观察有无嗜睡、谵妄等意识障碍。

(3)观察皮肤黏膜、球结膜颜色、血气分析指标、血氧饱和度变化。

(4)观察有无咳嗽、咳痰、气促、咯血、胸痛、发热等伴随症状。

(5)观察出入量,有无酸碱平衡失调及电解质紊乱。

(6)观察药物的作用及副作用。

2. 一般护理

(1)心理护理:通过各种方式引导患者进行自我放松,排解不良情绪,倾听与安慰,加强沟通,使其保持情绪稳定,增强安全感。

(2)环境管理:提供安静、整洁和舒适的环境,温度和湿度适宜,避免患者接触过敏原及刺激性气体。

(3)饮食护理:根据患者病情选择合适的膳食类型,无禁忌者给予高蛋白、高热量、高维生素、清淡易消化的饮食,少食多餐为宜。

(4)体位管理:协助患者取有利于呼吸的体位如半坐卧位或端坐卧位,可使用枕头、靠背架或床边桌等物品支撑,以患者自觉舒适为原则。避免因紧身衣服或过厚盖被而加重胸部压迫感。

(5)口腔护理:指导患者进食、服药前后漱口或刷牙,保持口腔清洁,减少细菌下延至呼吸道引起感染。服用激素类药物的患者注意预防口腔真菌感染。

3. 症状护理

(1)保持呼吸道通畅:及时协助患者清除呼吸道分泌物,必要时建立人工气道。指导患者掌握有效咳嗽的正确方法,痰液黏稠和排痰困难者可按病情给予胸部叩击、体位引流、湿化或雾化治疗。观察和记录痰液的颜色、性质和量。

(2)合理氧疗:根据呼吸困难类型、严重程度选择合适的氧疗方案,向患者解释氧疗的意义,观察氧疗效果,做好记录。

(3)用药:遵医嘱使用支气管舒张剂、呼吸兴奋剂等,观察药物疗效和不良反应。呼吸衰竭及无人工气道者禁用吗啡、地西泮、巴比妥类药物。

(4)做好机械通气的准备:选择合适的面罩,加强患者舒适感和依从性,妥善固定,严密观察病情、呼吸机使用和人机配合情况。

(5)心源性呼吸困难应酌情严格控制输液速度,20~30滴/min为宜。

4. 康复锻炼

(1)指导患者做缓慢深呼吸、腹式呼吸、缩唇呼吸等呼吸肌功能训练,延长呼气时间,提高肺功能和运动耐力。

(2)合理安排休息和活动量,有计划地增加运动量和改变运动方式,如室内走动、室外活动、散步、慢跑、太极拳等。

5. 健康教育

(1)家用氧疗期间不得擅自调节氧流量或停止吸氧。做好患者及家属用氧安全指导。

(2)积极治疗原发病,增强免疫力。

(3)戒烟戒酒,注意劳逸结合。

(4)注意保暖,季节交替和流感好发时期减少外出,预防呼吸道感染。

(5)定期门诊随访,以利于调整治疗方案,如有不适应尽早就医。

(龚漪娜　秦瑶)

第九节　高热护理常规

一、概述

正常成人体温为 36.3~37.2℃（口温）、36.5~37.6℃（肛温）、36.0~37.0℃（腋温）；通常情况下,腋温比口温(舌下)低 0.2~0.5℃,肛温比腋温约高 0.5℃左右。正常小儿体温为 36.5~37.5℃（肛温）、36~37℃（腋温）。

发热是指在致热原的作用下,体温调节中枢调定点上移而引起的调节性体温升高。若腋温超过37.4℃,且一日间体温波动超过1℃以上,可认为发热。以腋温为准,分为低热:37.5~38℃,中度热:38.1~39℃,高热:39.1~40℃,超高热:>40℃。高热在临床上属于危重症范畴。

二、护理评估

1. **病史评估**　评估患者年龄,发病地区、季节、传染病接触史,预防接种史;评估患者发热的诱因、时间、程度、过程及伴随症状。

2. **身体评估**　进行全面体格检查,评估患者生命体征、意识状态、皮疹、淋巴结、皮肤温度和湿度、出汗和尿量等情况;评估患者对高热的认识程度及心理状态。

3. **实验室及其他检查**　血常规检查、粪便常规检查及病原学检查。

三、主要诊断／问题

1. **体温过高** 与病原体感染有关；与体温调节中枢功能障碍有关。

2. **体液不足** 与体温下降期出汗过多和／或液体量摄入不足有关。

3. **活动无耐力** 与高热所致体能消耗过多有关。

4. **营养失调低于机体需要量** 与高热所致机体物质消耗增加及营养物质摄入不足有关。

5. **焦虑、恐惧** 与体温上升期患者突发寒战、发冷等有关。

6. **舒适度的改变** 与高热引起出汗、乏力、肌肉酸痛等有关。

7. **口腔黏膜改变** 与唾液分泌减少、口腔黏膜干燥有关。

8. **潜在并发症** 高热惊厥、心力衰竭。

四、护理措施

1. **病情观察**

(1)体温监测，高热患者每4h测量一次，必要时随时测量体温。

(2)观察发热规律、热型、特点及伴随症状，严密监测生命体征。如有寒战、面色苍白或大汗淋漓、体温骤降、谵妄、惊厥、昏迷者，应及时通知医生，做好抢救工作。

(3)观察发热的原因及诱因是否解决。

(4)观察患者皮肤的温度、湿度、弹性情况；在退热期或解热药使用后，评价降温效果并观察有无休克症状的发生，发现异常及时通知医生。

(5)观察患者日饮水量、食物摄入量及尿量的情况并记录。

(6)观察治疗效果，比较治疗前后患者全身情况及检查中的主要阳性指标的变化。

2. **采取有效的降温措施** 根据患者高热情况遵医嘱使用药物和／或物理降温。

(1)物理降温有局部冷疗法和全身冷疗法，体温≥39℃，可在患者头部、腘窝、腹股沟放置冰袋、冷毛巾，通过传导方式散热；体温≥39.5℃，可通过温水或乙醇拭浴的全身冷疗方式降温；中枢性高热患者使用冰毯机降温。

(2)药物降温时要注意药物的剂量，防止大量出汗导致患者虚脱或休克，尤其是年老体弱及心血管疾病患者。

(3)实施降温措施30min后应复测体温，并做好记录和交接班。

3. **饮食护理** 鼓励清醒患者进食高热量、高蛋白、高维生素、易消化的流质或半流质食物，少量多餐，以补充高热的消耗，提高机体的抵抗力；增加饮水量，保证每天至少摄入2 000ml液体，补充高热时消耗的大量水分，并促进毒素和代谢产物的排出，帮助降温；不能进食者，遵医嘱予以静脉输液或鼻饲。

4. **保证休息**

(1)高热患者应卧床休息，以减少能量的消耗，有利于机体康复。

（2）提供安静、温湿度适宜的病室环境。

（3）每天开窗通风两次，每次 30min，保持室内空气流通新鲜。

（4）必要时限制探视及陪护人员。

5. 促进患者舒适、预防并发症

（1）口腔护理：发热时唾液分泌减少，口腔黏膜干燥，且抵抗力下降，有利于病原微生物生长、繁殖，易引起口腔疾病和黏膜溃疡，故应在晨起、餐后、睡前协助患者做好口腔护理，保持口腔清洁、卫生。

（2）皮肤护理：患者退热期大量出汗，应及时擦干汗液，更换干净的床单和全棉、宽松的衣裤，并防止受凉。长期持续高热且被动体位的患者，应协助其翻身，预防压疮、肺炎等并发症。

（3）安全护理：高热患者可能会出现谵妄、惊厥、躁动不安，应注意防止发生坠床、舌咬伤等安全问题，必要时可使用床挡和 / 或约束带固定。

6. 心理护理 保持患者心情愉快，处于接受治疗护理的最佳状态；经常探视患者，耐心解答各种问题，满足其合理要求，给予精神安慰；尽量解除高热所致的身心不适；保证患者的舒适，从而积极配合医务人员的治疗护理行为。

7. 健康教育

（1）指导患者及家属准确监测体温，告知患者忌自行服用退热药和消炎药，以免影响医护人员对热型及临床症状的观察；正确使用空调或电扇。

（2）积极治疗原发病，增强免疫力。

（3）注意保暖，季节交替和流感好发时期减少外出。

（4）适当活动，注意劳逸结合。

（徐玉华　陈文雪）

第十节　惊厥护理常规

一、概述

惊厥是神经元功能紊乱引起的脑细胞突然异常放电所导致的不自主全身或局部肌肉抽搐，主要表现为局部或全身肌肉阵发性收缩，伴有或不伴有意识障碍，多伴有眼球上翻、凝视或斜视，重者可有呼吸困难、发绀等，如不及时控制可危及生命。惊厥与癫痫有相同也有不同，癫痫大发作与惊厥的概念相同，而癫痫小发作不应称为惊厥。

二、护理评估

1. 一般情况评估

(1)全身状况评估：神志、瞳孔、生命体征、异常化验及检查结果等。

(2)患者自理能力。

(3)既往健康状况。

2. 专科情况评估

(1)评估患者惊厥类型、持续时间、发作频率。

(2)评估惊厥时有无伴随症状，如发热、高血压、意识障碍、运动障碍等。

(3)询问患者有无类似发作史，是否有诱发惊厥的相关脑部疾病或全身性疾病。

(4)了解惊厥发作时的急救处理措施。

(5)评估意外伤害风险，如窒息、舌咬伤、跌倒/坠床风险等。

(6)进行跌倒/坠床评分、疼痛评分、Barthel 指数评分、昏迷评分（Glasgow）等。

三、护理诊断/问题

1. **有窒息的危险**　与意识障碍、喉头痉挛、口腔和支气管分泌物增多有关。
2. **有受伤的危险**　与意识障碍、惊厥导致不能自主控制有关。
3. **急性意识障碍**　与惊厥发作有关。
4. **焦虑/恐惧**　与担心病情、无法应对惊厥发作有关。
5. **知识缺乏**　缺乏长期正确服药的知识。

四、护理措施

1. 病情观察

(1)严密观察患者的生命体征变化,24h 动态监测神志、瞳孔变化。注意观察惊厥发作过程中有无心动过速、心动过缓、血压升高、呼吸减慢或暂停、瞳孔散大、牙关紧闭、大小便失禁等。

(2)严格记录惊厥发作的类型、频次、持续时间等,密切观察惊厥发作前驱症状。

(3)并发症观察：观察患者有无嗜睡、昏睡或昏迷,了解有无颅内高压的表现,以便及时发现脑水肿早期症状,警惕脑水肿加重或脑疝的发生;反复惊厥不止时立即报告医生,遵医嘱使用脱水剂,预防脑疝的发生。

2. 急救护理

(1)气道管理：惊厥发作时,需要及时解开患者衣领以减少颈、胸部的束缚;将患者平卧,头偏向一侧,并且应用软枕将患者的头部垫高,有效预防舌后坠;备好开口器、简易呼吸器、气管插管等急救用物。

（2）氧气吸入：立即给予吸氧，能促进缺氧脑细胞的恢复，减轻脑损伤，起到保护脑细胞的作用。

（3）预防受伤：就地抢救，专人守护，使用床栏；移开周围可能伤害患者的物品；不可将物品塞入患者口中或强力撬开紧闭的牙关，避免对患者牙齿造成损伤。

3. 一般护理

（1）病室环境安静，避免外界刺激诱发惊厥。

（2）高热引起的惊厥，应及时采取降温措施，物理降温与药物降温同时应用，并积极治疗原发病。降温过程中应定时测量体温。

（3）饮食护理：给予高蛋白、高维生素、高热量且易消化的饮食；多喝温开水，不可暴饮暴食。

（4）惊厥后评估患者有无机体受伤：全身或局部骨骼肌群突然不自主收缩，可能会引起舌咬伤、肢体骨折、关节脱臼、擦伤等，故惊厥发作时，切勿用力按压抽搐肢体；用压舌板或筷子、纱布、手绢等置于患者口腔一侧上下臼齿之间，防止舌、口唇、颊部咬伤；意识恢复时需加强保护措施，拉好床栏。进行跌倒/坠床评分、疼痛评分、Barthel 指数评分、昏迷评分（Glasgow）等。

4. 心理护理　患者及家属常产生紧张不安、恐惧焦虑等负面情绪，因此护士应耐心细致地做好解释工作，解除患者的疑虑，给予足够的人文关怀与安慰，以减轻患者的心理压力，增加疾病治疗的自信心，使其与医护人员配合，协助治疗。

5. 用药指导

（1）熟悉常用抗惊厥药物的作用、不良反应及临床观察要点。

（2）脱水疗法：持续频繁的惊厥，往往并发脑水肿，可遵医嘱给予 20% 甘露醇快速静脉滴注。

（3）对症处理：①低钙惊厥：可用 10% 葡萄糖酸钙 5~10ml 加入 10% 葡萄糖 10ml 缓慢静脉注射；②维生素 D 缺乏：补充钙剂及大量维生素 D；③低血糖：酌情协助患者进食或遵医嘱给予 50% 葡萄糖注射液静脉注射。

6. 健康指导

（1）向患者及家属讲解惊厥的病因和诱因、治疗、预后等知识，帮助患者了解惊厥发作的前兆。

（2）教会患者及家属惊厥发作时的急救护理措施。

（3）小儿感染性疾病是最常见的惊厥原因，故加强营养、体育锻炼、预防接种、减少感染机会是预防惊厥的根本措施；让患儿适当体育锻炼，增加患儿的机体抵抗力，减少患儿感冒的机会；感冒流行季节，避免到人口密集处。

（4）癫痫患者应按时服药，定期进行复诊，不能随意停药；患者服药时间一般至少 2 年，应严格遵医嘱服用。

（刘玲　林梅）

第十一节　疼痛护理常规

一、概述

疼痛是一种不愉快的感觉及情绪的体验,伴随潜在或实际存在的组织损伤,疼痛永远是主观的感受。疼痛不仅是一种简单的生理应答,同时还是一种主观的心理体验。

二、护理评估

1. **病史**　有无消化性溃疡、胆道和泌尿系统结石、心绞痛等疾病史,手术史、类似疼痛发作史及用药史;癌痛评估应当遵循"常规、量化、全面、动态"的原则。

2. **局部评估**　评估疼痛部位、性质、强度、发作及持续时间、诱因、缓解或加重因素、节律变化;评估疼痛部位有无红、肿、热、血液循环障碍;评估疼痛时有无伴随症状,如生命体征、神志、面容与表情、身体运动情况的改变等。

3. 患者对疼痛的认知情况、心理状况、疼痛对日常生活的影响。

4. **实验室或其他相关检查结果**　根据患者情况正确运用疼痛评估工具,如疼痛数字评分、面部表情测量表、癌痛评分等,动态评估疼痛情况。

三、护理诊断 / 问题

1. **疼痛**　与组织创伤、炎症、手术或晚期癌症有关。
2. **焦虑**　与疾病本身有关。
3. **睡眠形态紊乱**　与疼痛引起的不适有关。

四、护理措施

1. 保持病室环境整洁,空气清新,温度适宜;各项护理操作和治疗尽量集中进行,动作轻柔,减少或避免对患者的刺激。

2. 协助患者取舒适体位,可提高痛阈,减轻痛苦。

3. 评估疼痛部位、性质、程度、持续时间、诱因、缓解或加重因素、节律变化、伴随症状等;疼痛评分 ≥ 4 分的患者,需给予疼痛干预,及时评估并记录疼痛缓解情况。

4. 遵医嘱正确用药,观察药物疗效和副作用,如恶心、呕吐、便秘、嗜睡、呼吸抑制、皮肤瘙痒、排尿困难等,及时处理。

5. 根据病情可采用热敷、冷敷、按摩、针灸等非药物止痛方法辅助止痛。

6. 部分植入式鞘内药物输注系统术后,严格执行无菌操作原则,妥善固定药物输注通道外露部分,防止受压、打折、脱落,保持管道的通畅和密闭性。

7. 建立良好的护患关系,对患者及家属开展各种形式的与疼痛相关的健康教育,教会患者简单的心理放松技巧,争取家庭的支持。

(李正静　李小娟)

第十二节　便秘护理常规

一、概述

便秘是指排便次数减少,每 2~3d 或更长时间排便一次,无规律性,粪便干结,常伴有排便困难感。便秘为临床常见的消化系统症状之一。

二、护理评估

1. **一般情况评估**　生命体征、心理状况、既往史和个人史等。

2. **专科情况评估**

(1)评估患者便秘的诱因、饮食及液体的摄入量、排便习惯、活动能力、排便时间长短等。

(2)评估患者周围循环状况、伴随症状等。

(3)了解患者的用药史、治疗及检查的副作用等。

三、护理诊断 / 问题

1. **便秘**　与饮食中纤维素摄入过少、活动量过少、液体摄入不足、排便环境改变、长期卧床以及精神紧张有关。

2. **慢性疼痛**　与粪便干结损伤肛周黏膜有关。

3. **焦虑**　与长期排便困难有关。

4. **潜在并发症**　组织完整性受损。

5. **知识缺乏**　缺乏便秘与生活方式、饮食、运动相关知识。

四、护理措施

1. **病情观察**　观察患者排便情况、伴随症状等。

2. **提供排便环境** 为患者提供单独隐蔽的环境及充裕的排便时间,如拉隔帘或屏风遮挡,避开查房、治疗、护理和进餐时间,以消除紧张情绪,保持心情舒畅,利于排便。

3. **选取适宜的排便姿势** 床上使用便盆时,除非有特别禁忌,最好采取坐姿或抬高床头,利用重力作用增加腹内压促进排便;病情允许时让患者下床上厕所排便;对手术患者,在手术前应有计划的训练其在床上使用便盆。

4. **饮食护理** 多食蔬菜、水果、粗粮等高纤维食物;餐前提供开水、柠檬汁等热饮,促进肠蠕动,刺激排便反射;病情允许每日液体摄入量应不少于 2 000ml;适当食用油脂类的食物。

5. **腹部环形按摩** 排便时用手沿结肠解剖位置自右向左环形按摩,可促使降结肠的内容物向下移动,并可增加腹内压,促进排便;指端轻压肛门后端,也可促进排便。

6. **遵医嘱给予缓泻剂及简易通便剂** 缓泻剂可使粪便中的水分含量增加,加快肠蠕动,加速肠内容物的运行,而起到导泻作用;对于老年人、儿童应选择作用缓和的缓泻剂,慢性便秘的患者可选用蓖麻油、番泻叶、酚酞(果导)、大黄等接触性导泻剂;常用的简易通便剂有开塞露、甘油栓等,其作用机制是软化粪便,润滑肠壁,刺激肠蠕动促进排便;以上方法均无效时,遵医嘱给予灌肠。

7. **健康教育**

(1)帮助患者重建正常的排便习惯:指导患者选择合适的排便时间,理想的排便时间是进食后(早餐后),因进食可刺激肠蠕动,从而引起排便反射;每天坚持在固定时间排便,不随意使用缓泻剂及灌肠等方法。

(2)鼓励患者适当运动:按个人需要拟定规律的活动计划并协助患者进行运动,如散步、做操、打太极等,卧床患者可进行床上活动;此外,还应指导患者进行增强腹肌和盆底部肌肉的运动,以增加肠蠕动和肌张力,促进排便。

(陈 洁 秦丽娜)

第十三节 肢体肿胀 / 水肿护理常规

一、概述

肢体水肿是指组织间隙过量的体液潴留,通常指皮肤及皮下组织液体潴留。

二、护理评估

1. **一般情况评估** 生命体征、饮食、睡眠、心理状态等。

2. **专科情况评估** 肢体肿胀的病因、诱因、程度；患肢皮肤温度、色泽、动脉搏动、感觉、肢体周径等。

三、护理诊断/问题

1. **体液过多** 与深静脉回流障碍有关。

2. **疼痛** 与患肢静脉压增高、组织缺氧有关。

3. **舒适度改变** 与疾病所致肢体水肿有关。

4. **潜在并发症** 出血、肺栓塞。

5. **潜在并发症** 皮肤完整性受损。

四、护理措施

1. **病情观察**

(1)密切观察患者生命体征变化,注意有无面色苍白、出冷汗、胸痛、呼吸困难、咯血等肺栓塞表现。

(2)观察患肢肿痛的部位、程度,患肢皮肤温度、色泽、感觉和动脉搏动的情况,患肢皮肤有无水疱;每日测量患肢周径,评估治疗效果。

(3)每日监测患者体重及出入量情况。

2. **用药护理** 遵医嘱予以溶栓、抗凝药物。用药期间密切观察有无皮肤、穿刺点、鼻腔、牙龈出血,血尿或黑便等;观察患者有无头痛、恶心、呕吐及意识障碍等,警惕颅内出血倾向;使用止痛药者,观察止痛效果及有无不良反应。

3. **饮食护理** 指导患者进食低盐、低脂、高膳食纤维、清淡易消化饮食,保持大便通畅。

4. **皮肤护理**

(1)指导患者穿着宽松、棉质内衣与袜子,保持床单元整洁、干燥。

(2)定时翻身,预防压力性损伤的发生;翻身时动作轻柔,以免皮肤损伤。

(3)指导患者注意保护皮肤的完整性,避免外伤、搔抓与蚊叮虫咬等,预防感染发生。

(4)使用中性沐浴液清洁皮肤,气候干燥时适当选用无刺激性的护肤品。

5. **休息与活动**

(1)抬高患肢,高于心脏平面 20~30cm,减轻肢体疼痛与肿胀。

(2)深静脉血栓形成急性期患者应绝对卧床休息,床上活动时避免大幅度动作;禁止按摩、热敷患肢,以防血栓脱落和其他部位的栓塞。

6. 健康教育

(1)指导患者不可长时间保持同一姿势：如久站、久坐、双腿交叉等；避免穿紧身裤；休息时抬高患肢。

(2)鼓励患者加强日常锻炼,对于长期卧床患者做好四肢的主动或被动锻炼。

(3)指导患者按时服药,服药期间应注意是否有出血现象的发生。

(4)指导患者出院后患肢穿弹力袜 3~6 个月,并教会患者和家属弹力袜的保养方法。

(5)若突然出现下肢剧烈胀痛或胸痛、呼吸困难等表现,请及时就诊。

(黄学芳　于　洁)

第十四节　肢体感觉异常护理常规

一、护理评估

1. **一般情况评估**　患者年龄、生命体征、睡眠、饮食及排便情况、心理状况、生活习惯、有无药物过敏史。

2. **专科情况评估**

(1)双下肢皮肤温度、颜色、感觉及足背动脉搏动情况,规范测量双下肢髌骨中点上缘 15cm 及下缘 10cm 处周径,准确计算周径差。

(2)评估有无肢体疼痛(疼痛的性质、部位、持续时间、缓解方式)、倦怠或沉重感、皮肤溃疡或坏疽、肢体麻木或针刺感。

二、护理诊断/问题

1. **疼痛**　与下肢深静脉回流障碍导致肢体肿胀或炎性反应有关。

2. **组织灌注不足**　与血管内液体渗出,静脉淤血和炎性反应影响静脉回流有关。

3. **活动无耐力**　与局部静脉血流异常或静脉功能不全有关。

4. **有皮肤完整性受损的危险**　与组织灌注减少,组织营养不良有关。

5. **有受伤的危险**　与肢体感觉障碍有关。

6. **自理能力缺陷**　与患肢疼痛、肿胀、溃疡以及病情需要限制患者活动有关。

7. **焦虑**　与担心疾病预后有关。

三、护理措施

1. 病情观察

(1)生命体征的观察:观察患者体温、脉搏、血压及呼吸情况,若有异常及时汇报医生。

(2)观察肢体肿胀情况及皮肤温度、颜色及感觉、足背动脉搏动情况;规范测量双下肢周径。

(3)观察有无肢体倦怠或沉重感、有无皮肤溃疡或坏疽、有无肢体麻木、麻痹、针刺感。

2. 患肢护理

(1)注意患肢保暖,血栓形成急性期,患肢严禁热敷、按摩;注意保持床单整洁、干燥、无渣屑,避免感觉障碍的部位受压,防止发生压力性损伤。

(2)告知患者勤剪指甲,避免外伤造成皮肤破损;患肢溃疡创面定期换药,保持局部适合新生组织生长的酸碱度和湿润度,选择合适的敷料(如银离子藻酸盐敷料、水胶体敷料、银离子泡沫敷料等),促进创面愈合;注意无菌操作,防止发生伤口感染。

3. 疼痛的观察及护理 观察有无肢体疼痛,评估疼痛的性质、部位、持续时间及缓解方式。静脉血液回流障碍引起的疼痛,予以抬高患肢;炎症引起的疼痛,遵医嘱抗感染治疗或局部硫酸镁外敷,观察药物疗效。

4. 休息与活动 卧床休息时抬高患肢,高于心脏水平 20~30cm。上肢静脉血栓形成者,肘关节处于微屈抬高位;下肢深静脉血栓形成者,膝关节微屈曲,指导患者行踝泵运动,每日 5~8 次,每次 5~10min,以促进下肢静脉回流。下床活动时,患肢穿着医用梯度压力袜或使用弹力绷带,适度压迫浅静脉,增加静脉回流量,减轻下肢水肿。避免久坐、久站,坐位时双膝勿交叉或盘腿,以免压迫腘窝静脉,影响静脉回流。避免穿过于紧身的衣服。

5. 用药护理 使用抗凝药物或溶栓药物期间,须定期监测凝血指标,根据凝血指标情况调整药物剂量,观察有无皮肤黏膜、牙龈、大小便出血、颅内出血等情况,如有异常及时汇报医生处理。

6. 饮食护理 指导患者进食低盐、低脂、低胆固醇饮食,多食新鲜蔬菜和水果,每日饮水 2 000ml 左右,保持大便通畅。

7. 心理护理 加强与患者的沟通,了解其心理状况,减轻心理压力,指导患者进行放松练习。讲解疾病治疗相关知识,缓解患者焦虑情绪,以取得患者配合。

四、健康教育

1. 适度活动,循序渐进,若有肢体乏力、麻痹、沉重感立即停止运动。活动时须有家属陪同,防止发生跌倒。日常生活中,避免久站、久坐。

2. 遵医嘱按时服药,抗凝治疗期间定期监测凝血指标,指导患者观察有无皮肤出血点、鼻出血、牙龈出血、血尿等症状,一旦出现,及时到医院就诊。

3. 均衡营养,合理膳食。饮食宜清淡,给予高蛋白,高维生素饮食,戒烟限酒,多饮水,保持大便通畅。

4. 根据患者的腿围周径选择合适的医用梯度压力袜,做到正确穿脱。

(徐 阳 张婷婷)

第十五节 穿刺部位出血护理常规

一、护理评估

1. **一般情况评估** 生命体征、饮食、睡眠、心理状态等。

2. **专科情况评估**

(1)评估穿刺部位敷料是否清洁、干燥;有无肿胀、青紫、搏动性包块,若有标记其范围。

(2)评估是否存在出血的高危因素:躁动、凝血功能障碍、抗凝/溶栓治疗等。

(3)评估出血的量、颜色、速度。

(4)评估穿刺侧肢体皮肤温度、感觉、颜色、运动、足背动脉搏动情况。

二、护理诊断/问题

1. **出血、血肿** 与穿刺部位按压包扎不当、肢体过度活动、抗凝治疗、凝血功能障碍有关。

2. **潜在并发症** 低血容量性休克、假性动脉瘤。

三、护理措施

1. **病情观察** 密切观察患者生命体征变化,注意有无心率加快、血压下降等情况。动态观察血浆凝血酶原时间、纤维蛋白原和血小板计数,纠正凝血障碍。高血压患者遵医嘱药物控制血压。

2. **术侧肢体的观察** 观察术侧肢体皮肤温度、感觉、颜色、足背动脉搏动的情况。若穿刺部位敷料外观可见鲜红色血液渗出,立即用掌根处按压穿刺点上方,同时汇报医生,重新加压包扎,并保持局部清洁、干燥。血压明显下降的患者,立即开放静脉通道,遵医嘱扩容治疗。穿刺部位的小血肿可慢慢自行吸收,若局部可扪及搏动性包块,应警惕假性动脉瘤的发生,协助医生重新加压包扎,必要时可行床边 B 超检查。

3. **抗凝、溶栓中的护理** 术中选择合适的导管、鞘管,掌握正确穿刺角度和压迫止血部位,严格无菌操作。溶栓药物准确配制、精确输注,动态监测凝血指标,如纤维蛋白原低于1.5g/L,溶栓剂量减量;如低于1.0g/L,则停止溶栓,必要时输入冷沉淀。

4. **休息与活动** 术后患者卧床休息24h,术侧肢体制动6h,如无禁忌证,6h后可床上活动,术后24h床边活动。早期以轻微活动为主,避免下蹲及增加腹压的动作,防止局部压力改变导致出血。

5. **饮食护理** 指导患者进食低盐、低脂、高纤维、易消化的食物,保持大便通畅,保证每日水分的摄入,戒烟、限酒。

6. **健康教育** 讲解相关饮食知识及休息活动的注意事项,指导患者正确口服抗凝药,教会患者自我评估和监测出血的方法。

(范本芳　杨海霞)

第十六节　溃疡或坏疽护理常规

一、概述

1. **溃疡** 是指皮肤或黏膜表面组织的局限性缺损、溃烂,皮肤缺损或皮肤破坏达真皮或真皮以下,表面常覆盖脓液、坏死组织或痂皮,愈后遗有瘢痕。下肢静脉溃疡的好发部位为小腿下1/3的内侧或外侧,以内外踝或胫前等足靴区最常见,多伴有下肢水肿、色素沉着、浅表静脉曲张等临床表现。

2. **坏疽** 是指组织坏死后因继发腐败菌的感染和其他因素的影响而呈现黑色、暗绿色等特殊形态改变,分为干性坏疽和湿性坏疽。

二、护理评估

1. **一般情况评估** 生命体征、饮食、睡眠、心理、药物服用、疼痛耐受、吸烟嗜好等,了解既往史和现病史,特别是以往的下肢外科治疗史。

2. **专科情况评估**

(1)评估溃疡或坏疽的原因、主要症状、程度、持续时间及进展。

(2)评估溃疡的部位、面积、深度、气味、伤口边缘、渗液量、伤口周围皮肤状况及皮肤温度。

(3)了解患者生化检查、影像学资料等阳性结果。

（4）评估有无合并相关的疾病，如糖尿病、心血管疾病、肥胖症等。

三、护理诊断/问题

1. **皮肤完整性受损** 与溃疡或坏疽有关。
2. **焦虑** 与担心疾病和预后有关。
3. **知识缺乏** 缺乏疾病相关知识。

四、护理措施

1. **病情观察**

（1）生命体征的观察：观察患者体温、脉搏、血压及呼吸情况，若有异常及时汇报医生。

（2）肢体的观察：观察溃疡或坏疽的部位、面积、深度、气味、伤口边缘、渗液量、伤口周围皮肤状况及皮肤温度，如有疼痛或加重，及时汇报医生进行对症处理。

2. **一般护理**

（1）保持病室环境安静、舒适，定时开窗通风，注意下肢保暖，避免患肢接触冷水，寒冷季节外出时做好防护，避免肢端裸露在外。

（2）防止双足及双下肢皮肤受伤，衣裤鞋袜要宽松、柔软，避免搔抓和用力擦洗皮肤。

（3）防止双足皮肤感染，保持患处皮肤清洁、干燥，避免潮湿、污染。配合医生进行抗感染治疗、换药等。

（4）根据重力作用安排合适的体位，静脉性疾病适当抬高患肢，促进血液回流，避免血液局部瘀滞。

（5）合并糖尿病的患者，控制餐前血糖 <7.8mmol/L，随机血糖 <10mmol/L，病情稳定者可适当降低控制目标，病情严重者可适当放宽控制目标。

（6）使用压力绷带时注意观察患者皮肤颜色、温度、痛觉，如出现苍白、疼痛立即停止压力治疗。

（7）疼痛或发热患者遵医嘱用药并观察治疗后不良反应。

3. **饮食护理** 指导患者进食低盐、低脂、高蛋白、高热量、高维生素饮食，提高免疫力，减少感染的危险，禁烟、限酒。

4. **休息与活动**

（1）保持舒适体位，睡觉时抬高患肢 30°~40°，利于静脉血液回流。

（2）睡前可以做静脉操或踝泵运动。

（3）存在腓肠肌泵功能减弱的静脉性溃疡患者，适当有效地运动可以改善症状，促进溃疡的愈合。

5. **心理护理**

（1）介绍疾病相关知识，给予患者鼓励和心理安慰，以减轻不适。

（2）放松技术：指导患者放松及转移注意力的方法，如做深呼吸、交谈、听音乐、阅读等，消除不良心理因素；避免情绪紧张和各种不良刺激，保持心平气和。

6. **健康教育**　学会溃疡或坏疽的自我观察，如有加重及时就医。保持皮肤清洁，注意下肢保暖；告知疾病相关知识，使患者配合治疗原发病，防止病情反复。

（张　俭　张　静）

第七章

静脉疾病护理规范专家共识及作业标准

第一节　下肢深静脉血栓形成介入治疗护理规范专家共识

缩略词:catheter directed thrombolysis,CDT:经皮腔内导管溶栓治疗;deep venous thrombosis,DVT:下肢深静脉血栓形成;heparin induced thrombocytopenia,HIT:肝素诱导的血小板减少症;inferior vena cava filter,IVCF:下腔静脉滤器;pulmonary embolism,PE:肺栓塞;percutaneous mechanical thrombectomy,PMT:经皮腔内机械性血栓清除术;percutaneous intraluminal angioplasty,PTA:经皮腔内血管成形术;recombinant streptokinase,r-SK:重组链激酶;alteplase,rt-PA:阿替普酶;urokinase,UK:尿激酶;graduated compression stockings,GCS:梯度压力弹性袜。

下肢 DVT 是深静脉血液的异常凝结,导致血液回流受阻,肢体出现肿胀、皮温高、疼痛和功能障碍。血栓脱落会发生肺栓塞等并发症,严重影响患者的生活质量。介入技术已成为我国下肢 DVT 的首选治疗方法。2018 年发布的《下肢深静脉血栓形成介入治疗专家共识(第 2 版)》指出:下肢 DVT 的介入治疗应从安全性、及时性、有效性、综合性、长期性考虑,这需要医疗、护理和技术人员的共同努力合作。然而,国内尚无下肢 DVT 介入护理规范。为提高下肢 DVT 介入围手术期临床疗效,减少并发症发生,本共识集结国内介入领域 44 位医疗及护理专家,遵循循证医学原则,总结国内外专家的相关经验和研究进展,经多次专题会议讨论,充分修改后定稿。

在抗凝治疗的基础上,下肢 DVT 的介入治疗包括:下腔静脉滤器置入及取出术;溶栓治疗,包括经足背浅静脉置入留置针行患肢浅静脉顺行溶栓、CDT;PMT;PTA 及支架植入术。

一、临床常用溶栓药物（表 7-1）

表 7-1　临床常用溶栓药物一览表

通用名	来源	药代动力学	作用机制	不良反应	特点
UK	从人体新鲜尿液中提取的能激活血浆纤维蛋白溶解酶原的酶	在肝脏代谢，半衰期 ≤ 20min	能直接将纤溶酶原转变成纤溶酶，发挥溶解血栓作用；抑制 ADP 诱导的血小板聚集，以此预防血栓形成	出血、头痛、胃肠道反应、疲倦、肝转移酶升高；皮疹、支气管痉挛等过敏反应，偶见过敏性休克	内源性纤溶酶原激活剂，无抗原性，过敏反应少；非特异性溶栓药，全身纤维蛋白原消耗明显
r-SK	由高效表达链激酶基因的大肠埃希菌，经发酵、分离和高度纯化后冻干制成	主要从肝脏经胆道排出，半衰期为 5~30min	重组链激酶与纤溶酶原结合成复合物，然后把纤溶酶原激活成纤溶酶，纤溶酶催化血栓主要基质纤维蛋白水解，从而使血栓溶解，血管再通	出血、发热、寒战、恶心呕吐、肩背痛、过敏性皮疹、低血压，罕见过敏性休克	溶栓效果比较好，但出现过敏反应较多；非特异性溶栓药，出血发生率高
rt-PA	由一些组织(包括内皮细胞)天然产生的酶(丝氨酸蛋白酶)；也可通过基因技术制备	经肝脏代谢，半衰期约为 4~5min	选择性与血栓中的纤维蛋白结合，并将与纤维蛋白结合的纤溶酶原转换为纤溶酶，引起血凝块溶解，启动局部纤维蛋白溶解作用；此外，体外研究表明，本品可抑制血小板活性	出血、胃肠道异常、体温升高、血压降低，罕见过敏反应	无抗原性，过敏反应少；较高纤维蛋白特异性，轻度消耗全身纤维蛋白原，出血发生率低；由于半衰期短，需要持续静脉给药

二、专科评估及下肢周径测量操作步骤

（一）专科评估

1. **生命体征评估**　评估患者体温、脉搏、呼吸、血压、血氧饱和度等变化。

2. **患肢症状 / 体征评估**　如疼痛部位、评分、性质、持续时间、缓解方式，是否采取镇痛措施及镇痛效果；肿胀程度，有无浅静脉曲张；肢体体表皮肤温度、颜色、感觉的异常变化及足背动脉搏动情况；有无溃疡和 / 或感染等。

3. **用药情况评估**　患者是否曾使用抗凝 / 溶栓药物，评估患者凝血功能及有无出血倾向，如皮肤黏膜是否出现瘀斑、牙龈出血、血尿、血便、头痛等症状。

4. **全身症状评估**　评估患者有无心慌、胸闷、气喘、胸痛、咳嗽、咯血、发绀等肺栓塞症状。根据评估情况给予相应的健康指导。

（二）下肢周径测量操作步骤

1. **操作前准备**　护士职业素质准备，备齐用物至患者床边，核查患者身份，解释操作流程并取得配合。

2. 予以床边隔帘遮挡,协助患者平卧,脱下双侧裤腿。操作中注重人文关怀,例如:肢体保暖、患者隐私保护等。

3. **下肢周径测量**　嘱患者下肢平放,放松勿用力(图 7-1)。

(1)标记髌骨上缘及髌骨下缘,量取髌骨中点并标记(图 7-1A)。

(2)标记髌骨中点向上 15cm 和髌骨中点向下 10cm(图 7-1B)。

(3)皮尺上缘置于髌骨中点向上 15cm 处,测量肢体周径并标记皮尺下缘(图 7-1C)。

(4)皮尺下缘置于髌骨中点向下 10cm 处,测量肢体周径并标记皮尺上缘(图 7-1D)。

(5)以同样的方法测量对侧并记录。

(6)测量时操作者沿着标记线平放皮尺,皮尺紧贴皮肤,松紧度以皮肤不产生夹挤皱褶为度。

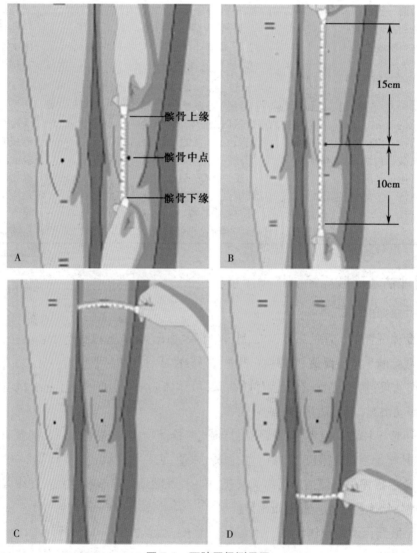

图 7-1　下肢周径测量图

(7) 抬高患肢：测量操作结束，抬腿垫抬高患肢，要求患肢高于心脏水平 20~30cm。

(8) 协助患者取舒适卧位，在治疗卡上记录测量值。

4. 注意事项

(1) 首次测量需同时测量患肢和健肢周径，行对比观察，便于判断肢体肿胀的严重程度。后续重点关注患肢周径，计算患肢周径差并记录。测量肢体周径时需同时记录患肢的皮肤颜色、温度、足背动脉搏动及倾听患者主诉。

(2) 定皮尺、定部位、定时间监测，用油性笔画出皮尺宽度的双线标记，便于固定皮尺摆放位置，严格按照标记位置测量。

(3) 告知患者平卧位并垫高患肢，有利于肿胀的消退。

三、操作步骤及护理配合

（一）抗凝治疗

明确诊断的急性下肢 DVT，若无禁忌应立即启动抗凝治疗。抗凝药物推荐使用低分子肝素和沙班类等新型口服抗凝剂。在发生 HIT 时，可用阿加曲班等非肝素类抗凝剂替代。特殊患者如妊娠期 DVT、肿瘤疾病合并高凝状态患者，推荐使用低分子肝素皮下注射。低分子肝素皮下注射操作步骤，详见《抗凝剂皮下注射护理规范专家共识》。

（二）IVCF 置入及取出术

目前，IVCF 是预防下腔静脉系统血栓脱落发生 PE 的有效装置。为了防止患者在溶栓治疗期间发生 PE，排除禁忌证，可行下腔静脉滤器置入术（表 7-2）。下肢静脉及下腔静脉造影证实已不需要下腔静脉滤器保护时，可行下腔静脉滤器取出术（表 7-3）。

表 7-2　下腔静脉滤器置入术操作步骤及护理配合

手术步骤	护理配合
①手术安全核查：核对患者信息、手术部位及名称	核对患者；做好心理护理及体位护理；完成心电监护、吸氧、建立静脉通路等护理措施；必要时留置导尿
②手术入路区域皮肤消毒、铺治疗巾、局部麻醉	准备用物；严格执行无菌操作
③根据病变部位和范围选择股静脉或颈内静脉穿刺	准确传递用物；密切观察生命体征；认真倾听并观察患者有无胸闷、心慌、呼吸困难等症状
④行下腔静脉造影或 / 和患肢静脉造影，测量下腔静脉直径，确定合适尺寸的滤器	遵医嘱调节、核对高压注射器设置参数并记录；密切观察患者生命体征
⑤于双肾静脉水平下方的下腔静脉内置入滤器。若血栓范围超过双肾静脉水平，则将滤器置于血栓上方的下腔静脉内，再行造影确定滤器位置及滤器内血流情况	遵医嘱选择合适型号的滤器和滤器输送器；做好记录及条形码粘贴
⑥术毕拔除导管；有效按压穿刺处；妥善固定	协助医师进行穿刺部位加压包扎
⑦注意观察穿刺部位，预防并发症	填写手术护理交接单；正确转运患者，与病房护士详细交接

表 7-3 下腔静脉滤器取出术操作步骤及护理配合

手术步骤	护理配合
①同表 7-2 "①"	同表 7-2 "①"
②确定滤器取出途径;手术入路区域皮肤消毒、铺巾、局部麻醉	同表 7-2 "②"
③患肢静脉造影	患肢足背浅静脉置入造影用留置针;连接高压注射器;遵医嘱设置相应速度及总量
④局麻后穿刺,行下腔静脉造影	严密监测患者生命体征
⑤选择相应的滤器回收鞘;回收滤器	准确传递用物;认真倾听并观察患者有无心慌、胸闷、呼吸困难等症状;做好记录
⑥检查滤器,观察是否完整	协助医师确认滤器是否完整、有无折断;观察并记录滤器中血栓的量、颜色、性状等
⑦再次行下腔静脉造影	遵医嘱调节、核对高压注射器设置参数并记录
⑧拔除鞘管,穿刺处压迫止血,加压包扎	协助医师进行穿刺处加压包扎;观察穿刺部位出血情况;填写手术护理交接单;正确转运患者,与病房护士详细交接

（三）溶栓治疗

1. **经患肢足背浅静脉顺行溶栓治疗** 经足背浅静脉置入留置针持续、小剂量输液泵顺行溶栓期间,建议使用肢体气囊压力带阻断下肢浅静脉。其目的是通过下肢浅静脉交通支,使溶栓药物直接到达深静脉,提高深静脉内溶栓药物浓度。因肢体气囊压力带具有压力可读、可控的优势,且可记录其压力值,为后续治疗提供依据,其操作步骤及护理配合如下（表 7-4）。

表 7-4 经足背浅静脉顺行溶栓术操作步骤及护理配合

手术步骤	护理配合
①手术安全核查:核对患者信息、手术部位及名称	核对患者信息;做好心理护理及体位护理;高压注射器使用前准备,抽取对比剂,设定注射参数
②穿刺患肢足背浅静脉或大隐静脉,置入静脉留置针	准备用物(型号适宜的静脉留置针、肢体气囊压力带);暴露足部穿刺部位,协助医师穿刺;准备造影体位
③行顺行性下肢静脉及下腔静脉造影,必要时分段造影,提高髂静脉血管显影率	以内踝骨性标志为测量起点,在其上方 15cm 处标记,将肢体气囊压力带的袖带下缘置于标记处,环形缠绕袖带,松紧度以能插入操作者示指为宜。阻断压力值由下肢静脉造影确定(浅静脉显影消失、深静脉显影为有效压力值);观察留置针穿刺部位,注意有无对比剂外渗
④经足背顺行溶栓患者,测量并记录患肢浅静脉有效阻断压力值	观察患者生命体征;观察肢体气囊压力带使用中加压部位皮肤和末梢循环情况
⑤妥善固定留置针,观察有无对比不良反应	观察浅静脉穿刺部位有无渗血、渗液、对比剂外渗;填写手术护理交接单;正确转运患者,与病房护士详细交接

2. CDT CDT 是在影像技术引导下,经导管将溶栓药物间断性脉冲注入或持续性匀速输注至血栓内部,而达到溶解血栓的目的。常规使用的溶栓剂为尿激酶,其剂量可参考患者全身状况、年龄、体重、血栓负荷及凝血功能等。常用剂量 20 万 ~100 万 U/d,推荐较小剂量 (50 万 U/d),较长时间行 CDT 治疗的患者,保留溶栓导管一般不超过 7d。根据插管入路不同,CDT 可分为:顺行溶栓和逆行溶栓,其操作步骤及护理配合如下(表 7-5)。

表 7-5 经导管接触性溶栓术操作步骤及护理配合

手术步骤	护理配合
①同表 7-4 "①"	同表 7-4 "①"
②手术入路区域皮肤消毒、铺巾、局部麻醉	准备术中用物;严格执行无菌操作
③根据病变部位和范围选择行静脉顺行或逆行穿刺	准确配合传递用物并记录;密切观察患者生命体征
④根据手术入路部位,选择置入合适型号血管鞘	根据手术进程,递送手术器材并记录;严密观察患者生命体征
⑤在导丝、导管配合下将导管插至血栓段	准确传递用物并记录;密切观察患者生命体征
⑥交换导丝,置入溶栓导管,经溶栓导管再次造影明确血栓情况及导管位置是否合适	根据造影结果,遵医嘱选择合适的溶栓导管
⑦经导管行术中首剂团注溶栓治疗	遵医嘱准确配制溶栓药物;密切观察患者生命体征
⑧术毕经鞘管旁路和导管尾端注射肝素生理盐水先行脉冲式冲管,再行正压封管;妥善包扎并固定导管/鞘管	协助医师进行穿刺部位加压包扎及导管/鞘管的固定,正确书写标识;观察患者有无对比剂不良反应;做好记录
⑨回病房后根据医嘱经导管行灌注溶栓治疗	填写手术护理交接单;正确转运患者,与病房护士详细交接

(四) PMT

1. 经大腔导管抽吸 使用 8~10F 导管鞘和导引管(推荐使用弯头导引管),经导丝方向插管至血栓栓塞处,以 50ml 或 30ml 注射器反复予以抽吸。

2. 血栓清除装置消除血栓 是指将特制的导管插入血栓内进行粉碎或旋切、抽吸,即以机械的方法将血栓清除。目前国内可用的血栓清除装置为:

(1)AngioJet 血栓清除装置:将一定剂量的溶栓剂(20 万 ~25 万 U 尿激酶溶于 500ml 生理盐水)高压喷射入血栓内部,加大与血栓的接触面积后击碎血栓,再行血栓抽吸(可称为化学物理偶联血栓减容),适用于下肢静脉急性期血栓。

(2)Straub Aspirex 血栓清除装置:使用血栓清除装置在高速旋切的同时进行抽吸血栓,适用于下肢静脉急性期和亚急性期血栓,其操作步骤及护理配合如下(表 7-6)。

(五) PTA 及支架植入术

1. PTA PTA 是指用球囊、导管对狭窄、闭塞的血管进行扩张,扩大狭窄、闭塞处的血管腔,恢复其原先的管腔形状的一种介入手术方法。

表 7-6　经皮机械血栓清除术操作步骤及护理配合

手术步骤	护理配合
①同表 7-5 "①"	同表 7-5 "①"
②同表 7-5 "②"	同表 7-5 "②"
③局部麻醉,顺行穿刺同侧腘静脉或健侧股静脉、右侧颈内静脉,置入血管鞘组	准备血栓消融器械;密切观察患者生命体征
④导丝和导管配合通过血栓段,前段置于无血栓段	准确传递用物;密切观察患者生命体征
⑤建立血栓器械消融手术通路,送入 AngioJet 血栓清除导管或 Straub Aspirex 血栓清除导管进行血栓机械清除(备注:以 AngioJet 为例描述)	根据手术进程,递送手术器材并记录;使用 AngioJet 血栓清除导管时备好术中需要的灌注液
⑥ AngioJet 血栓清除导管经远心端向近心端逐渐喷洒溶栓药物,喷洒范围覆盖血栓全程;喷洒结束后,等待时间 >15min	监测尿液性状、尿量及对比剂用量;密切观察患者生命体征
⑦将系统设置为抽吸模式,启动抽吸	监测生命体征,观察有无血管迷走神经反射症状;观察尿液性状及尿量等变化;观察患肢的皮温、颜色及疼痛情况;记录抽吸时间及回收液总量;及时提醒手术医师控制抽吸时间及回收液总量在安全范围
⑧撤出血栓清除装置,再次置入导管,经导管及鞘管造影评估手术效果,保留或撤回导管	协助医师进行穿刺部位加压包扎及导管 / 鞘管的固定,正确粘贴标识;造影完成后观察有无对比剂、溶栓药物不良反应
⑨穿刺处压迫止血,加压包扎	协助医师进行穿刺处加压包扎;观察穿刺部位渗出血情况;填写手术护理交接单;正确转运患者安返病房,与病房护士详细交接

2. **支架植入术**　支架的优势在于能通过血管腔进入狭窄、闭塞部位,释放后能膨胀至设定口径,持久支撑血管壁而维持血管通畅,其操作步骤及护理配合如下(表 7-7)。

表 7-7　髂、股静脉经皮球囊扩张成形术及支架植入术操作步骤及护理配合

手术步骤	护理配合
①手术安全核查:核对患者信息、手术部位及名称	同表 7-5 "①"
②行下肢静脉造影明确病变部位,消毒、铺巾、局部麻醉	同表 7-5 "②"
③根据病变部位和范围选择行静脉顺行或逆行穿刺	准备器材用物;密切观察生命体征
④穿刺成功后置入血管鞘,在导管、导丝的配合下穿过病变部位,使用溶栓导管进行静脉造影。插入测压导管,测量病变段两端的压差,如压差较大,则行球囊扩张及支架植入	准确传递用物并记录;密切观察生命体征
⑤沿交换导丝置入球囊,对病变部位进行球囊扩张,必要时于病变部位植入支架	根据造影结果,遵医嘱递送导丝、球囊、合适型号的支架

手术步骤	护理配合
⑥球囊扩张和支架植入后再次测量病变段两端的压差,压差较前变小,则行血管造影观察开通情况	球囊扩张及支架植入过程中密切观察患者生命体征;仔细询问并倾听患者的主诉,有无不适感;做好记录
⑦术毕拔管,穿刺部位压迫止血,以穿刺处不出血为宜,加压包扎	协助医师进行穿刺部位加压包扎;造影完成后观察有无对比剂、溶栓药物不良反应;对患者做好术后宣教;填写手术护理交接单;正确转运患者,与病房护士详细交接

四、疗效评价

(一)患肢消肿程度

测量治疗前及治疗结束时患肢与健肢腿围周径,并计算患肢与健肢的周径差。肢体消肿率 =(溶栓前腿围周径差 – 溶栓后腿围周径差)/ 溶栓前腿围周径差 ×100%。

(二)血栓清除率

根据患者手术前、后血管造影图像评估血栓清除率:<50% 为 Ⅰ 级、50%~99% 为 Ⅱ 级、>99% 为 Ⅲ 级。

五、术后护理

(一)体位、活动、饮食

1. **体位** 患者回到病房后,首先观察穿刺点有无出血,监测生命体征。

(1)留置溶栓导管 / 鞘管的患者宜取仰卧位或低半坡卧位,避免端坐位,防止管道打折或穿刺部位渗血。

(2)卧床期间继续患肢抬高,高于心脏 20~30cm。

(3)协助患者定时轴线翻身,防止下肢屈曲引起管道移位、滑脱。

2. **活动**

(1)经股静脉穿刺者:术侧肢体伸直制动 6h,卧床休息 24h,病情允许即可下床活动。

(2)患侧小腿深静脉置管溶栓者:需延长术侧肢体伸直制动时间至拔管后 6~12h。如果经健侧股静脉“翻山”至患侧逆行溶栓,则双下肢需伸直制动。

(3)颈静脉穿刺者:头部不可大幅活动,活动范围双向不宜超过 30°,以防局部出血和血肿发生。卧床休息 24h,病情允许即可下床活动。

(4)指导患者床上进行踝泵、肌泵运动,以利于静脉回流,减轻患肢肿胀。

(5)导管 / 鞘管拔除后,在药物抗凝的基础上,经评估患者耐受且无禁忌的情况下,穿 GCS 下床活动是一种安全、有效的预防静脉血栓复发的方法。穿 GCS 时应结合患者的病情、生活习惯、依从性、穿着时长、下肢周径和腿型等因素综合判断,详见《梯度压力袜用于静脉血栓栓塞症防治专家共识》。

3. **饮食** 卧床可致肠动力减弱、排便习惯的改变,患者易出现便秘。指导患者进食低盐、低脂、高维生素、富含纤维素的食物;避免用力排便、剧烈咳嗽等引起静脉压升高的因素,防止影响下肢静脉血液回流及造成血栓脱落。

（二）导管/鞘管的护理

1. **正确连接溶栓导管/鞘管,做好标识管理**

（1）术后认真核对留置管道的名称、位置,正确识别导管/鞘管,避免两者混接。

（2）正确使用标识。建议使用不同颜色的标识,例如:静脉溶栓导管使用蓝色标识,静脉穿刺鞘管使用黄色标识,分别注明管道名称、置入时间、置入者,将标识粘贴于导管/鞘管远端。

（3）经导管/鞘管输入药物时,需选用带螺旋口的输液器,以防止接口处管道滑脱。连接导管/鞘管、更换药液前先关闭溶栓管道上的三通开关,规范操作后再次核对无误,再打开三通开关泵入药液。如果需要造影复查时,先关闭三通开关,分离输液器,脉冲方式注入生理盐水正压封管后,三通分离接口处予以连接正压接头。

（4）留置管道期间每三天更换一次三通,更换时严格遵守无菌操作原则。

（5）置管溶栓期间,在床头放置"预防管道滑脱"警示标识,以加强管道的护理安全。

（6）防止下肢屈曲导致导管移位,定时检查导管通畅情况。更换衣裤、交接班时,应充分考虑患者体位变动对导管的影响,避免导管成角弯曲和阻塞。

（7）置管过程中要注意足跟及踝部皮肤保护,必要时给予软枕适当垫起或使用皮肤保护用品,防止压力性损伤发生。

（8）对于躁动、不配合的患者采取预防性保护措施,必要时使用保护性约束具(需签署知情同意书)或遵医嘱使用镇静剂。

2. **导管/鞘管固定流程(图7-2)**

（1）穿刺部位使用透明敷料,无张力固定(图7-2A)。

（2）为避免或缓解溶栓导管对局部皮肤的压迫,在大腿上方粘贴弹力绷带,将溶栓导管放置于弹力绷带上(图7-2B)。

（3）穿刺部位上方无菌纱布覆盖,弹力绷带"8"字交叉固定(图7-2C)。

（4）外露导管在弹力绷带上方"环形"绕圈,并用弹力绷带横向固定(图7-2C)。

（5）导管上方纵行弹力绷带固定(图7-2D)。

（6）粘贴导管/鞘管标识(图7-2E)。

（7）导管/鞘管输液泵用药时,三通末端使用带螺旋接口的输液器(图7-2F)。

3. **拔管指征**

（1）下肢静脉造影显示血管再通。

（2）凝血功能中纤维蛋白原 <1.0g/L。

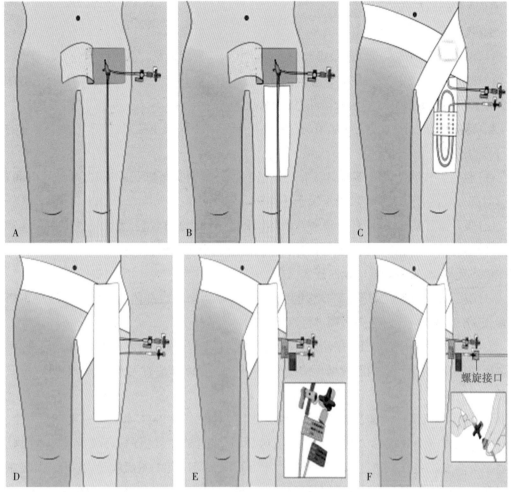

图 7-2　导管 / 鞘管固定流程图

（3）患者出现出血倾向。

（4）导管源性感染,如穿刺部位局部或沿导管走向皮肤出现红、肿、热、痛等症状时可考虑拔除导管 / 鞘管。

（三）溶栓期间护理

1. 尿激酶等溶栓药物应现配现用。

2. 根据医嘱使用输液泵输注溶栓药物,正确设置输液速度和总量,在输注溶栓药物的过程中,要注意观察输注速度及输注量的变化,保证溶栓药物按时、按量、准确输入。

3. 输液泵报警应立即检查故障发生的原因,如阻塞、气泡、欠压等,及时排除故障。

4. 溶栓治疗期间注意观察患者穿刺处、皮肤、黏膜、消化道、泌尿、神经系统等有无出血及全身出血现象。早期多为穿刺部位瘀斑、血肿等,最严重为颅内出血,表现为头痛、呕吐、意识障碍、视物模糊等。

5. 正确留取血、尿、粪标本。定时监测凝血功能。

（四）病情观察

1. 患肢观察

(1)溶栓期间动态观察并记录患肢的皮温、颜色、感觉变化及肿胀程度等。

(2)规范测量肢体周径并记录溶栓治疗前、后肢体周径差。术后及时评估并记录DSA造影复查后血管通畅情况及血栓清除率，以判断治疗效果。

2. 疼痛护理 评估患肢疼痛情况，患肢适当给予保暖，禁止按摩、热敷。术后常见的疼痛可分为三种：

(1)穿刺处皮肤扩张性疼痛，疼痛一般较轻，因血管鞘扩张皮肤所致，疼痛持续时间短，持续时间 <1d；如疼痛剧烈者，遵医嘱予止痛药。

(2)腰背部疼痛，多因下腔静脉置入滤器所致，疼痛程度常较轻，无需特殊处理。腰背部剧烈疼痛应警惕有无腰大肌血肿、下腔静脉滤器致腹膜后血肿、肾脏出血等可能，应观察患者尿液有无异常，若有异常应及时通知医师。

(3)腹部疼痛，应警惕是否出现腹腔脏器出血，观察患者腹部体征，有无压痛、反跳痛及肌紧张，出现异常应及时通知医师进行腹部CT检查。

3. 经足背浅静脉溶栓时，采用肢体气囊压力带阻断浅静脉血流治疗期间，注意观察气囊加压部位皮肤、患肢末梢血液循环情况，足背浅静脉穿刺部位有无渗血、渗液，留置针有效期及透明敷料是否在位、完好、平整。

4. PMT术后需严密监测患者生命体征、尿量及肾功能。PMT术中因反复抽吸血栓，正常红细胞会被导管内向后方快速喷射水流破坏，从而释放血红蛋白、钾离子、肌苷等物质。当血浆游离血红蛋白量超过结合珠蛋白的能力及近端肾小管的重吸收能力时，可引起血红蛋白尿。根据尿液所含血红蛋白的多少，其颜色呈浓茶色、深褐色、葡萄酒色，甚至酱油色。因此，术后需密切关注患者的尿量、尿液性状、颜色的变化，必要时留置导尿管；正确留取血液及尿液标本，监测肾功能、肌酐及血红蛋白的变化。一般术后遵医嘱给予患者水化治疗。根据患者血气分析及肾功能指标确定使用短程碳酸氢钠或者标准的生理盐水水化方案。

六、围术期常见并发症及处理对策

（一）出血及周围局部血肿

1. 术前应了解患者的凝血功能，在手术允许的情况下尽量使用直径较小的鞘管，术中操作轻柔，减少穿刺次数。

2. 规范、有效按压穿刺部位，按压时间根据个体差异，以穿刺部位不出血为宜。

3. 指导患者采取正确的体位。过床时注意术侧肢体保持伸直位，过床后取平卧位，术肢伸直制动 6~12h 或根据医嘱实施。

4. 告知患者术肢伸直制动的目的及重要性。可在床头悬挂制动时间的警示标识，以便随时提醒家属和医护人员。

5. 溶栓过程中密切观察有无出血征象,如有无穿刺部位渗血、颅内出血、皮下出血、鼻出血、牙龈出血、阴道出血、血便、血尿等。

6. 密切关注患者意识状态,监测生命体征及凝血指标,关注患者有无头痛、腹痛等不适。

7. 遵医嘱定时监测患者凝血功能,动态调整肝素和尿激酶的泵入速度,将活化部分凝血酶原时间控制在正常值的 1.5~2 倍。

8. 指导患者使用软毛牙刷,穿棉质宽松衣服,禁止抠鼻、剔牙。

9. 护理人员应教会家属正确观察有无穿刺部位出血现象,嘱患者翻身、咳嗽时先用手压住穿刺点上方敷料,再轻轻咳嗽或缓慢翻身,避免腹内压升高引起出血。

(二) 对比剂全身不良反应

1. 术前应加强患者的心理护理和健康指导,询问患者有无过敏史。术中密切观察患者使用对比剂后的反应,告知患者可能出现的不适症状。

2. 一旦发现对比剂不良反应,立即采取如下措施:

(1) 立即停止注射对比剂。

(2) 遵医嘱给予地塞米松或氢化可的松、甲泼尼龙等药物。

(3) 给予氧气吸入,心电监护,保持呼吸道通畅,如出现喉头水肿,配合医师做好气管切开或插管的准备。

(4) 严重的荨麻疹伴有血压下降时,及时给予肾上腺素皮下或静脉注射。

(三) 血管壁损伤或破裂

1. 合并静脉重度狭窄或闭塞的患者,术前护士应与医师充分沟通,备齐术中用物,尽可能选择材质较为柔软的血管内导丝。

2. 使用大腔导管抽吸、AngioJet 或 Straub Aspirex 作血栓清除时,术中准确传递所需器械、药品等,记录手术过程中抽吸出血栓的量、颜色及术中失血量,及时汇报医师。

3. 严密监测生命体征及血氧饱和度是否在正常范围内,及时询问并认真倾听患者主诉,如有感觉 / 行为异常、意识改变等情况,立即告知医师并对症处理。

4. 术中若发现血管壁损伤、破裂并伴有活动性出血时,腹股沟及以下部位可采取局部按压止血。髂静脉部位出血,必要时协助医师采取暂时性球囊封堵术或覆膜支架植入术。

(四) 血管迷走神经反射

1. 立即停止 AngioJet 和 Straub Aspirex 血栓清除术操作。

2. 根据心率减慢及血压下降情况,遵医嘱立即给予阿托品、多巴胺等静脉用药,维持患者有效循环血容量。

3. 严密监测生命体征是否在正常范围内,及时询问并认真倾听患者主诉,发现异常及时汇报医师。

4. 给予氧气吸入,并积极配合医师做好对症处理。

（五）失血或溶血

1. PMT 操作中所致的创伤性溶血常为一过性，实验室检查为血红蛋白尿，并非真性血尿，一般不需特殊处理，通常表现为尿色变红，2~3d 后可自行缓解。

2. 根据医嘱做好水化治疗，促进对比剂排出。

3. 必要时使用碳酸氢钠碱化尿液，减少对比剂对肾脏的损害。

（六）导管/鞘管滑脱

1. 正确连接溶栓导管/鞘管，做好管道标识管理。床头放置"特殊用药"及"预防管道滑脱"警示标识。

2. 规范溶栓管道固定方法。连接管道的输液器需选用带螺旋口的输液器，以防止接口处管道滑脱。

3. 溶栓期间嘱患者严禁随意移动、牵拉管道，床上活动避免管道打折、扭曲和牵拉。

（七）PE

在介入治疗前，对下肢静脉及下腔静脉内存在新鲜血栓或漂浮性血栓者，置入 IVCF 阻挡脱落的血栓是预防 PE 的有效方法。

1. 术后护理人员应监测生命体征及血氧饱和度是否在正常范围内，及时询问患者是否伴有呼吸困难、胸闷、咳嗽、咯血、心慌、气促等症状，并时刻准备急救所需的药品及物品。

2. 在药物溶栓、PMT 或 PTA 过程中，患者出现 PE 症状，立即将其平卧，避免搬动。予以高流量氧气（4~6L/min）吸入，建立静脉通路等对症处理，严密观察病情变化，并通知医师积极抢救。

（八）感染

1. 介入术后应保持穿刺部位敷料清洁、干燥。若发生穿刺部位出血、渗血，及时通知医师更换敷料，严格遵循无菌原则。

2. 观察患者有无畏寒、发热等全身感染征象以及血象变化，发现异常及时通知医师处理。

3. 溶栓导管保留时间不超过 7d。若患者体温连续三天持续升高，可在严格消毒后更换导管或拔除导管。

下肢周径测量护理规范技术、经足背顺行溶栓辅助简易智能压力带护理关键技术、经导管/鞘管接触性溶栓护理规范技术见操作视频 ER 7-1~7-3。

ER 7-1 下肢周径测量护理规范技术　　ER 7-2 经足背顺行溶栓辅助简易智能压力带护理关键技术　　ER 7-3 经导管/鞘管接触性溶栓护理规范技术

（李　燕　许秀芳　顾建平）

第二节　抗凝剂皮下注射护理规范专家共识

静脉血栓栓塞症(venous thromboembolism,VTE)包括深静脉血栓形成(deep vein thrombosis, DVT)和肺血栓栓塞症(pulmonary thromboembolism,PTE)。《下肢深静脉血栓形成介入治疗规范的专家共识》(第2版)和国内、外相关指南或证据总结均指出,抗凝治疗是VTE防治基础。目前临床上可供皮下注射的抗凝剂包括低分子肝素类、磺达肝癸钠。低分子肝素是应用最广泛的抗凝药物。磺达肝癸钠是一种新型的抗血栓药物,是间接Xa因子抑制剂。

一、常用皮下注射抗凝剂剂型、名称、制剂性状及规格等(表7-8)

表7-8　常用皮下注射抗凝剂剂型、名称、制剂性状及规格

剂型	通用名	商品名	制剂性状	规格	刻度	安全套装
预灌式注射器	那屈肝素钙注射液	速碧林	液体	0.3ml:3 075IU	/	有
				0.4ml:4 100IU	有	/
				0.6ml:6 150IU	有	/
		那赛畅	液体	0.4ml:4 100IU	/	/
	依诺肝素钠注射液	克赛	液体	0.4ml:4 000IU	/	/
				0.6ml:6 000IU	有	/
		赛倍畅	液体	0.4ml:4 000IU	/	/
		普洛静	液体	0.6ml:6 000IU	/	/
	达肝素钠注射液	法安明	液体	0.2ml:2 500IU	/	/
				0.2ml:5 000IU	/	/
	贝米肝素钠注射液	稀保	液体	0.2ml:2 500IU	/	/
	低分子肝素钙注射液	万脉舒	液体	0.4ml:4 100IU	/	/
	低分子肝素钠注射液	希弗全	液体	0.4ml:4 250IU	/	/
	磺达肝癸钠注射液	安卓	液体	0.5ml:2.5mg	/	有(自动回弹装置)
		泽瑞妥	液体	0.5ml:2.5mg	/	有(自动回弹装置)
液体剂型(安瓿瓶)	低分子肝素钙注射液	博璞青	液体	0.4ml:4 000IU	/	/
	低分子肝素钠注射液	吉派林	液体	0.5ml:5 000IU	/	/
		齐征	液体	0.4ml:5 000IU	/	/
冻干剂型	注射用那屈肝素钙	百力舒	冻干粉	3 075IU	/	/
	注射用低分子肝素钙	立迈青	冻干粉	5 000IU	/	/

二、注射工具选择

抗凝剂注射针头越长,注射到肌肉层的风险越大。除预灌式注射器外,选择注射工具需根据个体体型、生理特点和抗凝剂剂型来决定。对于儿童和消瘦的患者,尽可能选择短型针头,在捏皮注射时严格把握进针角度及深度,以降低肌内注射的风险。

预灌式注射器由玻璃针管(中性玻璃)、活塞(橡胶)、针帽(橡胶)、推杆和/或注射针组成,其优势在于有完好密封的包装系统、高精度微量灌装,剂量准确,应用方便。目前,预灌式抗凝剂均为带注射针产品,针头长度及外径较普通1ml注射器短小,安全性高、耐受性好,不同预灌式抗凝剂之间针头规格参数差别不大。

三、适应证和禁忌证

(一)适应证

1. **VTE 的预防**　①大手术围手术期的患者;②存在 VTE 中、高危风险的卧床患者;③高凝状态且物理预防措施无效的患者。

2. **VTE 的治疗**　① DVT 伴有 PE;②急性周围型 DVT 伴有血栓延伸;③中央型及混合型 DVT;④癌症相关血栓形成;⑤口服抗凝效果欠佳的复发性 VTE;⑥肝硬化伴有门静脉血栓形成;⑦急性脑静脉窦血栓形成;⑧内脏静脉急性血栓形成。

3. **其他治疗领域**　①急性冠状动脉综合征;②弥散性血管内凝血;③缺血性脑卒中;④糖尿病肾病;⑤由抗磷脂综合征、自身免疫病等因素引起反复自然流产等疾病的抗凝治疗。

(二)禁忌证

1. **绝对禁忌证**　①肝素或其衍生物过敏;②严重的凝血功能障碍(与肝素治疗无关的弥散性血管内凝血除外);③活动性出血,如脑出血、消化道溃疡出血、术后活动性出血等,或有出血倾向的器官损伤;④急性感染性细菌性心内膜炎。

2. **相对禁忌证**　①急性大面积缺血性脑卒中,伴或不伴意识障碍;②严重肝肾功能不全;③难以控制的高血压;④同时使用阿司匹林、非甾体类消炎镇痛药、右旋糖酐、噻氯匹定、皮质类固醇治疗时,有增加出血的危险。

四、知情同意

(一)抗凝治疗介绍

告知患方抗凝剂皮下注射的适应证、禁忌证。

(二)抗凝治疗的潜在风险

1. **血液系统异常**　出血、血小板减少症、血小板增多症。

2. **免疫系统异常**　过敏/类过敏反应。

3. **消化系统异常**　一过性转氨酶升高、胆汁淤积性肝损伤。

4. 皮肤和皮下组织异常 注射部位皮肤血管炎、皮肤坏死、炎性结节、紫癜或红斑、水肿或荨麻疹、疼痛等。

5. 肌肉骨骼系统异常 骨质疏松(见于 >3 个月的长期治疗)。

6. 其他罕见的不良反应 嗜酸细胞增多症、可逆性高钾血症等。其中,不同部位的出血、注射部位荨麻疹、水肿及疼痛较为常见。

(三)患方知情选择并签名

告知患者及家属抗凝治疗的潜在风险、对策和注意事项,耐心解答患者及家属的疑问,缓解其紧张、焦虑情绪。充分理解及尊重患方的知情选择,知情同意后签署《抗凝治疗知情同意书》。

五、操作流程和步骤

(一)皮下注射部位

1. **腹壁** 腹壁是国内、外公认的皮下注射的首选注射部位。腹部区域皮下组织层较厚,可以降低药液外渗的风险;所含神经纤维较少,痛感相对较轻;注射面积大、药物吸收快、不受运动的影响;易被患者接受、便于操作。

2. **双侧大腿前外侧上 1/3** 此处皮下组织较厚,痛觉敏感度较低,远离大血管和神经,相对大腿其他部位较为安全。

3. **双侧臀部外上侧** 此处为过臀裂顶点的水平线与过髂嵴最高点的垂直平分线相交而成的外上方 1/4 区域,捏皮较为困难,且不便于自我注射的患者操作。

4. **上臂外侧的中 1/3** 此处皮下组织较厚,与上臂其他部位相比,发生肌内注射风险较低。

不同注射部位药液吸收速度不同,依次为腹部 > 上臂 > 大腿 > 臀部。儿童患者因腹部区域皮下组织层较薄,注射部位最好选择臀部或者大腿。有研究报道,妊娠 28 周后至临产前 48h 抗凝治疗期间,为了最大程度减少患者对注射部位的疑惑及顾虑,保障母婴安全,通过脐部做一水平线,经彩色超声诊断仪(以下简称 B 超)测定双侧前上侧腹部、前下侧腹部、中上侧腹部、中下侧腹部 8 个区域的皮下组织厚薄程度,在确定皮下组织厚度大于注射针头直径后,予以左右腹部轮换注射是安全、可行的。

推荐意见 1:非妊娠期成年患者,无论单次注射或者长期注射,抗凝剂的注射部位优选腹壁。腹壁注射部位为:上起左右肋缘下 1cm,下至耻骨联合上 1cm,左右至脐周 10cm,避开脐周 2cm 以内。

推荐意见 2:特殊人群注射部位的选择,如对儿童患者,适宜选择臀部或者大腿;对妊娠晚期(妊娠 28 周后至临产前 48h)患者选择腹壁注射时,经 B 超测定双侧前上侧腹部、前下侧腹部、中上侧腹部、中下侧腹部 8 个区域的皮下组织厚薄程度,在确定皮下组织厚度大于注射针头直径后,予以左右腹部轮换注射。

(二)皮下注射体位

1. **腹壁注射** 临床常见体位为平卧位、坐位、屈膝仰卧位。平卧位时,因双腿呈伸直状态,导致腹肌紧张,腹壁皮肤张力大,皮肤皱褶不易提捏或捏起较薄;坐位时,针尖不易固定、药物积聚不易扩散,易导致局部疼痛及皮下出血。体位的选择应确保注射局部皮肤松弛,易于捏起形成皱褶,使药液直接注入皮下组织内,最大限度减轻疼痛和皮下出血。

推荐意见3:腹壁注射时,患者宜取屈膝仰卧位,嘱患者放松腹部。

2. **上臂外侧注射** 临床常见体位为平卧位、坐位。患者的配合程度常与年龄、疾病状态和受教育程度相关。平卧位注射时,三角肌能够完全放松;坐位时,上臂常见摆放姿势有自然下垂、上肢叉腰及上肢外展90°(置于椅背)。上臂自然下垂可使三角肌基本放松,但不易掌握进针深度及角度;上臂叉腰可一定程度解决上臂自然下垂的操作难度,但需要患者的配合;上臂外展90°(置于椅背),既有利于上臂外侧皮下及肌肉组织放松,又不影响注射角度,且患者易于接受,体位摆放时应嘱患者放松肩部。操作前应考虑衣袖的松紧度及厚度等影响注射部位暴露的因素。

推荐意见4:上臂外侧注射患者宜取平卧位或坐位。坐位注射时上臂外展90°(置于椅背),患者肩部放松。

(三) 皮下注射部位轮换

有规律轮换注射部位,避免在同一部位重复注射,2次注射点间距2cm以上,可以明显降低因注射局部药液浓度过高引起的出血及注射部位疼痛等不适症状。轮换方法主要分为不同注射部位之间的轮换和同一注射部位区域内的轮换。不同部位之间的轮换方法:将腹部分为4个区域,每侧上臂、大腿、臀部各为1个区域,每次注射一个区域,并按顺时针方向轮换注射区域。同一注射部位内的轮换方法:①表盘式轮换注射法:以肚脐为中心按照表盘式将腹部分为12个象限,周一至周日每日规律轮换注射部位;②"十"字分时分区法:以肚脐为中点作"十"字线,将腹部分成4个象限,逐日交替选择左腹部或右腹部,再根据注射时间上午或下午选择上腹部或下腹部。近年来,抗凝剂腹部皮下注射定位卡已在逐步推广应用。此卡中间大孔为禁止注射区域,其余小孔按数字从小到大依次选择,每次注射去掉一个小孔,能有效保证2次注射点间隔2cm以上,并有规律进行轮换(图7-3)。

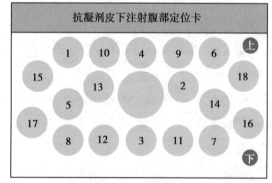

图7-3 非妊娠期成年患者腹壁皮下注射定位卡

推荐意见5:非妊娠期成年患者需长期皮下注射低分子肝素时,推荐注射前使用腹壁定位卡定位。

(四) 注射前是否排气

抗凝剂注射前排气易致针尖药液残留,由于其特有的药理作用,有诱发并加重注射部位皮下出血的可能。目前,临床上常用的抗凝剂多为预灌式注射剂型,针筒内预留0.1ml空气,可在注射完毕刚好填充于注射器乳头及针梗内,使得针筒及针梗内无药液残留,既保证剂量的准确,又避免针尖上附着的药液对局部皮肤的刺激,减少局部瘀斑、硬结的发生。

推荐意见6:推荐使用预灌式抗凝针剂,该针剂注射前不排气,针尖朝下,将针筒内空气轻弹至药液上方。

（五）注射角度

成人皮下组织厚度可因性别、身体部位和体重指数的不同有很大差异,中国人群皮肤与皮下脂肪厚度情况与其他国家类似,平均皮肤厚度:上臂1.91mm、腹壁2.47mm;平均皮下脂肪厚度:上臂7.23mm、腹壁12.14mm,因此,无论是上臂还是腹壁注射,都建议提捏皮肤穿刺。

传统皮下注射穿刺方法为一手绷紧局部皮肤,一手持注射器,以示指固定针栓,针头斜面向上,与皮肤呈30°~40°角,将针梗的1/2~2/3快速刺入皮下。临床操作中发现,针头呈锐角斜刺,针尖斜面透过真皮层的距离较长,无形中扩大损伤区域而增加疼痛,且深度和角度不易掌握;斜刺法内外注射点位置不一,容易导致不易察觉的注射部位深部出血,发现时常出现局部瘀斑、硬结。垂直皱褶注射法:捏起注射部位,可使皮下细小血管松弛弯曲,不易受到破坏;局部皮下间隙增大,有利于与肌肉层分开,使药物完全进入深层皮下组织,有利于药物吸收,同时可以防止针头刺入肌层引起疼痛和出血;易于把握进针深度、缩短进针行程,减少对腹壁皮下组织的损伤;易于固定针头位置、防止针头移位;组织内外穿刺点在同一垂直线上,注射部位出血按压皮肤表面穿刺点的同时能够对深部组织穿刺路径起到压迫作用。

推荐意见7:左手拇指、示指相距5~6cm范围,提捏皮肤成一皱褶,右手持注射器以执笔姿势,于皱褶最高点垂直穿刺进针。

（六）注射前是否抽回血

皮下组织由结缔组织及脂肪小叶构成,结构疏松,少有毛细血管。临床操作时左手全程提捏皮肤,右手垂直进针,很难抽回血,如勉强换手操作,容易导致针尖移位,加重组织损伤。

推荐意见8:注射前不抽回血。

（七）注射速度与拔针

延长皮下注射持续时间可促进药物吸收,减少皮下出血和皮下硬结的发生,但注射速度过慢则增加护理工作量,同时也增加患者的疼痛和焦虑。国内现有的文献及相关的Meta分析,建议注射过程中使用推注时间为10s,然后停留10s的方法,可明显减少注射部位皮下出血的发生率和出血面积。

推荐意见9:持续匀速注射10s,注射后停留10s,再快速拔针。

（八）注射后是否按压

传统皮下注射拔针后使用无菌棉签按压穿刺点片刻,但按压时间过短、按压时间过长、按压用力较大等因素均易引起毛细血管破裂出血。预灌式注射剂针头较普通1ml注射器短、细,创伤小,通过预留空气封堵注射器乳头,在防止针芯药液浪费的同时,可以避免组织内药液溢出和拔针时残余药液渗入皮下。有研究报道,按压3~5min,能够明显降低穿刺部位出血的风险。另有文献报道,按压时间越长(>10min),出血发生率呈下降趋势,但过长的按压时间护士难以贯彻执行,临床实际中护士常指导患者或家属自己按压,由于压迫力度、按压时间很难掌握,易造成相反的结果。

推荐意见 10：拔针后无需按压。如有穿刺处出血或渗液,以穿刺点为中心,垂直向下按压 3~5min。

（九）注射后是否热敷、理疗

注射后瘀斑的发生与药物注入肌肉层直接相关,为了避免瘀斑发生,必须在注射时提起局部皮肤,使之形成一皱褶,且在注射全过程中保持皮肤皱褶,针头必须垂直进入皮下组织,避免进入肌肉层。同时为避免皮下出血或硬结,注射后禁忌热敷、理疗或用力在注射处按揉。

推荐意见 11：注射后注射处禁忌热敷、理疗。

六、整合实践

（一）身份识别

携用物至患者床边,核查患者身份,解释操作流程并取得配合。

（二）操作前评估

1. **评估患者全身情况**　严格掌握适应证及禁忌证。存在肝素类过敏、肝素诱导的血小板减少症（heparin induced thrombocytopenia,HIT）、严重凝血功能障碍、活动性出血、前置胎盘等产前、产后大出血风险、急性感染性细菌性心内膜炎的患者禁用抗凝剂。

2. **评估患者局部情况**　注射部位有无破损、瘀斑、瘢痕、硬结、色素沉着、炎症、水肿、溃疡、感染等,定位需避开上述部位。

3. 评估患者的心理状态、合作程度。

（三）操作前准备

1. **护士**　职业素质准备。

2. **患者**　注射部位清洁,符合注射要求。

3. **环境**　清洁、安静、安全;温适度、光线适宜。

4. **用物**　治疗盘、弯盘、预灌式抗凝剂、复合碘棉签、无菌棉签、利器盒、快速手消液、腹壁皮下注射定位卡。

（四）注射流程

皮下注射操作流程如下:①使用预灌式抗凝剂,无需排气,气泡在上。②使用腹壁皮下注射定位卡,按数字顺序合理选择注射部位,非妊娠期成年患者需长期皮下注射低分子肝素时,推荐注射前使用腹壁定位卡定位:以肚脐为中点作"十"字线,将腹部分成 4 个象限,逐日交替选择左腹部或右腹部,再根据注射时间上午或下午选择上腹部或下腹部。此卡中间大孔为禁止注射区域,其余小孔按数字从小到大依次选择,每次注射去掉一个小孔,能有效保证 2 次注射点间隔 2cm 以上,并有规律进行轮换。③消毒:有效碘含量为 0.45%~0.55% 的复合碘棉签以穿刺点为中心,螺旋式消毒两遍,范围直径 ≥ 5cm,自然待干。④保持左手拇、示指相距 5~6cm,提捏起腹壁皮肤使之形成一凸起皱褶。⑤于皱褶最高点快速垂直进针,无需抽回血。⑥缓慢匀速推注药液 10s,药液推注完毕针头停留 10s,快速拔针后不按压。⑦操作前、中、后认真核对身份及药物信息,妥善安置患者,并做好皮下注射后健康宣教。⑧终末处理、洗手、记录、签名。

（五）健康宣教

1. 嘱患者注射过程中勿突然更换体位。

2. 注射部位禁忌热敷、理疗或用力在注射处按揉,以免引起毛细血管破裂出血。

3. 皮带、裤带避免束缚过紧。

4. 指导患者发现下列情况要及时告知医护人员:如腹痛,牙龈、眼睑球结膜、呼吸道、消化道出现出血症状;腹壁注射部位出现硬结、瘀斑、疼痛;局部或全身有过敏反应,如皮疹、发热、发冷、头晕、胸闷等。

（六）注意事项

1. 预灌式注射剂针头为嵌入式,注射前检查玻璃针管乳头部位有无裂纹,取出过程中避免方法不当导致针头弯曲。若预灌式注射剂为 2 只装,分离时注意从边角处分离并揭开泡罩,严禁用力掰扯。

2. 选择合适的注射部位及体位,避开硬结和瘢痕。

3. 使用拇指及示指提捏皮肤,注射全程保持皮肤皱褶高度不变。

4. 皮下注射深度应根据患者的个体差异、皮下脂肪厚度决定,如发现针头弯曲,应立即拔针。

5. 患者腹部系皮带、裤带处不予注射。

七、抗凝剂皮下注射相关并发症及处理对策

（一）皮下出血

1. **原因**　①因抗凝剂本身具有抑制凝血因子活性的作用,操作稍有不慎,都会引起出血的风险;②注射时针头未垂直于皮肤而是成角度刺入,延长针头在组织内行程,增加针头与皮肤及皮内的接触面积,扩大组织损伤面积;③腹壁皮下组织薄的成人或儿童,进针过深刺入肌层,造成不必要的组织损伤。临床表现为:瘀点(<2mm)、紫癜(3~5mm)、瘀斑(>5mm)、血肿(深部出血伴或不伴有皮肤隆起)。

2. **处理对策**　记号笔标记皮下出血范围,严密观察并记录。临床可用于治疗皮下瘀斑的药物有硫酸镁湿敷贴、水胶体敷料、云南白药、多磺酸黏多糖乳膏等。硫酸镁湿敷贴主要利用其高渗透压平衡原理,能缓解组织损伤后的反应。水胶体敷料通过减轻肿胀及疼痛,防止组织坏死而发挥作用。云南白药贴及气雾剂能够有效减少出血及抑制炎性物质释放。多磺酸黏多糖乳膏能防止浅表血栓的形成,阻止局部炎症的发展和加速皮下出血的吸收。

（二）疼痛

1. **原因**　诸多因素均可引起或影响疼痛的程度,包括本身的基础疾病、注射周围环境、

注射部位、针头型号(长度、直径)、针头/药液与皮肤之间的温度差、消毒液刺激、进针角度、进针时呼吸时相、注射剂量以及注射时间等均可引起疼痛。儿童患者,尤其是有过注射经历的患儿,注射的疼痛感以及针头尖锐部分带来的视觉感都会给孩子带来抵触情绪,陪同家长人数多也会增加患儿的恐惧感。

2. **处理对策** ①非预灌式注射剂注射时,宜选择长度最短、外径最小的针头;②注射时避开毛囊根部;③复合碘棉签消毒后完全待干后再注射;④针头距离皮肤高度适中,穿刺使用腕部力量,进针轻、稳、准;⑤注射全程患者感觉注射部位锐痛剧烈或持续疼痛,应检查和评价注射方法是否得当;⑥儿童患者应限制1~2名家长陪同,指导家长注射过程中配合引导患儿注意力的转移。

(三) 渗(漏)液

1. **原因** ①针尖漏液:预灌式注射剂不排气较少会发生针尖滴液,排气易导致注射前针尖药液残留及滴漏;②皮肤渗液:药液自穿刺处针眼溢出于皮肤表面。与针尖刺入注射部位过浅、注射后针头停留时间过短、注射部位皮下组织疏松、局部按摩有关,其中针头停留时间过短是主要原因。

2. **处理对策** ①预灌式注射剂注射前不排气,推注前确保空气完全在药液上方,药液推注完毕后将0.1ml空气推入注射器乳头以排出残余药液,针头停留10s后快速拔出;②拔针后如发现皮肤渗液,则需要适当压迫,压迫力度以皮肤下陷1cm为宜。

(四) 过敏反应

1. **原因** 过敏原可为肝素类制剂或预灌式注射器中的橡胶组件。局部过敏症状主要有皮疹,并伴有瘙痒、麻木感。全身性过敏症状较为罕见,低分子肝素的全身反应主要为HIT。

2. **处理对策** ①注射前充分评估患者过敏史,存在肝素类药物过敏或HIT病史者禁用;②注射后发生HIT的患者,可选择阿加曲班等非肝素类抗凝药物,需停用低分子肝素并选择替代抗凝用药;③皮疹瘙痒明显者可局部外用糖皮质激素类药物,退热贴含有桉叶油、薄荷油、薰衣草油等成分,外贴使用,在降低局部皮温,减慢神经传导速率的同时,兼有止痒、止痛、化瘀、消肿的作用。

(五) 弯针、断针

1. **原因** ①注射前泡罩包装分离及预灌式注射剂拿取方法不当,导致针头弯曲;②注射时体位摆放不当,局部肌肉张力高;③注射过深,导致针头弯曲或针体折断;④注射过程中患者扭动身躯。根据断针外露程度分为断端部分显露于皮肤、断端与皮肤相平或断端全部没入皮肤之下。

2. **处理对策** ①安慰患者,保持原有体位,防止断针向肌肉或深部组织陷入;②避免情急之下采取抠、挤等方法,造成局部组织红肿、破溃,加重取针的难度和局部组织感染,甚至导致断端针头游走、移位;③断针部分显露于皮肤之外,护士可用无菌镊子或蚊钳夹针拔出;若断端与皮肤相平,断面可见,可用左手拇、示二指垂直向下,按压断针周围皮肤使之下陷,使断面露出皮肤,右手持无菌镊子拔出;若断端完全没于皮下或肌层,可在 X 线定位下,局部切开取出。

八、抗凝剂皮下注射操作流程(图 7-4)

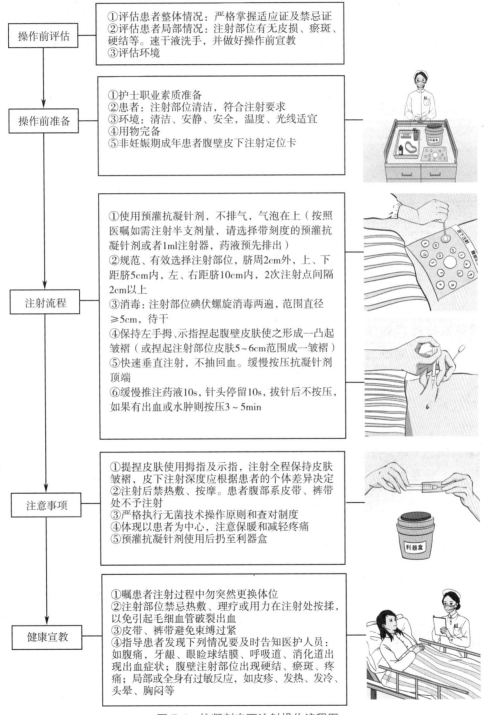

操作前评估
①评估患者整体情况:严格掌握适应证及禁忌证
②评估患者局部情况:注射部位有无皮损、瘀斑、硬结等。速干液洗手,并做好操作前宣教
③评估环境

操作前准备
①护士职业素质准备
②患者:注射部位清洁,符合注射要求
③环境:清洁、安静、安全,温度、光线适宜
④用物完备
⑤非妊娠期成年患者腹壁皮下注射定位卡

注射流程
①使用预灌抗凝针剂,不排气,气泡在上(按照医嘱如需注射半支剂量,请选择带刻度的预灌抗凝针剂或者1ml注射器,药液预先排出)
②规范、有效选择注射部位,脐周2cm外,上、下距脐5cm内,左、右距脐10cm内,2次注射点间隔2cm以上
③消毒:注射部位碘伏螺旋消毒两遍,范围直径≥5cm,待干
④保持左手拇、示指捏起腹壁皮肤使之形成一凸起皱褶(或捏起注射部位皮肤5~6cm范围成一皱褶)
⑤快速垂直注射,不抽回血。缓慢按压抗凝针剂顶端
⑥缓慢推注药液10s,针头停留10s,拔针后不按压,如果有出血或水肿则按压3~5min

注意事项
①提捏皮肤使用拇指及示指,注射全程保持皮肤皱褶,皮下注射深度应根据患者的个体差异决定
②注射后禁热敷、按摩。患者腹部系皮带、裤带处不予注射
③严格执行无菌技术操作原则和查对制度
④体现以患者为中心,注意保暖和减轻疼痛
⑤预灌抗凝针剂使用后扔至利器盒

健康宣教
①嘱患者注射过程中勿突然更换体位
②注射部位禁忌热敷、理疗或用力在注射处按揉,以免引起毛细血管破裂出血
③皮带、裤带避免束缚过紧
④指导患者发现下列情况要及时告知医护人员:如腹痛,牙龈、眼睑球结膜、呼吸道、消化道出现出血症状;腹壁注射部位出现硬结、瘀斑、疼痛;局部或全身有过敏反应,如皮疹、发热、发冷、头晕、胸闷等

图 7-4 抗凝剂皮下注射操作流程图

预灌式抗凝针剂皮下注射技术(护士版)、预灌式抗凝针剂皮下注射技术(患者版)、冻干粉型抗凝剂皮下注射技术、低分子肝素皮下注射相关并发症及处理对策见操作视频ER 7-4~7-7。

ER 7-4 预灌式抗凝针剂皮下注射技术(护士版)　ER 7-5 预灌式抗凝针剂皮下注射技术(患者版)　ER 7-6 冻干粉型抗凝剂皮下注射技术　ER 7-7 低分子肝素皮下注射相关并发症及处理对策

(李　燕　顾建平　许秀芳)

第三节　梯度压力袜用于静脉血栓栓塞症防治的专家共识

静脉血栓栓塞症(venous thromboembolism,VTE)包括深静脉血栓形成(deep venous thrombosis,DVT)和肺血栓栓塞症(pulmonarythromboembolism,PTE),是住院患者常见的并发症,也是导致患者围术期死亡的重要原因之一。梯度压力袜(graduated compression stockings,GCS)是目前预防VTE最常见的机械预防方式。如何安全、规范地使用GCS已成为国内外医护专家关注的问题,而我国在GCS临床使用方面尚缺乏标准和规范。为此,我国VTE防治相关医护专家基于国内外指南、专家经验和循证医学证据进行总结,形成中国的专家共识,旨在为正确使用GCS提供参考意见,以降低VTE的发生率,促进患者康复。

一、GCS简介

(一)定义和作用机制

GCS也称为医用压力袜(medical compression stockings,MCS)或弹力袜,是一种具有梯度压力的可对腿部进行压迫的长袜,其设计按照严格的医学技术规范,采用的梯度压力原理是在足踝处建立最高压力,沿腿部向心脏方向压力逐渐降低。

GCS确切作用机制尚不明确,可能的作用机制为:GCS从足踝向腿部施加梯度压力,促进血液从浅静脉通过穿支静脉流向深静脉,使深静脉内血流速度和血流量增加。适当的分级加压还可缩减静脉的横截面积;改善静脉瓣膜功能;增强骨骼肌静脉泵的作用;调节部分凝血因子水平;增强下肢深部组织氧合作用,从而有效预防DVT、改善慢性静脉功能不全及减少静脉性溃疡的发生。

（二）分型

1. **根据长度分型**　GCS 可分为膝下型（短筒）、大腿型（长筒）和连裤型，这是 GCS 最常见的分型方式。连裤型 GCS 和膝下型、大腿型相比穿着不舒适，临床使用并不广泛。

2. **根据趾端封口设计分型**　可分为封口型和开口型（露趾型）。

3. **根据临床作用分型**　可分为预防型和治疗型。

（三）压力分级及范围

GCS 的压力分级主要依据在足踝处施加的压力程度，目前有 5 种不同的压力分级标准，可分为 3~4 个压力等级（表 7-9），目前尚无国际统一标准，我国行业标准参照欧洲（试行）标准实施。GCS 的压力水平常受材质的韧性、弹性、患者腿围及形状、患者体位及活动变化等多种因素的影响。

表 7-9　梯度压力袜的压力分级及范围

| 标准 | 压力分级 /mmHg | | | |
	Ⅰ级	Ⅱ级	Ⅲ级	Ⅳ级
英国	14~17	18~24	25~30	无
德国	18~21	23~32	34~36	>49
法国	10~15	15~20	20~36	>36
欧洲（试行）	15~21	23~32	32~46	>49
美国	15~20	20~30	30~40	无

注：1mmHg=0.133kPa

（四）适应证和禁忌证

1. **适应证**（表 7-10）

表 7-10　不同压力级别梯度压力袜的适应证

压力分级	适应证
Ⅰ级	VTE 及下肢浅静脉曲张的预防，如长期卧床者；长时间站立或静坐者；重体力劳动者；孕妇；术后下肢制动者等
Ⅱ级	下肢浅静脉曲张的保守及术后治疗；下肢慢性静脉功能不全；血栓后综合征；下肢脉管畸形等
Ⅲ级	淋巴水肿；静脉性溃疡等
Ⅳ级	不可逆性淋巴水肿，一般极少应用

2. **禁忌证**　严重的下肢动脉疾病（例如：下肢动脉缺血性疾病、下肢坏疽）；严重的周围神经病变或其他感觉障碍；肺水肿（例如：充血性心力衰竭）；下肢皮肤 / 软组织疾病（例如：近期植皮或存在皮炎）；下肢畸形导致无法穿着；下肢存在大的开放或引流伤口；严重的下肢蜂窝织炎；下肢血栓性静脉炎；已知对 GCS 材质过敏等。

二、梯度压力袜在 VTE 防治中的应用

(一) 用于 VTE 预防

高质量的证据表明,GCS 用于接受过普外科和骨科手术的住院患者时,无论是单独应用还是与其他血栓预防方法(如临床适用)联合使用,都能有效降低 DVT 的风险。美国胸科医师学会(AmericanCollege of Chest Physicians,ACCP)颁布的指南指出,GCS 可减少 65% 下肢远端和无症状 DVT 的发生,但对下肢近端 DVT 的预防作用尚不确定。对于评估 GCS 在降低内科患者 DVT 风险方面的有效性,仍然缺乏证据。虽然 GCS 是机械预防 VTE 最常见的方式之一,但并不意味着 GCS 在 VTE 的预防中具有不可替代的作用,在配备间歇充气加压(intermittent pneumatic compression,IPC)装置情况下,可选择其用于机械预防。多个国际指南均推荐,对急性脑卒中的患者,应首选 IPC 装置来预防 VTE。有学者研究表明,膝下型和大腿型 GCS 都较难穿着。在临床实践中,使用 GCS 的依从率不高,可能与 GCS 的价格、患者对于 GCS 的认可度和穿着后可能出现的皮肤损害有关。虽然 GCS 在使用过程中会遇到各种影响到患者依从性的问题,但相较于 IPC 装置,从目前国内各大医院的硬件设施配置现状来看,GCS 更容易被血栓风险患者获得。值得注意的是,ACCP 和国内多个学术组织颁布的指南及相关研究均推荐使用 Caprini 血栓风险模型来评估外科患者 VTE 风险。当 Caprini 血栓风险模型评估为低危(1~2 分),可采用 GCS/IPC 来预防;当 Caprini 血栓风险模型评估为中危(3~4 分),可采用 GCS/IPC 或药物预防措施来预防;当 Caprini 血栓风险模型评估为高危(≥ 5 分),应采用药物联合 GCS/IP 装置进行预防;若患者同时存在出血风险时,应仅采用 GCS/IPC 装置预防,直到出血风险降低。

(二) 用于 VTE 治疗

DVT 的标准治疗是系统化抗凝,以预防 PTE 的发生,但单独的抗凝治疗由于没有明显的溶栓活性,对 PTS 缺乏预防作用。ACCP 不推荐对急性 DVT 患者使用 GCS 来预防 PTS,然而,对于有 PTS 急性或慢性症状的患者,往往可以尝试应用 GCS 来缓解症状。对于慢性 DVT,《中国血栓性疾病防治指南》推荐穿着 GCS,主要在于预防复发,减少和控制慢性静脉高压及 PTS。

三、梯度压力袜在 VTE 防治中的应用规范

(一) 压力选择

1. 用于 VTE 预防 应用压力 I 级的 GCS。

2. 用于 VTE 治疗 《中国血栓性疾病防治指南》推荐应用压力 II 级 GCS。所选压力应与疾病的严重程度相符,并尽可能选择可缓解下肢肿胀等症状的最低压力,以提高患者使用的依从性。

(二) 长度选择

1. 用于 VTE 预防 多篇高质量证据总结和《中国普通外科围手术期血栓预防与管理指

南》指出,大腿型比膝下型 GCS 更有效,如果大腿型 GCS 由于某些原因不合适,可用膝下型替代。在实际应用中,膝下型比大腿型 GCS 更舒适,无论对于患者还是医护人员来说都更容易穿着,患者出现的问题较少,满意度较高,具有更好的耐受性和依从性。但一项对患者偏好和正确使用 GCS 预防外科患者 DVT 的系统评价指出,就患者依从性而言,膝下型高于大腿型 GCS,该结果仅反映患者在医院环境中的依从性,一旦患者出院,依从性很可能降低。在许多临床环境中,大腿型和膝下型 GCS 之间的任何作用差异,均可能因患者对膝下型 GCS 的偏好而变得无关紧要。因此,对于选择膝下型还是大腿型 GCS 来预防 VTE,医护人员应结合患者的喜好、生活习惯,患者需要穿着的时长,医生的专业判断,腿部周长和腿型等因素进行综合判断。

2. **用于 VTE 治疗** 对于 GCS 长度的选择,医师专业判断、患者的偏好和依从性是考虑的重点。《中国血栓性疾病防治指南》推荐,对 PTS 导致下肢轻度水肿时,大多数患者可选择膝下型或大腿型 GCS,大腿明显肿胀者应选择大腿型。国外有研究指出,GCS 在近端 DVT 患者预防 PTS 的应用中,首选膝下型,这可能与患者穿膝下型 GCS 的依从性更好、出现的不良反应较少有关。

(三)尺寸测量

1. **测量者** 经过专业培训的人员。

2. **测量工具** 软尺(测量单位为 cm)。

3. **测量时患者体位** 宜在患者处于直立位的腿上进行测量,但对于一些不能站立,仅能处于坐位或平卧位的患者,不要勉强其站立,可在患者处于坐位或平卧位时测量。

4. **测量部位** ①膝下型(短筒):踝部最小周长处、小腿最大周长处;②大腿型(长筒):踝部最小周长处、小腿最大周长处、腹股沟中央部位向下 5cm 处;③连裤型:可参照大腿型 GCS 测量部位。

5. **测量要求** 按照要求测量双下肢相应部位的周长,根据测量尺寸,对照 GCS 说明书中的尺寸范围进行选择。若患者偏瘦或过度肥胖,不在说明书提供的尺寸范围,可联系厂家定制或采用弹力绷带替代治疗(需在医护人员的指导下);若患者双下肢周长相差过大,应根据测量结果分别选择不同尺寸的 GCS。同时,测量后应记录 GCS 最初穿着时测量的腿部周长,以便与下一次测量值进行对比,评估患者有无肢体肿胀的发生和发展。

(四)穿着时机

1. **用于 VTE 预防** 有血栓风险的外科手术患者、ICU 患者从入院起就应考虑穿 GCS,除非患者存在禁忌证。另外,如果 GCS 是患者术后治疗的一部分,那么术前应尽可能让患者穿着。苏格兰校际指南网(Scottish Intercollegiate Guidelines Network,SIGN)推荐,在没有禁忌证的情况下,患者术中也应该使用 GCS 或 IPC 来预防 VTE。英国皇家妇产科学会(Royal College of Obstetricians and Gynaecologists,RCOG)颁布的指南和国际血管联盟(International Union of Angiology,IUA)的国际共识声明鼓励孕期妇女穿着 GCS 以预防 DVT 的发生。

2. **用于 VTE 治疗** ACCP 指出,DVT 确诊后的 3 个月内使用 GCS 并不能减轻腿部疼痛,国内指南对 GCS 在急性 DVT 治疗时的穿着时机也未提及。GCS 应用须在获得最大益处的同时尽可能避免 PTE 的发生。对于慢性 DVT,建议确诊后尽快穿着 GCS。

（五）穿着时长

1. 用于 VTE 预防　国外多篇高质量的指南推荐,有血栓风险的患者在没有使用禁忌的情况下,白天和夜间均穿着 GCS,直至活动量不再减少或恢复到疾病前的活动水平为止。

2. 用于 VTE 治疗　ACCP 不推荐急性 DVT 患者常规穿着 GCS。慢性 DVT 及 DVT 术后患者穿着 GCS2 年,可预防复发及 VTE 相关并发症的发生,但缺乏使用 2 年以上优势的证据,穿着时长主要由患者和医师决定,穿着超过 2 年更多的是对 PTS 进行治疗。建议白天穿着 GCS,晚上可以脱下。

（六）穿脱步骤

1. 穿前评估与教育　应由经 GCS 相关专业培训过的医护人员实施,根据血栓风险评估工具确定患者血栓风险程度,确保患者无 GCS 相关材质过敏史。评估患者生活自理能力,避免上肢力量较弱或活动不便的患者在穿着时发生跌倒或坠床,必要时请家属(长期主要照顾者)提供帮助。向患者及家属(长期主要照顾者)演示说明穿着步骤,告知适应证、禁忌证、穿着的注意事项及穿着过程中可能出现的并发症。尤其注意,合适尺寸的 GCS 穿着需要花费一定的时间,较容易穿上的 GCS 可能由于对腿部施压不足,起不到预防和治疗的作用,压力过大,可能会引起相关并发症的发生。

2. 穿前准备　穿着前,首先评估患者是否存在使用禁忌,检查 GCS 的尺寸是否符合患者病情及 GCS 的完整性。评估患者腿部皮肤有无破损,指导患者做好足部及腿部皮肤的护理,及时修剪趾甲,清除足部皮屑,保持足部及腿部清洁干燥,建议患者不要在足部及腿部使用油性物质,以免对 GCS 的弹性产生不利影响。嘱患者摘除饰物,以防损伤皮肤及 GCS。

3. 穿脱方法

(1)压力Ⅰ级 GCS 穿着时,应先确认 GCS 对应足跟的位置;压力Ⅱ级或Ⅱ级以上 GCS 穿着时,由于其压力较压力Ⅰ级 GCS 大,操作者可先佩戴专用手套,露趾型 GCS 可借助助穿袜套(部分厂家在 GCS 包装盒中已配备手套和助穿袜套),将助穿袜套套于足部,再确认 GCS 对应足跟的位置。

(2)一手伸进袜筒直到 GCS 对应的足跟处(袜跟),用大拇指和其他手指捏住袜跟部中间,将 GCS 由里向外翻出至袜跟,舒展袜身,以便足部轻松伸进袜口。

(3)足部伸进袜口前,用两手拇指沿袜筒内侧将袜口撑开,四指握住袜身,两手拇指向外撑紧 GCS 套于足部。

(4)示指和拇指合力将 GCS 缓慢拉向足跟,直至 GCS 对应足跟的位置与患者足跟吻合。

(5)将整个袜筒往回翻,并向上拉至腿部。

(6)穿着后用手抚平并检查袜身,保持其平整。采用助穿袜套者穿着完毕后从袜口将助穿袜套缓慢取下。

（7）若需要脱下 GCS，用拇指沿 GCS 内侧向外翻，自上而下顺腿轻柔脱下。

（七）穿着期间评估与观察

1. 皮肤清洁护理　每天至少一次脱下 GCS 进行下肢皮肤清洁护理。

2. 肢体评估　评估内容包括下肢皮温、皮肤的颜色、足背动脉搏动情况、肢体有无疼痛、麻木，询问患者有无瘙痒等不适感，必要时增加评估的频率。对于自主活动能力较差、皮肤完整性受损和感觉不灵敏的患者，每天进行下肢评估 2~3 次。同时，定期测量腿围，当测量值与前一次测量值相比超过 3cm 时被认定为肿胀，腿围增加 5cm 可使 GCS 对下肢施加的压力增加一倍。

3. GCS 平整性评估　GCS 穿着后应保持表面平整，踝部、膝部及大腿根部等易出现褶皱，注意定期检查。

4. GCS 完整性评估　经常检查 GCS 是否有被磨损或出现破损的现象，以保证 GCS 压力的有效性。

（八）清洗方法

不同厂家的 GCS，由于材质与生产工艺的不同，清洗方法也可能不同。因此，清洗要求建议查看 GCS 配套包装盒中的厂家说明书。

1. 清洗时间　GCS 无需每日清洗或频繁清洗，建议表面有明显污渍时或 GCS 出现异味时清洗或根据患者需求定期清洗。

2. 清洗要求　使用中性洗涤剂于温水中清洗，手洗时不要用力揉搓。

3. 晾晒要求　清洗完毕，用手挤去或用干毛巾蘸吸多余水分，不要拧绞，于阴凉处晾干，切勿放置在阳光下暴晒或用吹风机等进行局部加热。晾干后不要熨烫。

（九）并发症的预防与护理

1. 下肢血液循环障碍

（1）原因：GCS 尺寸过小、患者长时间处于坐位、穿着位置不佳、大腿型 GCS 频繁下滑至膝关节或膝下型 GCS 过度拉伸至膝盖上等情况，均可使患者腿部局部压力增大，可能导致下肢血液循环障碍，引起下肢肿胀，严重时可出现下肢缺血。GCS 在腘窝处产生皱褶，或下卷、翻折，会产生类似"止血带"的效果，因此需要高度重视。

（2）临床表现：若患者发生下肢血液循环障碍，可出现下肢静脉回流受阻和/或动脉缺血的表现。下肢静脉回流受阻主要表现为下肢肿胀、疼痛等，合并下肢动脉缺血可出现下肢疼痛、皮肤颜色变化、皮温凉、足背动脉搏动减弱或消失等。

（3）预防与护理：①为患者配置压力等级和尺寸合适的 GCS，定期测量腿部周长，穿着后评估发现腿部肿胀，应及时分析肿胀原因，排除使用禁忌后及时更换相应尺寸的 GCS，以免影响静脉回流和动脉供血；②穿着 GCS 时保持其平整，不要下卷或翻折，长期穿着时注意评估末梢血运情况；③膝下型 GCS 穿着期间不能过度上拉至膝盖上，应保持其上端处于膝盖下水平；④一旦出现下肢血液循环障碍，应立即脱去 GCS，评估下肢肿胀或缺血程度，根据患者病情,再次判断患者是否适合当前 GCS 治疗。

2. 皮肤过敏

(1)原因:主要包括患者 GCS 使用不恰当、患者对 GCS 材质过敏等。

(2)临床表现:往往表现为皮肤发红、瘙痒、皮疹、水泡,严重者可出现皮肤溃烂等情况。患者最常出现的皮肤过敏部位为大腿型 GCS 的防滑硅胶区域接触到的腿部皮肤。与大腿型 GCS 相比,膝下型引起的过敏反应较轻。

(3)预防与护理:①穿着前及时询问有无 GCS 材质过敏史,在穿着后的 24~48h 内评估有无皮肤过敏反应的发生;②穿着期间需要定期检查患者皮肤情况,做好皮肤清洁护理,每天 2~3 次;③出现过敏反应,须及时查看过敏部位及严重程度。如果过敏反应仅发生于大腿型 GCS 防滑硅胶区域接触的皮肤,可将该防滑硅胶区域翻折或直接反穿 GCS,使之不直接与皮肤接触。对 GCS 材质严重过敏的患者应立即脱去 GCS,及时告知医护人员。当 GCS 用于 VTE 预防时,在患者病情允许的情况下,可遵医嘱予以其他机械预防方式如 IPC 装置替代治疗;当 GCS 用于辅助治疗 DVT 时,可遵医嘱予以弹力绷带加压替代治疗(需在医护人员指导下)。必要时遵医嘱予抗过敏药物等治疗。

3. 压力性损伤

(1)原因:压力性损伤是位于骨隆突处、医疗或其他器械下的皮肤和 / 或软组织的局部损伤,其病灶可能是完整的皮肤或开放性伤口。GCS 引起的压力性损伤多见于长期卧床、自主活动受限、身材消瘦、周围组织灌注不良等状态及穿着大腿型 GCS 的患者,也可由 GCS 的尺寸过小、压力过高引起。有学者研究表明,损伤通常是内部因素和外部因素共同作用的结果,具体影响因素还尚未明确。

(2)临床表现:GCS 引起的压力性损伤常发生在足跟及踝部骨隆突处,主要表现为受压处皮肤出现红、肿、热、痛、麻木,若压力未及时解除,常有水泡形成,严重时可形成溃疡、坏死。

(3)预防与护理:①为患者选择合适尺寸和压力等级的 GCS;②每日脱下 GCS 检查皮肤情况;③注意患者穿着期间有无下肢疼痛等不适主诉;④遵医嘱做好营养不良患者饮食指导和营养的供给;⑤出现压力性损伤,应及时脱去 GCS,如果患者实施机械预防措施弊大于利,可寻找其他替代治疗的方法,必要时损伤处予敷料保护,视损伤程度邀请伤口专科护士会诊。

(十)健康教育

1. 教育对象及方式 国外多篇证据总结指出,应对使用 GCS 的患者或家属(长期主要照顾者)进行相关知识的口头及书面教育,以确保规范使用。

2. 教育时机 在患者穿着前进行正确的指导,穿着期间进行有效的监督,出院前告知患者及家属(长期主要照顾者)进行必要的随访。

3. 教育内容 在患者出院前确保患者或家属(长期主要照顾者)已经掌握 GCS 所有宣教内容:①穿着的必要性及重要性;②使用需医生开具处方;③适应证和禁忌证;④正确穿脱方法;⑤穿着期间的皮肤护理方法;⑥并发症的观察与处理方法,若穿着期间出现不适情况(如肢体疼痛或肿胀加剧、呼吸急促、胸痛或背痛、咳嗽或咯血等),及时到医院就诊;⑦可以停止穿着的时间并记录时间;⑧清洗与保养方法。

四、梯度压力袜的使用流程(图 7-5)

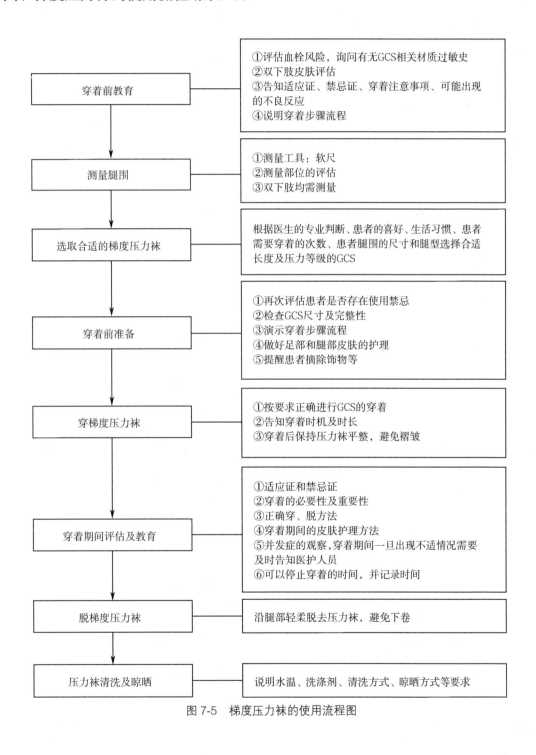

图 7-5　梯度压力袜的使用流程图

五、梯度压力袜的穿脱步骤，以压力Ⅱ级或Ⅱ级以上大腿型为例（图7-6）

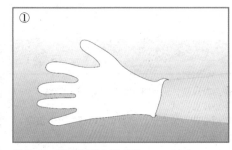

① 穿着 GCS 前可佩戴专用手套

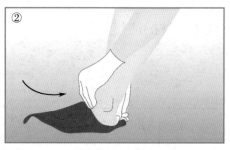

② 露趾型 GCS 可先将助穿袜套套于足部

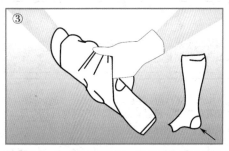

③ 将手伸进 GCS 里直到足跟，用拇指和示指捏住袜跟部中间，将 GCS 沿顶部往下拉，从里至外翻至袜跟部

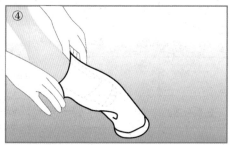

④ 双手沿 GCS 两侧轻柔地将 GCS 拉向足跟部，确保 GCS 对应足跟位置与足跟吻合

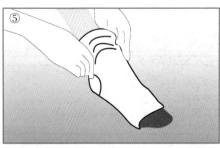

⑤ 握住 GCS，将 GCS 往回翻拉至腿部，直到袜子完全穿上

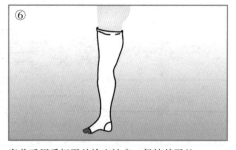

⑥ 穿着后用手抚平并检查袜身，保持其平整

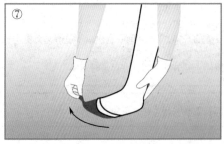

⑦ 穿好 GCS 后，应去除助穿袜套，收好备用

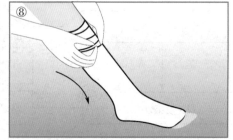

⑧ 若需要脱下 GCS，用拇指沿 GCS 内侧向外翻，自上而下顺腿轻柔脱下

图 7-6　梯度压力袜的穿脱步骤图

（李海燕）

第四节　空气波压力治疗仪作业标准

一、目的

1. 在肢体外部施加从远心端到近心端间歇性压力,促进静脉回流,可有效预防深静脉血栓形成,消除肢体水肿。

2. 在肢体外部施加从近心端到远心端间歇性压力,加强动脉灌注,改变肢体缺血缺氧状态,促进肢体功能恢复。

二、适应证和禁忌证

(一)适应证

空气波压力治疗仪适应证如下:①淋巴回流障碍性水肿;②截肢术后残端肿胀;③静脉淤血性溃疡;④复杂性区域性疼痛综合征(如神经反射性水肿,脑血管意外后偏瘫肢体水肿);⑤糖尿病引发的末梢神经炎;⑥妊娠水肿;⑦下肢静脉曲张、深静脉血栓形成的预防和辅助治疗。

(二)禁忌证

空气波压力治疗仪禁忌证如下:①肢体重度感染未得到有效控制;②深静脉血栓形成急性期;③大面积溃疡性皮疹;④出血倾向;⑤严重动脉硬化;⑥肺水肿;⑦心源性水肿;⑧心功能不全;⑨丹毒。

三、操作流程和步骤

(一)操作前评估

1. **身份识别**　备齐用物至患者床边,核查患者身份,解释操作流程并取得配合。

2. **病情评估**　评估患者神志、生命体征、心理状态、病情、年龄、治疗、配合程度。

3. **皮肤评估**　评估肢体皮肤情况,是否完整,有无破损、肿胀,有无禁忌证。

4. **设备评估**　评估空气波压力治疗仪是否完好无损,将充气管道接头与主机和套筒连接牢固,仔细检查套筒是否漏气。

(二)操作前准备

1. **护士职业素质准备**　护士衣帽整洁,佩戴口罩。

2. **环境**　清洁、安静、安全、温度光线适宜。

3. **用物完备** 治疗盘、卷尺、插线板、治疗巾、记录本、空气波压力治疗仪及型号适合的腿套(腿套式:根据肢体周径选择合适的型号,大腿长型需测量髌骨上缘 15cm 大腿周径;膝长型需测量髌骨下缘 10cm 小腿周径)。

(三)操作流程

1. 核对患者,做好人文关怀,拉床帘,保护患者隐私。

2. 协助患者更换清洁病员裤,取舒适、放松体位。

3. 将检查完好的空气波压力治疗仪固定牢固,连接电源。

4. 核对治疗部位,穿戴腿套,先对侧,后近侧。

5. 套筒式:肢体妥善放入套筒内,拉上拉链,固定好搭扣;腿套式:腿套固定于肢体上,松紧以伸进 2 个手指为准。

6. 连接腿套通气接头与抗栓泵。

7. 根据仪器型号及治疗要求选择工作模式、治疗时间、治疗压力,按开始键。

8. 手放在患者腿套上,感觉是否有充气。观察显示屏上数字显示是否与设置相符。

9. 治疗过程中,加强巡视,定时检查仪器运行是否正常,观察显示屏上数字显示是否与设置相符。询问患者肢体感觉,有无膨胀压迫感,如感觉压力过大或过小再次进行调节。如出现患肢肿胀、疼痛持续或逐渐加重,立即汇报医生,必要时暂停使用仪器,同时严密观察生命体征变化,做好急救护理。

10. 注意保暖,避免肢体受凉。

11. **停止使用**

(1)关机,拔下电源。

(2)撤腿套,观察肢体末梢循环情况及局部皮肤有无损伤。

(3)整理床单元,协助患者取舒适体位。

(4)终末处理:75% 乙醇擦拭机身、腿套,仪器放置固定地点备用。

(5)洗手,记录。

四、健康教育

1. 告知患者及家属不能随意自行调节仪器设定参数。

2. 气囊充气时,肢体可能会有压迫感,应告知患者勿紧张,如不能忍受及时告知医护人员。

3. 仪器使用期间,避免肢体大幅度运动。

4. 空气波压力治疗仪治疗一般每日 2 次,每次 30min,特殊情况遵照医嘱执行。

5. 劳逸结合,保持心情愉快。合并肢体水肿的患者进食低盐饮食。保护患肢,穿着宽松、棉质的衣裤,皮肤瘙痒时避免搔抓,防止皮肤破损形成溃疡。

五、空气波压力治疗仪作业流程(图 7-7)

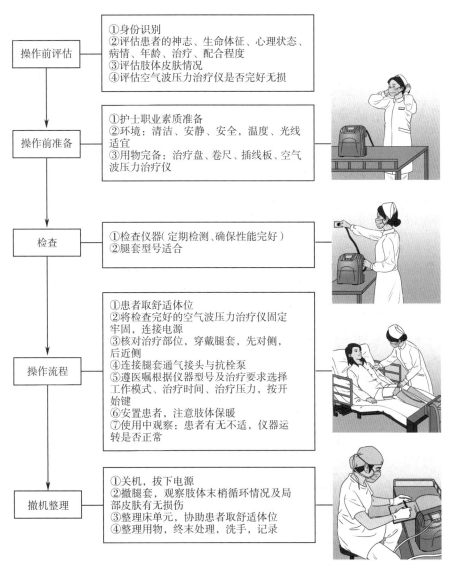

操作前评估	①身份识别 ②评估患者的神志、生命体征、心理状态、病情、年龄、治疗、配合程度 ③评估肢体皮肤情况 ④评估空气波压力治疗仪是否完好无损
操作前准备	①护士职业素质准备 ②环境：清洁、安静、安全，温度、光线适宜 ③用物完备：治疗盘、卷尺、插线板、空气波压力治疗仪
检查	①检查仪器(定期检测、确保性能完好) ②腿套型号适合
操作流程	①患者取舒适体位 ②将检查完好的空气波压力治疗仪固定牢固，连接电源 ③核对治疗部位，穿戴腿套，先对侧，后近侧 ④连接腿套通气接头与抗栓泵 ⑤遵医嘱根据仪器型号及治疗要求选择工作模式、治疗时间、治疗压力，按开始键 ⑥安置患者，注意肢体保暖 ⑦使用中观察：患者有无不适，仪器运转是否正常
撤机整理	①关机，拔下电源 ②撤腿套，观察肢体末梢循环情况及局部皮肤有无损伤 ③整理床单元，协助患者取舒适体位 ④整理用物，终末处理，洗手，记录

图 7-7 空气波压力治疗仪操作流程图

(林 丛 葛静萍)

第五节　经外周静脉置入中心静脉导管作业标准

经外周置入中心静脉导管

（一）定义

经外周静脉置入中心静脉导管（peripherally inserted central catheter，PICC），是指从上肢贵要静脉、肘正中静脉、头静脉、肱静脉、颈外静脉（新生儿还可通过下肢大隐静脉、头部颞静脉、耳后静脉等）穿刺置入，尖端位于上腔静脉或下腔静脉的导管。

（二）目的

建立安全有效的中长期静脉输液通路，避免外周静脉反复穿刺，以及药物对外周血管的刺激，有效保护外周静脉，减轻患者的疼痛，提高患者的生命质量。

（三）适应证

1. 需长期静脉输液而周围静脉塌陷、硬化、纤细、脆弱不宜穿刺的患者。

2. 需全胃肠外营养治疗的患者。

3. 需静脉输注刺激性较强的药物治疗的患者，如高浓度、渗透压或 pH 值差异较大的药物。

4. 需输注毒性药物治疗的患者。

5. 需反复静脉输入血制品或反复静脉采血。

（四）禁忌证

无绝对禁忌证。但患者有以下情况时，请慎重使用：

1. 肘部静脉条件差，无合适的穿刺血管。

2. 严重的出、凝血障碍。

3. 穿刺部位有感染、损伤。

4. 静脉置管途径有外伤史、血管外科手术史、放射治疗史、静脉血栓形成史。

5. 准备置管的静脉，其近心端有静脉损伤、栓塞，或有动静脉瘘的可能。

6. 接受乳腺癌根治术、心脏起搏器植入术及腋下淋巴结清扫术的患侧上肢。

7. 上腔静脉综合征。

8. 不合作或躁动。

9. 已知对导管材质过敏。

（五）PICC 置管步骤（血管超声导引下三向瓣膜式 PICC）

1. 核对置管医嘱，患者身份识别。

2. **操作前评估**

(1)评估患者全身情况:严格掌握适应证及禁忌证。评估患者年龄、病情、过敏史、治疗方案等。

(2)评估患者局部情况:穿刺部位有无破损、瘀斑、瘢痕、硬结、色素沉着、炎症、水肿、溃疡、感染等;置管途径有无外伤、手术、放射治疗史、静脉血栓形成史;血管情况。

(3)评估患者心理状态、配合程度、经济条件。

3. **置管前教育**　告知患者及家属 PICC 置管的目的、意义;取得患者及家属的知情同意并签字;置管过程中患者配合及注意事项宣教。

4. **置管前准备**

(1)护士职业素质准备:洗手、戴口罩、戴手术帽。

(2)患者:平卧位;注射部位清洁,符合操作要求。

(3)环境:清洁、安静、安全;温湿度、光线适宜;适合无菌操作。

(4)用物:治疗车、快速手消液、无菌手套、无菌生理盐水、20ml 注射器、1ml 注射器、2% 利多卡因 1 支、弹力绷带、0.5% 氯己定乙醇溶液、PICC 穿刺包、PICC 导管、B 超仪、一次性穿刺套件、利器盒。

5. **操作步骤**

(1)再次核对置管医嘱。

(2)选择合适的穿刺静脉:穿刺部位上方系止血带,评估静脉状况。首选贵要静脉,次选肱静脉、肘正中静脉和头静脉。

(3)选择穿刺点,测量置管长度:预穿刺侧手臂外展与身体成 45°~90°,测量自穿刺点至右胸锁关节,然后向下至第三肋间距离。

(4)测量臂围:预穿刺侧肘上 10cm 处测量臂围。

(5)打开一次性 PICC 置管包,戴无粉无菌手套,以穿刺点为中心,消毒皮肤(直径 ≥ 20cm),铺巾,建立最大化无菌屏障,脱手套。

(6)穿无菌衣,戴无粉无菌手套,建立无菌区。

(7)打开 PICC 套件,预冲导管及套件,安装无菌探头罩及导针架。

(8)助手扎止血带,超声下定位血管,穿刺、送导丝、撤针。

(9)局麻穿刺点扩皮,送插管鞘,拔出导丝及扩张器。

(10)送管:缓慢匀速推进导管,送入 10~15cm 时让患者头转向插管侧,下颚贴在肩上,送管至预定长度,禁止用暴力置入导管。必要时用超声检查颈内静脉及锁骨下静脉。

(11)核对插管长度,撤出导丝,修剪导管长度。

(12)安装连接器:将蝶形部分的导钩和减压套筒上的沟槽对齐,锁定两部分,牵拉试验确保连接器和导管锁定,连接输液接头。

(13)抽回血确保通畅,脉冲式冲管正压封管。

（14）固定导管。

6. 置管后护理 ①相关健康宣教；②协助患者拍片定位；③书写各项记录；④ PICC 导管维护（见 PICC 导管维护操作流程）。

（六）PICC 置管中的并发症及处理

1. 导管推进困难

（1）原因：①静脉解剖因素：血管的静脉瓣较多，血管痉挛，静脉屈曲，静脉分支、结构变异，血管管径过细等；②肿瘤压迫；③其他因素：穿刺鞘脱出静脉，患者体位不当等。

（2）预防：①置管前充分评估患者的静脉情况；②首选贵要静脉穿刺；③妥善固定穿刺鞘，避免脱出血管；④保持患者体位舒适、心情放松，适当使用局麻药物，必要时热敷穿刺侧肢体。

2. 导管异位

（1）原因：患者体位不当、血管变异、测量误差、送管过快等。

（2）预防：①体位配合：导管置入 10~15cm 时，嘱患者头转向置管侧，下颌贴肩膀；②准确测量并修剪导管长度，避免暴力送管；③应用腔内心电图定位技术。

（3）处理：导管置入过深时，在 X 线片上测量出导管过深长度，按无菌原则将导管拔出相应长度，体位手法复位，重新送管，复位失败者拔管。

3. 误穿动脉、损伤神经

（1）原因：穿刺过深，或在同一部位反复穿刺所致。

（2）预防：①避免穿刺过深或在同一部位反复穿刺；②误穿动脉时立即拔针，并局部压迫止血 10~15min，必要时加压包扎；③B 超引导下置管可避免损伤神经。

（3）处理：①置管过程中，患者出现肢体触电、麻木感，或感觉障碍患者突然肢体抽动等症状，应立即更换穿刺血管或穿刺部位；②神经损伤的患者，酌情给予神经营养药物或物理治疗。

4. 心律失常

（1）原因：导管置入过深，刺激心脏传导系统。

（2）预防与处理：①准确测量置管长度，避免置管过深；②应用腔内心电图定位技术。

（3）处理：导管置入过深所致的心律失常，根据 X 线显示结果可将导管拔出至所需长度。

（七）PICC 置管后的并发症及处理

1. 静脉炎

（1）原因：① PICC 导管刺激或损伤血管内膜所致，如导管过粗、材质过硬、送管速度过快；②肢体关节部位置管；③静脉输注化疗药等刺激性药物；④穿刺侧肢体过度活动等。

（2）预防：①严格遵守无菌技术操作原则和手卫生原则；②选择合适的导管及血管通路；③置管前生理盐水充分润滑导管；④送管动作轻柔，缓慢送管；⑤B 超引导下肘上置管，减轻血管损伤。

（3）处理：①局部热敷；②多磺酸黏多糖乳膏（喜辽妥）或如意金黄散外用；③患肢抬高并制动；④有脓性分泌物者，取分泌物进行细菌培养；⑤机械性静脉炎经处理 3d 症状未缓解,可考虑拔除导管。

2. 静脉血栓形成

(1)原因:①导管因素:血管内膜受损、导管固定不良、导管异位、导管末端位置不理想等;②患者因素:老年患者血细胞老化,变形能力差,聚集性强;肿瘤患者血液呈高凝状态等;③药物因素:化疗药物易引起血管壁硬化和血管内皮损伤。

(2)预防:①置管前充分评估患者,测量臂围;②尽可能选择较细的导管;③置管侧肢体避免长时间压迫;④选择合适的置管部位及血管,避免反复穿刺引起血管损伤;⑤导管头端位于理想位置:上腔静脉的下三分之一处或上腔静脉与右心房的交界处;⑥置管侧肢体功能锻炼。

(3)处理:①急性期患肢抬高20°~30°,并制动10~14d;②避免局部按摩、热敷;③病情观察:观察患肢周径、皮肤颜色、温度、感觉及动脉搏动情况,观察有无肺栓塞症状;④不常规拔除导管,无抗凝禁忌者保留导管,抗凝治疗;⑤有抗凝禁忌或在规范抗凝治疗下症状仍持续进展者,需拔管并抗凝治疗。

3. 导管堵塞

(1)原因:①导管维护不当:未正确冲、封管,采血后未及时维护;②输注特殊药物,如:乳剂、甘露醇、化疗药物、药物配伍禁忌引起沉淀阻塞导管;③输液速度过慢;④导管扭曲、打折;⑤血液呈高凝状态,纤维蛋白鞘形成。

(2)预防:①规范执行导管维护技术,治疗间歇期每周导管维护1次;②掌握药物的配伍禁忌,避免药物性阻塞;③输注化疗药、黏附性液体及血制品后,立即使用NS 20ml脉冲式冲管;④避免胸腔内压力增加的活动;⑤置管侧肢体避免受压、测血压、提重物。

(3)处理:①检查导管外露部分长度,确认导管位置是否正确;②检查导管外露部分有无打折、扭曲;③药物沉积引起的导管堵塞,根据药物的pH选择弱盐酸或碳酸氢钠冲洗导管;④血凝性导管阻塞,可使用尿激酶溶液反复抽吸冲管;⑤导管再通失败者,考虑拔管。

4. 液体渗出和外渗

(1)原因:①穿刺针过粗,置入导管过细;②反复穿刺致局部组织损伤或误伤淋巴管;③导管体内部分破损;④患者因素:凝血功能异常,对导管产生排斥反应。

(2)预防:①根据预穿刺血管情况,选择合适型号的穿刺针、导管;②穿刺后按压穿刺点2~3min;③采用纵切扩皮法,减少对淋巴管的损伤;④咳嗽、咳痰或如厕时,嘱患者按压穿刺部位,避免静脉内压过大致液体渗出;⑤凝血功能较差者,按压穿刺部位的时间应增至5~10min,置管侧肢体制动30min,且24h内避免过度活动。

(3)处理:①穿刺点无菌纱布覆盖,透明敷贴固定后指压5~10min;②局部冰袋或沙袋压迫;③导管体内部分破损者,酌情修复或拔除导管;④根据渗液情况,选择纱布敷料、纱布加透明敷料或藻酸盐敷料加透明敷料固定导管,酌情增加换药次数,保持局部清洁、干燥。

5. 导管相关性感染

(1)原因:①置管操作过程中医务人员无菌观念不严;②患者免疫功能低下;③导管内药

液残留或血栓形成;④输入液体污染;⑤置管期间导管维护不规范。

(2)预防:①置管操作过程中,严格执行无菌操作;②敷料宜无菌、透气、黏性好且不易致敏;③保持导管通畅,避免置管侧肢体受压;④定期规范维护导管;⑤严密观察穿刺点情况。

(3)处理:①穿刺点分泌物细菌培养,加强换药,必要时应用抗生素;②不明原因发热或冲管后患者出现烦躁、寒战等现象,可能为导管内感染,需留取管尖培养,并立即抽血培养,遵医嘱给予抗生素治疗;③导管相关性血流感染明确诊断,应拔除导管。

(八)健康教育

1. PICC 导管应由专业护士进行维护。

2. 置管期间密切观察穿刺部位有无渗血、渗液、红、肿、热、痛等异常情况,一旦出现立即复诊。

3. 保持穿刺局部清洁、干燥,不得擅自撕下透明敷料;透明敷料卷边、松动、敷料下有汗液,或对敷料过敏时请及时复诊维护。

4. 置管侧肢体避免负重、甩臂、撑床、拄拐杖、举哑铃等动作,禁止在置管侧肢体测血压。

5. 衣袖不可过紧,穿脱衣服避免牵拉导管;穿衣时先穿置管侧衣袖,脱衣时先脱置管侧衣袖。

6. 淋浴时避免穿刺部位潮湿,淋浴后立即检查贴膜内是否进水,若有水珠或雾气应及时复诊。严禁盆浴。

7. 治疗间歇期至少每 7d 导管维护 1 次。

8. 若导管不慎滑出或折断时,严禁将导管体外部分送入体内;无菌敷料将导管外露部位固定,防止导管继续滑出,并立即复诊。

(九)PICC 导管维护流程(图 7-8)

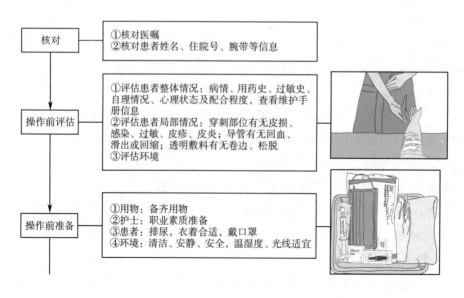

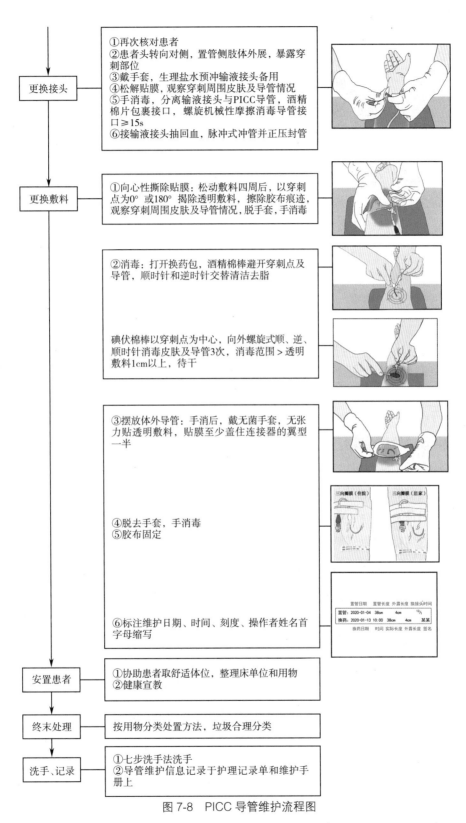

更换接头
①再次核对患者
②患者头转向对侧，置管侧肢体外展，暴露穿刺部位
③戴手套，生理盐水预冲输液接头备用
④松解贴膜，观察穿刺周围皮肤及导管情况
⑤手消毒，分离输液接头与PICC导管，酒精棉片包裹接口，螺旋机械性摩擦消毒导管接口≥15s
⑥接输液接头抽回血，脉冲式冲管并正压封管

更换敷料
①向心性撕除贴膜：松动敷料四周后，以穿刺点为0°或180°揭除透明敷料，擦除胶布痕迹，观察穿刺周围皮肤与导管情况，脱手套，手消毒

②消毒：打开换药包，酒精棉棒避开穿刺点及导管，顺时针和逆时针交替清洁去脂

碘伏棉棒以穿刺点为中心，向外螺旋式顺、逆、顺时针消毒皮肤及导管3次，消毒范围＞透明敷料1cm以上，待干

③摆放体外导管：手消后，戴无菌手套，无张力贴透明敷料，贴膜至少盖住连接器的翼型一半

④脱去手套，手消毒
⑤胶布固定

⑥标注维护日期、时间、刻度、操作者姓名首字母缩写

安置患者
①协助患者取舒适体位，整理床单位和用物
②健康宣教

终末处理
按用物分类处置方法，垃圾合理分类

洗手、记录
①七步洗手法洗手
②导管维护信息记录于护理记录单和维护手册上

图7-8 PICC导管维护流程图

（李正静　薛幼华　李小娟）

第六节　植入性静脉输液港作业标准

（一）定义

完全植入式静脉给药装置（totally implantable venous access devices，TIVAD），也称作完全植入式静脉输液港（totally implantable venous access ports，TIVAP），简称输液港，是一种完全植入体内的闭合静脉输液系统，可长期留置，由埋植于皮下的注射座和静脉导管系统组成。

（二）目的

建立安全、有效的长期静脉输液通路，用于静脉输液、营养支持治疗、输血和血标本采集等治疗操作，减轻患者反复血管穿刺带来的痛苦。

（三）适应证

1. 肿瘤患者需要输注刺激性、细胞毒性药物，如化疗药物、靶向药物等。

2. 需长期静脉输注肠外营养等高渗性药物，如短肠综合征等。

3. 需长期或间断静脉输液治疗者。

4. 需反复静脉输入血制品或反复静脉采血。

（四）禁忌证

1. 拟置港部位局部感染未控制或合并急性感染而未能有效控制者。

2. 已知对 TIVAD 材料过敏，如硅胶、聚氨酯或钛过敏。

3. 静脉回流障碍，如上腔静脉综合征或穿刺路径有血栓形成。

4. 严重的凝血功能障碍。

（五）TIVAP 置港步骤

1. 核对置港医嘱，患者身份识别。

2. **操作前评估**

（1）评估患者全身情况：严格掌握适应证及禁忌证。评估患者年龄、病情、导管材质过敏史、治疗方案等；评估既往有无中心静脉插管、血栓形成病史；近期是否服用过抗血小板药和抗凝药、抗血管生成靶向药，有无出血倾向。

（2）评估患者局部情况：拟置港部位皮下脂肪的厚度，及有无破损、瘀斑、瘢痕、硬结、色素沉着、炎症、水肿、溃疡、感染等；输液港导管途径有无外伤、手术、放射治疗史、静脉血栓形成史；血管情况。

(3)评估患者心理状态、配合程度、经济条件。

3. **置港前教育** 告知患者及家属置港的目的、意义;取得患者及家属的知情同意并签字;置港过程中患者配合及注意事项宣教。

4. **置港前准备**

(1)护士职业素质准备:洗手、戴口罩、戴手术帽。

(2)患者:平卧位;注射部位清洁,符合操作要求。

(3)环境:清洁、安静、安全;温湿度、光线适宜。

(4)用物:治疗车、介入手术敷料包、静脉切开包、输液港套件、无菌手套、无菌生理盐水、肝素稀释液(100U/ml)、5ml 注射器、20ml 注射器、2% 利多卡因 1 支、消毒物品、碘佛醇造影剂、无损伤蝶翼针、透明贴膜、纱布、输液接头、利器盒。必要时携 B 超机。

5. **TIVAP 植入术中配合**(表 7-11)

表 7-11　TIVAP 植入术中配合表

手术步骤	护理配合
①手术安全核查:核对患者信息、手术部位及名称	核对患者;做好心理护理及体位护理;头转向穿刺点对侧,拟穿刺侧肩胛下适当垫高
②手术入路区域皮肤消毒、铺治疗巾、局部麻醉	准备用物,严格执行无菌操作,配合医生消毒、铺巾
③生理盐水预冲导管与注射座,穿刺静脉,置入导管	检查包内物品性能,配合医生置管,观察导管有无打折、弯曲
④制作囊袋,牢固连接导管和注射座	配合医生确定导管在位、通畅,及修剪多余的导管
⑤将港体放置于皮囊内,妥善固定	配合医生植入港体,避免导管成角,协助缝合皮肤
⑥无损伤针试穿港体,回抽血液确认通路通畅,正压脉冲式封管	配合医生试注等渗盐水与对比剂,再次确认管路通畅和无渗漏,病情观察、护理记录、健康宣教

（六）TIVAP 置港中的并发症及处理

术中误伤致气胸、血胸、心律失常、空气栓塞、动脉损伤、神经损伤

(1)原因:①盲穿操作;②不熟悉局部解剖;③在操作过程中,动作粗鲁暴力。

(2)预防:①熟练掌握局部解剖结构;②影像导向下操作,动作轻柔。

(3)处理:①气胸:少量气胸,临床观察,吸氧等对症治疗;大量气胸或者少量气胸观察后进展,行胸腔闭式引流;②血胸:出血量大或活动性出血者,配合医生急诊外科手术或介入治疗;③心律失常:多数为良性、短暂性的心律失常,及时撤离心脏内导丝、导管,症状可缓解;④空气栓塞:心肺支持、高流量吸氧,患者予以头低足高且左侧卧位;⑤动脉损伤:快速识别误穿动脉,撤针,穿刺部位局部压迫止血。

（七）TIVAP 置港后的并发症及处理

1. **导管堵塞**

(1)原因:①导管末端位置不正确或导管末端贴于血管壁;②导管相关性血栓形成;③纤

维蛋白鞘形成；④穿刺针位置不正确。

(2)预防：①严格遵守无菌技术操作原则和手卫生原则；②避免肢体过度活动；③规范TIVAP维护。

(3)处理：①导管末端贴于血管壁：让患者活动上肢或更换体位；②导管相关性血栓形成：导管仍有功能且需要置管者不推荐拔管，预防性抗凝治疗；③导管头端开口处纤维蛋白鞘形成，可用尿激酶或组织型纤溶酶原激活剂反复抽吸冲管；④穿刺针位置不正确：调整穿刺针位置，确保针头进入注射座；⑤上述方法无效，考虑拔管。

2. TIVAP 相关感染

(1)原因：①置管操作过程中医务人员无菌观念不严；②患者免疫功能低下；③导管内药液残留或血栓形成；④输入液体污染；⑤TIVAP 维护不规范。

(2)预防：①置管操作过程中，严格执行无菌操作；②定期规范 TIVAP 维护。

(3)处理：①容纳港体的囊袋、导管走行皮下隧道以及穿刺点等处皮肤、皮下软组织感染处理：换药，局部有积液、积脓者予以引流、口服或静脉抗生素治疗；②导管相关性感染：抗生素使用有两种方式，即全身系统性应用抗生素和港装置局部抗生素"封闭"治疗；细菌培养，在病原菌培养出来前行经验性抗感染治疗；全身系统性抗生素治疗建议从外周静脉输注；③拔港指征：感染性休克、化脓性静脉炎、外周或肺脓肿、感染性心内膜炎、顽固性菌血症、局部感染处理无效，保港失败。

3. Pinch—off 综合征（导管夹闭综合征）

(1)原因：导管在进入锁骨下静脉前，于第一肋骨与锁骨交叉处被卡压，导致导管间断性或持久性阻塞，进一步可出现导管壁破裂直至完全断裂。

(2)预防：选用腋静脉或者颈内静脉穿刺；锁骨下穿刺时穿刺点尽量靠外，避开第一肋骨与锁骨夹角。

(3)处理：①确定导管完整、通畅时方可用药；②根据导管夹闭的严重程度，酌情决定保留导管或拔除导管。

4. 液体渗出和外渗

(1)原因：①未能严格按照要求应用配套无损伤穿刺针；②蝶翼针松动、导管锁脱落、接口断开、导管移位等。

(2)预防：①使用配套无损伤针穿刺针；②无损伤针穿刺针垂直刺入，避免针尖刺入输液港侧壁；③妥善固定穿刺针，防止穿刺针从穿刺隔中脱出。

(3)处理：①立即暂停输液；②注射器抽出输液港局部外渗的液体，必要时局部封闭治疗，酌情换药；③密切观察局部肿胀及皮肤情况；④查找原因，接口松脱、蝶翼针松动者，妥善固定输液装置或更换蝶翼针重新穿刺。

5. 导管脱落、破裂、断裂

(1)原因：①Pinch—off 综合征；②手术过程中导管损伤；③外力压迫牵拉；④<10ml 注

射器冲管;⑤导管锁连接不紧密,接口断开;⑥其他:输注药物对导管的损害、导管老化及不能确定的因素等。

(2)预防:①规范 TIVAP 维护,使用 10ml 及以上注射器;②首选穿刺植入部位为颈内静脉,避免导管锐角走行;③术中避免操作动作粗暴;④导管连接到凹槽点,不能越过凹槽的部位直接连接到港座底端;⑤减少或避免颈肩部不当活动。

(3)处理:①立刻通知医生,并安抚患者;②根据患者的具体情况,酌情配合医生修复或将导管拔除。

(八) 健康教育

1. TIVAP 维护应由具有资质的医务人员进行,每 4 周维护一次。

2. 部分患者术后伴有置港部位酸痛感,1~3d 后可自行缓解。

3. 置港部位伤口敷料保持清洁、干燥,术后 7~10d 拆线,伤口愈合后,可洗澡。

4. 置港部位保持皮肤洁净,避免重击。

5. 可从事一般性日常工作、家务劳动,避免术侧手臂做引体向上、托举哑铃、打球等活动度较大的体育锻炼。

6. 下列情况需及时就诊:置港部位皮肤如有红肿、灼热感、疼痛等炎性反应;肩颈部疼痛或术侧上肢肿胀、疼痛等。

7. 妥善保管维护记录手册。

(九) TIVAP 维护流程(图 7-9)

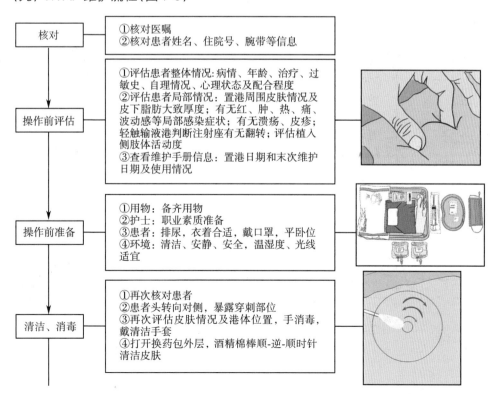

⑤碘伏棉棒以注射座为中心，由内往外螺旋式顺-逆-顺时针消毒局部皮肤三次，直径大于贴膜1cm；如为更换敷料，需同时消毒无损伤针翼及延长管；待干

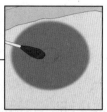

⑥脱手套，手消毒，打开换药包内层，投递无菌物品（注射器、正压接头、蝶翼针）
⑦戴无菌手套，连接无损伤针和输液接头并预冲洗，铺洞巾

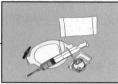

插针

①触诊定位，左手找到注射座位置，确认注射座边缘
②拇指与示指、中指呈三角形固定注射座，将注射座拱起
③右手持无损伤针，自三指中心处垂直刺入，经皮肤和硅胶隔膜，直达储液槽基座底部

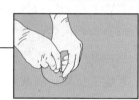

④抽回血，冲管、夹管（门诊维护：不接接头，冲管-封管-夹管-拔针），取下注射器
⑤保留针头时，无损伤针蝶翼下垫纱布确保针头平稳
⑥无张力贴透明敷料，撤洞巾
⑦妥善固定延长管

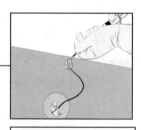

⑧脱手套，手消毒，管道标识上注明PORT、置入日期、置入长度，贴膜上注明维护日期、时间、操作者姓名缩写
⑨需静脉用药：蝶翼针连接正压接头，酒精棉片包裹正压接头机械摩擦消毒15s，接输液器，调节输液速度；无需输液：封管

⑩脱手套，安置患者，洗手，记录

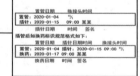

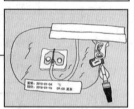

拔针

①协助患者取合适体位，暴露输液港插针部位
②移去输液管道，消毒输液接头
③接20ml含有生理盐水的注射器脉冲式冲管，100U/ml肝素液5~10ml封管、夹管

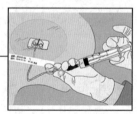

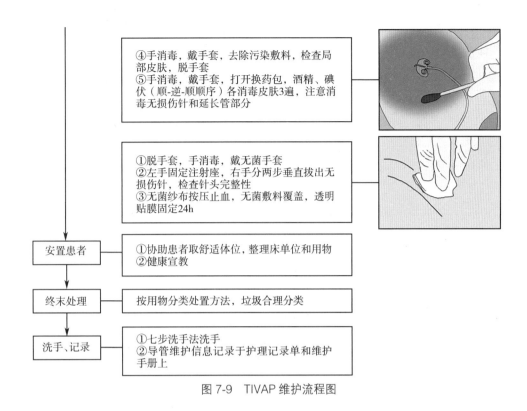

④手消毒，戴手套，去除污染敷料，检查局部皮肤，脱手套
⑤手消毒，戴手套，打开换药包，酒精、碘伏（顺-逆-顺顺序）各消毒皮肤3遍，注意消毒无损伤针和延长管部分

①脱手套，手消毒，戴无菌手套
②左手固定注射座，右手分两步垂直拔出无损伤针，检查针头完整性
③无菌纱布按压止血，无菌敷料覆盖，透明贴膜固定24h

安置患者 —— ①协助患者取舒适体位，整理床单位和用物
②健康宣教

终末处理 —— 按用物分类处置方法，垃圾合理分类

洗手、记录 —— ①七步洗手法洗手
②导管维护信息记录于护理记录单和维护手册上

图 7-9 TIVAP 维护流程图

（李正静　薛幼华　李小娟）

下 篇

各 论

第八章

头颈部静脉疾病护理常规

第一节 颅内静脉和静脉窦血栓形成

一、疾病概述

（一）定义

颅内静脉窦血栓形成（cerebral venous sinus thrombosis，CVST）是血栓引起窦腔狭窄、闭塞，脑静脉血液回流和脑脊液吸收障碍，继而引起脑水肿、颅内压增高等一系列病理生理改变以及相应局灶症状的一组疾病。该病是一种较少见的脑血管疾病，发病率约占所有卒中的 0.5%~1%，常累及婴幼儿及青壮年人群，多见于孕妇、服用口服避孕药的女性，男女患病比例约为 1:3。

（二）临床表现

临床表现多样，与血栓形成部位、性质、范围和脑组织损害程度有关。头痛是最常见的症状，约占 80%。其他常见症状体征包括：眼底视神经乳头水肿、局灶神经体征、癫痫及意识障碍等。不同部位 CVST 临床表现有不同特点，现分述如下：

1. **海绵窦血栓形成** 多由眶周、鼻部及面部的化脓性感染或全身性感染所致，可有面部"危险三角"部位疖肿的挤压史。常急性起病，出现发热、头痛、恶心、呕吐、意识障碍等感染中毒症状。眼眶静脉回流障碍可致眶周、眼睑、结膜水肿和眼球突出，并日益加重，可出现患侧瞳孔散大、对光反射消失、眼睑下垂、复视、眼球各方运动受限或固定、三叉神经第 1 支和第 2 支分布区痛觉减退、视乳头水肿、视力障碍等。

2. **上矢状窦血栓形成** 起病缓慢，呈亚急性，常见于产后 1~3 周的产妇。在妊娠、口服避孕药、婴幼儿或老年人严重脱水、感染或恶病质等情况下也可发生，多为非感染性血栓。

主要的临床表现为颅内压增高症状，如头痛、恶心、呕吐、视乳头水肿等。在婴幼儿中则表现为反复喷射性呕吐、颅缝分离、囟门张力高并扩大，额面和枕部等处静脉怒张。视乳头水肿可以是唯一的体征，也可出现癫痫发作或痴呆、反应迟钝或精神障碍。血栓延伸到皮质特别是运动区和顶叶的静脉时，出现急性或进行性局灶性运动或感觉障碍，并伴局灶或全面的癫痫发作；旁中央小叶受累可引起小便失禁及双下肢瘫痪；影响枕叶区，出现黑矇。

3. **侧窦血栓形成** 侧窦包括横窦和乙状窦，化脓性乳突炎或中耳炎常引起乙状窦血栓形成。

侧窦血栓形成的临床表现主要有：头痛、呕吐、视神经乳头水肿。血栓扩展至岩上窦及岩下窦，可出现患侧展神经麻痹和同侧三叉神经障碍（面部疼痛等），即造成 Gradenigo 综合征；血栓延伸至颈静脉，可出现吞咽困难、饮水呛咳、声音嘶哑、心动过缓、发音不清等。

乙状窦血栓形成可表现为中耳炎症状，如发热、寒战、周围血白细胞增高，患侧耳后乳突部红肿、压痛、静脉怒张等。

4. **大脑大静脉（Galen 静脉）血栓形成**　起病突然，为非感染性静脉血栓，主要累及间脑、基底节、内囊等深部结构。多表现为颅内高压症状，可出现嗜睡、精神症状、反应迟钝、记忆力、计算力及定向力减退、手足徐动或舞蹈样动作等锥体外系表现。病情危重，严重时出现昏迷、高热、癫痫发作、去脑强直甚至死亡。

二、专科护理评估

1. **病因及危险因素**　评估患者有无面部"危险三角"部位疖肿的挤压史及血栓形成的高危因素，如产褥期、妊娠期、口服避孕药、肿瘤、白塞病等。

2. **发病情况和临床表现**　评估患者的发病时间、起病缓急、发病时所处状态及伴随症状。

3. **神经系统症状和体征**　评估患者的神志、意识障碍及程度、语言表达、神经系统反射、颜面部/肢体感觉及运动情况等。

4. **护理评分**　跌倒坠床评分、Braden 评分、Caprini 风险评估、Barthel 评分、身体约束评分（带管患者）、导管滑脱评分（带管患者）等，根据评分结果采取相应的预防措施。

三、护理诊断／问题

1. **头痛**　与颅内压增高有关。

2. **有窒息的危险**　与呕吐有关。

3. **有水电解质紊乱的危险**　与呕吐有关。

4. **意识障碍**　与颅内压增高有关。

5. **有出血的危险**　与颅内压增高、抗凝治疗有关。

6. **潜在并发症**　术后穿刺部位血肿、假性动脉瘤或动静脉瘘形成。

四、介入治疗方法／术中配合

（一）介入治疗

介入治疗包括抗感染治疗、抗凝治疗、溶栓治疗、血管腔内治疗、其他治疗。其中，抗凝治疗是首选；溶栓治疗方法有动脉途径溶栓治疗、静脉窦内置管溶栓治疗；血管腔内治疗方法有球囊扩张、支架置入、静脉窦取栓治疗等；其他治疗包括抗癫痫、控制颅内高压治疗。

（二）术中配合

以经静脉途径 Solitarie 支架取栓联合球囊扩张成形术为例,主要手术步骤及护理配合要点如下(表8-1):

表8-1　CVST 手术步骤及护理配合

手术步骤	护理配合
①手术安全核查:核对患者信息、手术部位及名称	核对患者,心理护理,安置体位;建立静脉通路;心电监护;用物及急救仪器准备
②手术入路区域消毒、铺单	严格执行无菌操作,配合医生穿手术衣、消毒、铺巾;配制对比剂;连接加压输注装置,排气
③局麻下穿刺股动脉,行全脑血管造影:观察颅内静脉窦显影状况、脑循环时间	递送鞘管、导管、导丝,必要时协助导管塑型
④局麻下穿刺对侧股静脉,经颈内静脉将导管送至患侧乙状窦远端,微导管送入上矢状窦内行静脉窦内造影;交换微导丝,后沿微导丝送入扩张球囊至上矢状窦中前1/3处,分段扩张静脉窦狭窄段后撤除	递送导引导管、微导管、微导丝、球囊;密切观察生命体征变化;嘱其不得随意移动身体,尤其是头部;护理记录
⑤撤微导丝,送入支架并释放回拉取栓;重复 2~4 次,至血栓被充分取出	递送微导丝、支架;密切观察生命体征变化;护理记录
⑥全脑血管造影复查,观察静脉窦再通情况	根据末次肝素化时间计算体内肝素量,必要时遵医嘱使用鱼精蛋白中和
⑦穿刺处加压包扎:术后即刻拔除鞘管:缝合器缝合,压迫穿刺点 5~10min,无出血后加压包扎;暂不拔除鞘管:妥善固定鞘管,加压包扎	递送器械;协助医生加压包扎;术后宣教;护送患者回病房,与病房护士交接;护理记录

五、护理措施

（一）术前护理

1. **病情观察**

(1)头痛:观察头痛的性质、部位、程度,给予对症治疗与护理,并及时记录。

(2)意识状态:观察有无意识障碍,意识障碍程度、时间长短及演变过程是病情观察的重要指标。

(3)生命体征监测:感染性 CVST 可伴有体温升高;严重颅内压增高并发脑疝,早期脉搏缓慢而洪大,呼吸深而慢,血压升高。

(4)肢体活动及癫痫发作情况:有利于判断 CVST 病变部位。

2. **预防颅内压增高**　协助患者取头高脚低位,遵医嘱应用甘露醇、呋塞米等药物降低颅内压,并注意维持水电解质平衡,避免血液浓缩加重病情。

3. **用药观察**

(1)抗凝治疗是 CVST 的首选治疗方法,急性期治疗选择肝素、低分子肝素,后期选用口服抗凝剂。抗凝治疗期间,监测有无出血倾向,并做好健康宣教。

(2)感染性血栓应及早、足量、长程使用敏感抗生素治疗,在未查明致病菌前宜多种抗生素联合或使用广谱抗生素治疗。

(3)抗癫痫治疗常用药物包括丙戊酸钠、卡马西平等,治疗期间定期检查血常规、肝肾功能情况,注意有无胃肠道反应、精神症状等。

4. **饮食护理** 宜进食低脂肪、低糖、高蛋白质饮食,应富含均衡维生素及微量元素。鼓励患者多饮水,降低血液黏度;保持大便通畅,防止便秘,以免用力排便增加腹压,使颅内压升高;不能进食的患者,鼻饲流质保证营养和热量的供给。

5. **心理护理** 妊娠或产褥期女性患者,尤其需要关注心理状态,及时给予疾病相关知识宣教及心理疏导。

(二)术后护理

1. **体位** 全麻未清醒患者,取去枕平卧位,头偏向一侧,保持呼吸道的畅通;术后6h意识清醒血压平稳者取平卧位,抬高头部20°~30°,有利于静脉回流,减轻脑水肿。

2. **饮食护理** 全麻术后6h,评估患者的吞咽功能,吞咽功能正常可以流质饮食,并逐步过渡到术前饮食。

3. **病情观察**

(1)一般病情观察:观察意识、瞳孔、生命体征、肢体活动与感知情况。

(2)穿刺点的观察与护理:术后术侧肢体制动6h,卧床休息24h;穿刺点可给予沙袋压迫6h,注意翻身时避免沙袋移位。指导患者避免剧烈咳嗽、打喷嚏和用力排大便,以免腹压骤增而导致穿刺点出血。观察绷带松紧是否适宜,穿刺点有无出血、渗血、血肿形成及红、肿、热、痛等症状;注意用手触摸局部有无肿胀,尤其大腿根部内侧,如局部有瘀斑,用油性笔标记范围,密切观察并做好交接班。

(3)术侧肢体的观察:密切观察术侧肢体末梢循环及动脉搏动情况,做好记录,并予以相关健康宣教。

4. **经导管抗凝/溶栓的护理**

(1)一般护理:置管侧肢体需伸直、制动;指导患者床上翻身、踝泵运动。

(2)导管护理:告知患者留置导管的意义;妥善固定导管,规范标识,避免导管滑出或移位;观察三通开关或肝素帽连接处是否连接紧密,导管有无受压、扭曲、折断;穿刺处敷料保持清洁干燥,如有渗血渗液及时更换,防止局部感染。

(3)抗凝、溶栓中护理:药物现用现配,操作时动作轻柔,避免过度牵拉导管;更换药液时需先关闭三通开关,防止血液倒流,造成患者紧张和增加感染机会;溶栓治疗期间每日监测凝血功能,合理调整药物用量;注意观察患者有无出血征象:穿刺点敷料有无渗血,牙龈、鼻腔、眼底有无异常出血,有无血尿及黑便,女性患者的月经量是否过多,全身皮肤有无瘀点或瘀斑等,发现异常及时通知医生处理。

（4）拔管：拔管前停用抗凝及溶栓药物，监测凝血功能；拔管后穿刺点局部压迫止血，消毒并覆盖无菌敷料后加压包扎 48h，术侧肢体伸直、制动 6h，卧床休息 24h。

（5）护理记录：详细记录置管部位、导管尖端位置、穿刺点周围皮肤情况、肢体活动和患者的不适主诉。发现异常及时报告医生处理。

（6）术后宣教：包括穿刺点的观察、肢体的活动及限制、变换体位时注意保护管道等。出现敷料潮湿、松脱或皮肤、导管方面的异常情况，及时报告医护人员。

（7）对于烦躁、不合作的患者，需要加强巡视，必要时予以保护性约束。

5. **心理护理** 了解患者对疾病的认知度，尤其是患者对疾病愈后的判断及期望值，同时注意了解患者有无抑郁和焦虑心理，发现问题后要耐心做好患者的心理疏导工作，使患者增强战胜疾病的信心。

六、出院指导

CVST 患者治愈后需要终生复查。遵医嘱严格按时、按量服药；定期复查凝血功能，密切观察有无出血倾向，如牙龈、皮肤黏膜、鼻出血以及有无血尿、便血等。指导患者用软毛牙刷刷牙，勿挖鼻。进食清淡、易消化饮食，多食新鲜蔬菜水果，保持大便通畅。加强营养，增强体质，避免感染。后遗症患者，如偏瘫、意识障碍、吞咽障碍等，指导患者及家属功能训练，注意劳逸结合，促进功能康复。

七、相关知识链接

（一）病因与发病机制

1. **病因** CVST 的病因多达 100 余种，但仍有 20% 以上的病因不明。分类方法也较多，可发生于脑静脉系统的任何部位，如静脉窦、皮层静脉和深静脉，主要致病危险因素有：

（1）高凝状态：约占 70%，各种因素造成凝血功能、纤溶系统及血小板功能的异常，使血液处于血栓前状态。常见于产褥期、妊娠期、口服避孕药、血液病、白塞病、系统性红斑狼疮、肾病综合征、肿瘤等。

（2）炎性或感染性疾病：约占 12%，包括各种引起硬脑膜、静脉或静脉窦壁感染的疾病，如鼻窦炎、乳突炎、急慢性脑膜炎等。

（3）血流动力学改变：约占 5%，见于严重脱水造成的血流缓慢和血浆渗透压增加、心力衰竭、硬脑膜窦梗阻等。

（4）其他：高半胱氨酸血症、抗凝血酶缺乏、补体蛋白 C 和 S 缺乏、激活蛋白 V 抵抗、V 因子突变、凝血酶原突变；头部和颈静脉的直接外伤、腰椎穿刺；脱水（尤其儿童）、动静脉畸形、硬脑膜动静脉瘘、先天性心脏病、放射治疗后等。

2. **发病机制** 对于局限性 CVST，通过静脉扩张及侧支循环代偿可无血液循环障碍造成的临床体征，或仅有颅内压增高。静脉窦完全阻塞并累及大量侧支静脉或血栓扩展到脑皮质静脉时,颅内压明显增高,脑静脉、脑脊液循环障碍,可致脑水肿、出血、坏死。晚期严重的静脉血流瘀滞和颅内高压将继发动脉血流减慢,造成脑组织缺血、缺氧甚至坏死,出现静脉性脑出血及蛛网膜下腔出血等。

(二)解剖与病理生理

1. **解剖** 颅内静脉系统由静脉窦和脑静脉组成,静脉窦又称为硬脑膜静脉窦;脑静脉分大脑浅静脉和大脑深静脉,两者之间是相通的。

(1)静脉窦

1)上矢状窦:位于矢状沟内大脑镰的上缘,前方起自盲孔,向后流入枕内隆凸附近的窦汇。上矢状窦主要接受大脑背外侧面和内侧面上部的血液,与大脑浅、深静脉以及横窦相通。

2)下矢状窦:位于大脑镰下缘,与大脑大静脉汇合开口于直窦。下矢状窦主要接受大脑内侧面、大脑镰及胼胝体的部分静脉血。

3)直窦:位于大脑镰与小脑幕相接处,由大脑大静脉与下矢状窦汇合而成,向后通窦汇。

4)横窦:为颅内最大成对的静脉窦,位于小脑幕后外侧缘附着处的枕骨横沟内,连于窦汇与乙状窦之间,正常人可有一侧横窦缺如。

5)乙状窦:成对,位于乙状沟内,为两侧横窦的延续。向前内于颈静脉孔处延续为颈内静脉。

6)海绵窦:位于颅中窝、蝶鞍两侧,为硬脑膜两层间不规则腔隙,形似海绵。接受眼静脉的血液,其后部通过岩上窦与横窦交通,经岩下窦与乙状窦或颈内静脉交通。海绵窦内有动眼神经、滑车神经、三叉神经和颈内动脉通过。两侧海绵窦绕垂体沟形成环,称为环窦。

7)岩上窦、岩下窦:分别位于颞骨岩部的上缘和后缘,将海绵窦的血引向横窦和颈内静脉。

(2)大脑浅静脉:包括大脑上静脉、大脑中静脉及大脑下静脉,收集大脑皮质及皮质下髓质的静脉血。大脑上静脉流入上矢状窦,大脑中静脉流入上矢状窦及海绵窦,大脑下静脉流入横窦及海绵窦。

(3)大脑深静脉:收集大脑深部的髓质、基底核、间脑、脑室脉络丛等处的静脉血,最后汇合成大脑大静脉(又称 Galen 静脉),引流血液进入直窦。

2. **病理生理** 首先,脑静脉闭塞引起静脉性梗死及局部脑水肿,病理学可见增粗的静脉,局部水肿、缺血性神经元损伤和瘀点状出血,后者可形成颅内出血;其次,静脉窦闭塞引起静脉引流障碍,导致静脉高压,一方面造成血-脑屏障破坏、有效循环血量减低以及能量依赖性细胞膜泵功能障碍出现脑水肿;另一方面影响脑脊液吸收,造成颅内压增高。

(三)疾病分型

按照发病原因分为炎症性和非炎症性,炎症性静脉窦血栓以海绵窦、乙状窦最常见,非炎症性静脉窦血栓以上矢状窦常见。

1. **炎症性颅内静脉窦血栓** 炎症性颅内静脉窦血栓的形成均继发于感染性病变,其中海绵窦和乙状窦是炎症性静脉窦血栓最常见的部位。

(1)海绵窦炎症性静脉窦血栓:常由面部危险三角化脓性病变、中耳炎、乳突炎或全身性感染引起,累及一侧或两侧海绵窦。常起病急骤,伴高热、眼部疼痛及眶部压痛,炎症波及颈内动脉海绵窦段可出现颈动脉触痛,可并发脑膜炎或脑脓肿,垂体受累发生脓肿和坏死,引起水盐代谢紊乱。如病情进展快、脑深静脉或小脑静脉受累、出现昏迷等,提示预后不良。

(2)乙状窦炎症性静脉窦血栓:常由化脓性乳突炎或中耳炎引起,婴幼儿常见。约50%为溶血性链球菌性败血症,可见皮肤、黏膜瘀点或瘀斑,发热、寒战及外周血白细胞增高。

(3)直窦血栓:少见,但因颅内压急骤增高、昏迷、抽搐和去脑强直发作,可很快死亡。

2. 非炎症性颅内静脉窦血栓 上矢状窦血栓形成多为非感染性,急性或亚急性起病,见于产后1~3周或妊娠期女性、婴幼儿或老年人严重脱水及恶病质等;由于流入该窦的大脑上静脉回流受阻,导致脑皮质严重水肿、出血和软化灶;颅内压增高为首发症状,可见前额水肿。

(刘雪莲　冯英璞　杨　春)

第二节　颈内静脉狭窄/血栓形成

一、疾病概述

(一)定义

颈内静脉狭窄(internal jugular vein stenosis,IJVS)是以头颈部症状、眼部症状、耳部症状及睡眠障碍等一系列临床表现为特征的疾病。

颈内静脉血栓形成(internal jugular vein thrombosis,IJVT)是指颈内静脉管腔内由于各种原因形成血凝块,是一种临床上比较少见的血管外科/神经外科疾病,具有潜在致命性肺栓塞、败血症等并发症的风险。

(二)临床表现

1. IJVS 临床表现分为2种,一种为狭窄继发脑静脉回流障碍、椎管内静脉高压所致的慢性症状,较为多见,表现为慢性头痛、头晕、视力模糊、耳鸣、听力下降、颈项酸疼等;另一种为颈内静脉狭窄的基础上,继发颅内静脉窦血栓形成、颅内或椎管内静脉破裂出血引起的急性症状,比较少见,表现为剧烈头痛、喷射性呕吐、意识障碍、烦躁不安等颅内压增高的表现。

(1)头部症状：头痛、头部噪音、眩晕、记忆力下降和意识障碍。

(2)眼部症状：眼球肿胀、复视、视力模糊和视野缺损。

(3)耳部症状：耳鸣、高频听力下降、听力障碍。

(4)颈部症状：颈项酸痛。

(5)其他症状：恶心、呕吐、意识障碍、睡眠障碍、焦虑或抑郁、脊髓功能障碍等。

2. IJVT

(1)颈部包块：是本病最常见而最具有特征性的临床表现，其特点是：包块质地稍硬，表面不规则，可有触痛，大多位于锁骨上窝的前方，上界清楚常达到喉结水平而下界不清。此外，由于静脉回流受阻，还可能造成皮肤颜色改变、浅静脉扩张、颈部有压迫感、颈部活动受限、颜面部水肿等表现。

(2)Lemierre综合征、卵巢过度刺激综合征和Trousseau综合征：感染诱发的IJVT常表现为Lemierre综合征，以颈内静脉血栓性静脉炎为特征，通常有上呼吸道感染史，以咽痛、发热为前驱症状，1周内出现发热和寒战；细菌性血栓性静脉炎菌栓首先进入肺循环，形成肺部肺脓肿、胸腔积液、脓胸，患者常有咳嗽、咯血、胸痛、呼吸困难等表现；如菌栓进入体循环，可引起脓毒性关节炎等。由于毛细血管通透性增加引起蛋白质渗出，卵巢过度刺激综合征患者常发生低蛋白血症，特征性表现为下腹痛、腹胀、卵巢增大，腹水、胸腔积液形成，血栓形成；重度患者还合并呼吸困难、凝血功能异常、肝肾功能异常等症状。癌症并发游走性血栓静脉炎称为Trousseau综合征，临床表现除游走性静脉炎外，还包括脑血管意外、心肌梗死、周围动脉闭塞、深静脉血栓栓塞、微血管病性溶血性贫血、严重的血小板减少、肾衰竭、多脏器功能不全综合征及弥散性血管内凝血等。

二、专科护理评估

（一）发病情况和临床表现

发病时间、起病缓急、发病时所处状态及伴随症状。

（二）症状和体征

神志、意识障碍及程度、语言表达、神经系统反射、颜面部/肢体感觉及运动等；有无颈部包块、颈部有压迫感、颈部活动受限、颜面部水肿；有无咳嗽、咯血、胸痛、呼吸困难等；腹痛、腹胀、腹水、胸腔积液情况；肝肾功能、关节症状、异常出血情况。

（三）护理评分

如跌倒坠床评分、Braden评分、Caprini风险评估、Barthel评分，身体约束评分（带管患者）、导管滑脱评分（带管患者）等，根据评分结果采取相应的预防措施。

三、护理诊断/问题

1. **头痛** 与颅内压增高有关。

2. **急性意识障碍**　与神经系统病变、严重感染有关。

3. **活动无耐力**　与组织供氧不足、心功能减退有关。

4. **体温过高**　与感染、体温调节障碍有关。

5. **有出血的危险**　与颅内压增高、抗凝治疗有关。

6. **焦虑**　与担心手术及疾病预后有关。

7. **知识缺乏**　缺乏疾病及介入治疗相关知识。

8. **潜在并发症**　继发颅内静脉窦血栓形成、颅内或椎管内静脉破裂出血、游走性静脉炎、心脑血管意外、肺栓塞等。

9. **潜在并发症**　术后穿刺部位血肿、假性动脉瘤或动静脉瘘形成。

四、介入治疗方法 / 术中配合

抗凝治疗是预防及治疗 IJVT 的关键,其他介入治疗方法包括病因治疗、溶栓治疗、血管腔内治疗。血管腔内治疗主要手术步骤及护理配合如下(表 8-2):

表 8-2　IJVT、IJVS 手术步骤及护理配合

手术步骤	护理配合
①手术安全核查:核对患者信息、手术部位及名称	核对患者,心理护理,安置体位;建立静脉通路;心电监护;留置尿管;用物及急救仪器准备
②手术入路区域消毒、铺单	严格执行无菌操作,配合医生穿手术衣、消毒、铺巾;配制对比剂连接加压输注装置,排气
③局麻下穿刺股动脉,行全脑血管造影:通过静脉期造影回流诊断颅内静脉窦和颈静脉系统病变	配合全身肝素化;递送鞘管、导管、导丝,必要时协助导管塑型;观察生命体征;护理记录
④局麻下穿刺股静脉,造影导管越过血栓段至远端正常静脉内行血管造影	递送鞘管、导管;观察生命体征变化
⑤ IJVT:经导管溶栓	递送溶栓导管;配制溶栓药物;观察神志、瞳孔、生命体征变化
⑥血栓抽吸或支架取栓:选择合适型号血栓抽吸导管进行血栓抽吸或者取栓支架取栓(评估血栓大小是否在上腔静脉植入滤器)	递送血栓抽吸导管、支架;拍照并记录血栓的大小、病情观察、护理记录
⑦严重血管腔狭窄:球囊扩张术及支架植入,再次全脑血管及颈静脉造影	递送球囊、支架;病情观察;做好应急处理;护理记录
⑧拔管、穿刺处加压包扎;协助麻醉复苏;妥善固定溶栓导管	协助医生加压包扎;术后宣教;护送患者回室,与病房护士交接;护理记录及高值耗材登记

五、护理措施

(一)术前护理

1. **休息** 慢性期可以下床活动,注意休息及保持情绪稳定;急性期绝对卧床,避免用力咳嗽、打喷嚏、翻身幅度过大过快、大幅度体位改变等;卧床期间抬高床头15°~30°促进静脉回流,防止颅内压增高;禁止局部按摩及热敷。

2. **病情观察** 严密观察神志、瞳孔、生命体征的变化、触摸足背动脉搏动强度、四肢活动情况等并做好记录;观察有无剧烈头痛、恶心呕吐、意识障碍、呼吸困难、腹水、关节疼痛等临床症状的发生及缓解情况。

3. **用药观察** 抗凝治疗是CVST的首选治疗方法,急性期治疗选择肝素、低分子肝素,后期选用口服抗凝剂。抗凝治疗期间,监测有无出血倾向,做好健康宣教。

4. **疼痛的护理** 密切观察疼痛的部位、性质、持续时间、发作规律;减轻患者的心理压力,理解、同情患者的痛苦,耐心解释,适当诱导,解除其思想顾虑,鼓励树立信心;物理止痛:分散转移注意力、生物反馈治疗、理疗、按摩止痛;必要时遵医嘱应用镇痛镇静药。

5. **心理护理** 讲解疾病、手术相关知识,解释安慰患者及家属消除患者的抵触心理,减轻患者及家属心理负担。

6. **生活护理** 进食低盐、低脂、优质蛋白、富含维生素易消化饮食,多饮水,限制动物脂肪摄入,脂肪摄入<30~50g/d;不能进食的患者,鼻饲流质保证营养和热量的供给;每天定时排便,保持大便通畅。

(二)术后护理

1. **休息与体位** 全麻未清醒患者,去枕平卧位,头偏向一侧,保持呼吸道的畅通;术后6h意识清醒血压平稳者取平卧位,抬高头部20°~30°,有利于静脉回流,减轻脑水肿。

2. **饮食指导** 全麻术后6h,评估患者的吞咽功能,吞咽功能正常可以流质饮食过渡到术前饮食。手术当日,无禁忌患者饮水量>1 500ml,促进对比剂排出。

3. **病情观察** 观察瞳孔、神志变化;心电监护,每15~30min观察并记录生命体征、血氧饱和度情况;观察发音及吞咽等情况;观察穿刺点、肢端血运、足背动脉搏动情况、肌力等情况,发现异常及时告知医生。

4. **用药护理** 同术前,指导患者遵医嘱规范抗凝治疗。

5. **经导管抗凝/溶栓的护理** 严格无菌操作,避免逆行感染;妥善固定,避免管道打折、受压、扭曲甚至堵塞;避免使用移动式输液架,导致导管滑脱,一旦导管部分或完全脱出,应立即告知医生,严禁自行送入导管;根据医嘱给予按时用药,药物现用现配;注意观察有无出血倾向,定期监测凝血功能,如果凝血酶原时间(APTT)高于正常值的2倍,应给予减量。

6. **并发症的观察及护理**

(1)肺栓塞:临床表现与栓塞面积有关,一般出现呼吸困难、胸痛、面色口唇发绀、血压下降,立即通知医生,给予心电监护,高流量吸氧,准备抢救车,配合抢救。

(2)出血:①皮肤黏膜的观察:如有无口腔牙龈、鼻腔的自发出血,皮肤有无出血点等;②消化、泌尿道系的观察:有无血尿、血便等;③呼吸道的观察:有无咯血、痰中带血等症状;④观察有无腹部及腰背部的疼痛,了解疼痛的部位和性质,及时通知医生。

(3)脑出血:观察神志、生命体征的变化;注意有无头痛、恶心呕吐、四肢无力麻木等,发现异常,遵医嘱暂停抗凝/溶栓治疗。

(4)支架内血栓形成:严密观察患者术后头痛症状,若患者术后再次出现头痛,应及时报告医生。

(5)下肢静脉血栓形成:由于静脉内血流缓慢,加上术侧肢体制动,易诱发深静脉血栓及血管痉挛,术后严密观察和记录双下肢有无肿胀、肢体颜色、温度、感觉情况,定期测量下肢周径,指导患者肢体功能锻炼。

六、出院指导

1. 进食高蛋白、高维生素、低脂、低热量清淡饮食;多食新鲜蔬菜、水果、谷类、鱼类和豆类,保持能量供需平衡;戒烟、限酒;保持大便通畅。

2. 指导患者及家属观察是否有头痛、头晕、视力模糊、耳鸣、听力下降、颈项酸痛、剧烈头痛、喷射性呕吐、意识障碍、烦躁不安等颅内压增高的表现,如有异常及时就诊。

3. 患者出院后半年内均需口服抗凝/抗血小板药,正确指导患者服药方法及注意事项,告知患者及家属坚持抗凝治疗的重要意义,以及不坚持规范治疗的后果,叮嘱患者严格按医嘱按时服药;控制血压、血糖、血脂和抗血小板聚集;指导患者及家属注意观察有无皮肤黏膜瘀斑、血尿及便血,女性注意观察月经量及经期是否如常,若有异常,及时就医。

4. **定期复查** 告知其出院后 1、3、6、12 个月回院复诊,依据血常规、凝血常规、脑部影像学检查及症状体征调整方案,保证用药效果及安全。遵医嘱定期复查。

七、相关知识链接

(一)病因与发病机制

1. IJVS 病因尚不完全清楚,到目前为止已报道的病因包括先天性疾病、血栓形成、手术、中心静脉插管或外伤、静脉壁疾病引起的狭窄、外源性压迫。

(1)先天性疾病因素:包括颈静脉发育不全或发育不良,颈静脉血管畸形。

(2)血栓形成因素:颈内静脉血栓形成可以自发,也可以继发于外科手术、颈静脉血栓、头颈部感染、恶性肿瘤、红细胞增多症、高同型半胱氨酸血症。

(3)手术或外伤因素:当手术或外伤损伤颈静脉血管时,对血管壁的机械性损伤引起内皮破坏,继发内皮炎症反应、内膜增生和纤维化。同时还可引起血小板激活、凝血酶的产生,最终能导致颈静脉内膜增生、纤维化、内皮细胞功能障碍及血小板聚集沉积而引起颈静脉狭窄。

(4)中心静脉插管因素：留置在静脉内的留置管作为异物，进入血管后，可激活血液中的外源性凝血系统，促进血栓的形成，使得导管周围及血管壁均形成大量的附壁血栓，导致静脉狭窄。同时在静脉内的留置管长期接触血管壁及血液，可刺激机体发生炎症性反应，释放大量炎性递质，可导致静脉血管出现静脉炎，也可使血管管腔出现狭窄。此外大量炎性递质的释放，也可促进血管内膜粥样硬化的加重，导致血管管腔狭窄。

(5)静脉壁疾病引起的狭窄：与手术或外伤引起狭窄的机制相同。

(6)外源性压迫：颈内静脉易受到周围的肌肉、韧带、骨骼及伴行颈内动脉及颈总动脉等解剖结构的压迫，其中颈内静脉受压最常见的原因是被颈椎侧突毗邻的茎突或者二腹肌后腹压迫，肩胛舌骨肌压迫颈内静脉也是静脉闭塞的原因之一。

2. IJVT　大多由感染引起，继发于颈内静脉穿刺的医源性损伤和反复静脉注射吸毒是发生 IJVT 的两大病因。

(二)解剖与病理生理

1. **解剖**　颈内静脉的属支有颅内支和颅外支。颅外支收集咽、舌、甲状腺、面部和颈部的静脉血。颅内支通过硬脑膜窦收集脑膜、脑、视器、前庭蜗器及颅骨的血液。脑组织的静脉血首先汇入脑静脉的浅、深静脉两套系统，然后经横窦、直窦、乙状窦，最后由颈内静脉出颅，颈内静脉为同侧乙状窦在颈静脉孔处的延续，颈内静脉是脑静脉回流最主要的通道。一般认为，与颅内优势侧乙状窦延续的颈内静脉为优势侧颈内静脉，通常为右侧。颈内静脉在颈动脉鞘内与同侧颈内动脉、颈总动脉伴行，下行至胸锁关节后方与锁骨下静脉汇合成头臂干静脉。颈内静脉壁附着在颈动脉鞘上，位置固定，且颈内静脉壁较薄、压力也较小，难以维持管壁的形态，易受到伴行颈内动脉及颈总动脉的压迫。

2. **病理生理**　颈内静脉狭窄时脑静脉回流延续性中断，引起代偿性的颈外静脉、椎旁静脉扭曲、扩张，在脑血管造影检查可见脑静脉显影明显延迟，或狭窄侧颈内静脉不显影，当严重狭窄，同时伴代偿不良时则导致脑静脉压力升高，出现脑肿胀、颅内压增高。部分压力增高的椎管内静脉可破裂、出血而导致自发性椎管内出血。当颈内静脉严重狭窄致同侧横窦内血流呈逆向流动，将继发颅内静脉窦血栓形成、颅内或椎管内静脉破裂、出血。

(三)疾病分型

IJVS　分为轻、中、重三度。

(1)轻度颈静脉狭窄：颈内静脉管壁轻度变形，头、颈部静脉之间的代偿通路十分丰富，双侧颈内静脉、颈外静脉及椎静脉系均有参与，且多数颈内静脉狭窄患者脑静脉血液回流尚通畅，患者基本无临床症状。

(2)中度颈静脉狭窄：颈内静脉明显受压，颈静脉回流障碍；若同时伴代偿不良时则脑静脉压力升高，出现慢性头痛、视物模糊及颈项部酸痛等症状。部分压力增高的椎管内静脉可发生破裂、出血而导致自发性椎管内出血；颈内静脉狭窄还可诱发颅内静脉窦血栓形成而出现急性颅内压增高症状,或进一步继发颅内硬脑膜动静脉瘘。

(3)重度颈静脉狭窄:颈内静脉严重受压,患者出现脑静脉回流障碍、颅内压增高或极度代偿、高压的椎管内静脉破裂引起的急性症状,如突发头痛、恶心呕吐、意识障碍或颈部疼痛伴脊髓功能障碍等症状,则应尽快解除颈内静脉的狭窄,降低颅内压及椎管内静脉的压力。

(廖少琴　徐玉华　李碧霞)

第九章
上肢静脉阻塞综合征

第一节　头臂静脉血栓形成

一、疾病概述

（一）定义

头臂静脉血栓形成（brachiocephalic vein thrombosis，BCVT）又称无名静脉血栓形成（innominate vein thrombosis，IVT），是一种临床上比较少见的血管外科疾病。其发生原因主要为静脉血管壁损伤、静脉血流滞缓和血液高凝状态所致。头臂静脉血栓一旦形成，如未及时治疗，影响患者生活质量，甚至发生肺栓塞危及生命。

（二）临床表现

BCVT 临床症状多不明显，且出现较晚，对于颈部无明显肿胀、无可触及肿块等体征的 BCVT 患者容易漏诊。发热、白细胞增多、颈椎疼痛、颈部或上肢肿胀是其最常见的表现，约 50% 的患者可出现寒战、高热、感染性休克、呼吸窘迫综合征等败血症表现，约 10% 的患者可出现静脉回流障碍、压迫症状、神经功能受损等上腔静脉综合征表现，有吸毒史的患者常伴随严重颈部感染。

二、专科护理评估

1. 评估患者既往有无手术、静脉留置导管等医源性创伤病史；有无恶性肿瘤、妊娠等高凝状态病史；有无头颈部感染及服药史。

2. **症状和体征**

（1）颈部肿块：肿块的大小、范围、表面皮肤颜色、温度、质地、异常感觉等。

（2）上肢皮肤温度、颜色、桡动脉搏动情况，有无疼痛、肢体肿胀、浅静脉曲张、坏疽及感觉异常。

（3）伴随症状：是否伴有头痛、记忆力减退；有无发热、乏力等全身症状；有无咳嗽、咯血、胸痛、呼吸困难等。

3. **护理评分**　跌倒坠床评分、Braden 评分、Caprini 风险评估、Barthel 评分、身体约束评分（带管患者）、导管滑脱评分（带管患者）等，根据评分结果采取相应的预防措施。

三、护理诊断／问题

1. **疼痛**　与手术创伤、颈部肿块压迫有关。
2. **体温过高**　与并发感染、体温调节障碍有关。
3. **组织灌注量改变**　与血液回流障碍有关。
4. **焦虑和恐惧**　与肿块原因不明、担心手术及预后有关。
5. **知识缺乏**　缺乏疾病相关知识。
6. **有出血的危险**　与手术、抗凝治疗、溶栓治疗有关。
7. **潜在并发症**　肺栓塞。
8. **潜在性并发症**　术后穿刺部位血肿、假性动脉瘤或动静脉瘘形成。

四、介入治疗方法／术中配合

BCVT通常采用口服或注射抗凝溶栓药物治疗。对于存在抗凝禁忌或无法耐受者（如合并肺栓塞）可置入上腔静脉滤器（临床上不常规推荐），其操作步骤及护理配合见表9-1；待患者度过抗凝禁忌阶段后,宜尽早进行抗凝或置管溶栓治疗,置管溶栓操作步骤及护理配合见表9-2。

表9-1　经皮颈、股静脉穿刺上腔静脉滤器置入术

手术步骤	护理配合
①手术入路区域皮肤消毒、铺巾、局部麻醉	准备术中用物,严格执行无菌操作
②根据病变部位和范围选择行静脉顺行或逆行穿刺	准确配合传递用物并记录;密切观察患者生命体征
③根据手术入路部位,选择置入合适型号血管鞘	根据手术进程,递送手术器材并记录;严密观察患者生命体征
④在导丝、导管配合下将滤器送至上腔静脉段,造影确认位置后释放滤器,再次造影确认滤器打开情况及位置	准确传递用物并记录;观察患者生命体征
⑤拔出导管返回病房	协助医师进行穿刺部位加压包扎;观察患者有无对比剂不良反应,做好记录;填写手术护理交接单;正确转运患者,与病房护士详细交接

表9-2　经皮颈、股静脉穿刺置管溶栓术

手术步骤	护理配合
①手术入路区域皮肤消毒、铺巾、局部麻醉	准备术中用物,严格执行无菌操作
②根据病变部位和范围选择行静脉顺行或逆行穿刺	准确配合传递用物并记录;密切观察患者生命体征
③根据手术入路部位,选择置入合适型号血管鞘	根据手术进程,递送手术器材并记录;严密观察患者生命体征

手术步骤	护理配合
④在导丝、导管配合下将导管插至血栓段	准确传递用物并记录;观察患者生命体征
⑤交换导丝,置入溶栓导管,经溶栓导管再次造影明确血栓情况及导管位置是否合适	根据造影结果,遵医嘱选择合适的溶栓导管
⑥经导管行术中首剂团注溶栓治疗	遵医嘱准确配制溶栓药物;观察患者生命体征
⑦术毕经鞘管旁路和导管尾端注射肝素生理盐水,先行脉冲式冲管,再行正压封管,妥善包扎并固定导管/鞘管	协助医师进行穿刺部位加压包扎及导管/鞘管固定,正确书写标识;观察患者有无对比剂不良反应;做好记录
⑧返回病房后根据医嘱经导管行灌注溶栓治疗	填写手术护理交接单;正确转运患者,与病房护士详细交接

五、护理措施

(一)术前护理

1. **体位与活动** 半卧位,床头抬高 20°~30°,以利于静脉回流,减轻颈部肿胀;限制头颈部和患侧上肢活动,禁止局部按摩、热敷、理疗,避免受压、碰撞;禁忌叩拍背部及避免一切可使静脉压增高的行为,如咳嗽、打喷嚏、深呼吸、呃逆、呕吐、用力排便等,以防血栓脱落。

2. **病情观察** 观察患肢肿胀情况、颜色、皮肤温度、桡动脉搏动及末梢感觉等情况,每日测量双上肢周径,观察并记录上肢肿胀情况。

3. 颈内静脉置管者,避免颈部频繁活动;置管侧肢体避免做过度外展、上举、旋转、提重物等活动,防止导管尖端移位及增加导管对血管壁的机械刺激。深静脉置管者剧烈咳嗽、呕吐时,及时冲管、封管,输液前先抽吸回血,注射器内发现微小血栓时应弃去,避免注入血管内。

4. **生活指导** 指导患者低盐低脂低胆固醇饮食,多饮水,多进食蔬菜水果。吸烟者应戒烟。

5. **术前准备** 术前配合医生完善检查;术前宣教,指导患者术后卧位更换体位注意事项及踝泵运动等肢体功能锻炼的方法;术前晚清洁手术区皮肤;术晨更换清洁手术衣、排尿。

6. **心理护理** 大多数 BCVT 患者伴有不同程度的精神紧张、恐惧、焦虑等情绪,准确评估、积极、有效的交流,可以帮助患者树立战胜疾病的信心,配合治疗。

(二)术后护理

1. **休息与体位** 卧床休息,患肢抬高 20°~30°。留置管道的肢体尽可能伸直,避免弯曲,防止导管、鞘管打折,保持管道的通畅。

2. **病情观察**

(1)症状体征的观察:观察生命体征、颈部肿块及同侧肢体肿胀消退情况。

(2)并发症的观察

1)出血:出血是溶栓过程中最常见的并发症,与溶栓药物种类相关性不大,而与溶栓药物剂量有关。导管周围渗血,可行局部压迫,减少肝素和溶栓药物的剂量;局部出现血肿时,酌情停用肝素和溶栓药物,局部加压包扎、沙袋压迫。观察抗凝及抗血小板药物作用与不良反应,避免磕伤、碰伤,使用软毛牙刷刷牙。观察有无出血倾向,如皮肤黏膜有无青紫、瘀斑、鼻腔、牙龈等有无出血,有无血尿及黑便,如有异常报告医生,遵医嘱对症处理。既往有消化性溃疡出血病史者,遵医嘱给予质子泵抑制剂。

2)感染:多见于导管及其周围感染,与导管放置时间长或操作时被污染有关;其次是穿刺导管周围血肿继发感染,有此类情况应拔除导管,全身使用抗生素,必要时局部清创引流。为预防感染,操作过程要严格遵守无菌原则,动作轻柔,避免反复穿刺,减少导管周围血肿的发生,出现发热症状时给予对症处理。

3)导管周围血栓形成:尽可能使用小口径并肝素化的溶栓导管,或进行全身肝素化。

4)肺栓塞:在溶栓过程中,如出现呼吸困难、发绀、胸闷、咳嗽和咯血、动脉血氧饱和度降低等肺栓塞症状时,立即报告医生,配合医生抢救。

3. 功能锻炼指导 溶栓治疗期间,置管侧肢体伸直、抬高,避免弯曲、导管打折和受压。非下肢置管者,拔除溶栓导管后,无出血后即可下床活动,股静脉置管溶栓者应于拔除导管后 6h 下床活动。

4. 饮食护理 进食低盐、低脂、低胆固醇且富含纤维素和维生素类的食物,如新鲜蔬菜、水果,避免辛辣刺激性食物,鼓励患者多饮水。

5. 护理风险的评估与预防 做好各项护理风险的评估,如跌倒、坠床、导管滑脱等,悬挂护理风险标识,告知患者及家属存在的风险及预防措施,班班评估、交接。

六、出院指导

指导患者卧床休息与适量运动相结合,保持身心愉悦,少食油腻食物,多饮水;适当体育锻炼,促进静脉回流,防止血栓再次形成;定期复查;遵医嘱服药。

发现如下症状,及时就诊:①置管静脉出现疼痛、红肿,触及纵行条索状包块;②头颈部、上胸部、肩部肿胀不适,伴头昏、乏力;③深静脉置管穿刺点渗出、红肿、贴膜卷边等。

七、相关知识链接

（一）病因与发病机制

1. 医源性创伤 如反复静脉穿刺及导管置入、手术、放射治疗等,可导致静脉壁机械性损伤,引起血管内膜反应性炎症,导致血栓形成,同时增加感染风险。

2. 辅助生殖技术 可导致卵巢过度刺激综合征。由于对促性腺激素反应过度,卵泡发育成多发性黄素化囊肿,病变卵泡分泌过量前列腺素、肾素或肾素原,激活肾素—血管紧张素—醛固酮系统,使毛细血管渗透性增高、蛋白渗出和血液浓缩,最终导致血栓形成。

3. 恶性肿瘤 引起头臂静脉血栓形成的机制目前尚未十分明确,恶性肿瘤因素可激活凝血瀑布而形成促血栓环境,加之化疗导致大量白细胞死亡,使血液呈高凝状态。

此外,任何引起血小板的活性增加、凝血机制异常、血液流速减慢、纤溶系统活性增高等因素,均可促进静脉系统血栓的形成。

（二）解剖与病理生理

头臂静脉又称无名静脉,左右各一,由同侧的颈内静脉和锁骨下静脉,在胸锁关节后方汇合而成,汇合处的夹角称静脉角。头臂静脉属于大静脉,管径大于 9~10mm。静脉内弹性膜有较大的窗孔或呈断裂状;中膜薄,由几层平滑肌组成,或没有中膜,外膜最厚,由结缔组织组成,含纵行弹性纤维和胶原纤维束,常有较多的纵行平滑肌。

（董艳芬　潘孝霞）

第二节　上肢深静脉血栓形成

一、疾病概述

（一）定义

上肢深静脉血栓形成（upper extremity deep venous thrombosis,UEDVT）是指锁骨下静脉及其近心端、腋静脉、肱静脉、前臂深静脉发生的 DVT。急性腋 - 锁骨下静脉血栓形成较为罕见,在深静脉血栓形成中占 4%。贵要静脉、头静脉血栓形成仍属于血栓性静脉炎的范畴。

（二）临床表现

上肢肿胀、疼痛、皮肤青紫和浅静脉曲张是四大主症。上肢肿胀是最早出现的症状,从手指到前臂及整个上肢不同程度肿胀,而以近侧较为严重。疼痛可与肿胀同时出现,或者仅表现为肢体酸胀感、活动时加剧。约 2/3 的患者因静脉淤血,患肢呈紫红色或青紫色改变。

蓝色炎性疼痛症（phlegmasia cerulea dolens,PCD）是较严重的临床表现,也是外周静脉血栓形成的一种特殊类型,常表现为肢体严重水肿、剧烈疼痛、皮肤呈青紫色。经典的 PCD 常见于下肢深静脉血栓形成,称为疼痛性股青肿,在 UEDVT 中少见,占 2%~5%,若不及时治疗,可迅速发展为静脉性坏疽,致使截肢和死亡风险增加。

二、专科护理评估

（一）发病情况和身体状况

询问既往有无上肢过度活动（游泳、攀登、举重、垒球、网球等）、中心静脉置管、恶性肿瘤、妊娠、近期手术或创伤史；发病时间、起病缓急、发病时所处状态等。

（二）症状和体征

1. **神志、生命体征** 评估有无肺循环障碍引起的意识、血压的变化。

2. 上肢皮肤温度、颜色、桡动脉搏动情况，有无疼痛、肢体肿胀、浅静脉曲张、坏疽及感觉异常。

3. **伴随症状** 有无咳嗽、咯血、胸痛、呼吸困难等其他伴随症状。

（三）护理评分

跌倒坠床评分、Braden 评分、Caprini 风险评估、Barthel 评分、身体约束评分（带管患者）、导管滑脱评分（带管患者）等，根据评分结果采取相应的预防措施。

三、护理诊断 / 问题

1. **疼痛** 与患肢静脉回流障碍有关。

2. **生命体征的改变** 与疾病本身有关。

3. **潜在并发症** 肢体静脉性溃疡、肺栓塞等。

4. **有出血的危险** 与手术、抗凝治疗、溶栓治疗有关。

5. **皮肤完整性受损** 与上肢静脉回流障碍导致血液瘀滞，组织张力增高有关。

6. **知识缺乏** 与缺乏疾病相关知识有关。

7. **潜在性并发症** 术后穿刺部位血肿、假性动脉瘤或动静脉瘘形成。

四、介入治疗方法 / 术中配合

UEDVT 急性期治疗目的：缓解症状、防止血栓蔓延、降低肺栓塞发生概率、减少复发率及远期深静脉血栓后遗症发生率。UEDVT 治疗主要包括三个方面：①血栓急性期治疗；②解除压迫；③远期深静脉血栓后遗症、静脉狭窄的治疗。

（一）抗凝治疗

抗凝治疗是最重要的手段，对于肢体症状的恢复和肺栓塞的预防都有重要的意义。

（二）腔静脉滤器置入术 / 取出术

为了防止患者在溶栓治疗期间发生肺栓塞，排除禁忌证，可行下腔静脉滤器置入术，其操作步骤及护理配合见第七章第一节下肢深静脉血栓形成介入治疗护理规范专家共识（表 7-2）。下肢静脉及下腔静脉造影证实已不需要下腔静脉滤器保护时，可行下腔静脉滤器取出术，其操作步骤及护理配合见第七章第一节下肢深静脉血栓形成介入治疗护理规范专家共识（表 7-3）。

（三）经导管接触性溶栓术

其操作步骤及护理配合见第七章第一节下肢深静脉血栓形成介入治疗护理规范专家共识（表 7-5）。

（四）经皮穿刺球囊血管成形术或联合支架植入

经皮穿刺球囊血管成形术或联合支架植入对静脉血管狭窄的患者是一种不错的选择，其操作步骤及护理配合见第七章第一节下肢深静脉血栓形成介入治疗护理规范专家共识（表7-7）。

五、护理措施

（一）术前护理

1. **体位与活动**　急性期卧床休息与患肢抬高，抬高患肢20°~30°，肘关节处于微屈曲状态，促进血液回流。避免患肢热敷或冷敷、按摩，以免血栓脱落。

2. **病情观察**　观察患肢肿胀情况、颜色、皮肤温度、桡动脉搏动及末梢感觉等情况，每日测量患肢与健侧肢体同一水平（肘窝上10cm）臂围，观察患肢肿胀消退情况，做好记录以判断疗效。

3. **用药护理**　遵医嘱予抗凝治疗。用药期间严密观察患者的血常规、血小板、出血及凝血时间，凝血酶原时间。观察患者有无出血倾向，如：有无巩膜、鼻腔、牙龈出血现象，有无头痛、呕吐、意识障碍等颅内出血的迹象，有无呕血、黑便等消化道出血倾向及血尿等，出现症状应立即处理。

4. **生活指导**　指导患者低盐低脂低胆固醇饮食，多饮水，多进食蔬菜水果。吸烟者应戒烟。

5. **心理护理**　给予患者及家属必要的心理护理，减轻其焦虑情绪，并讲解UEDVT的病因及后果，以及溶栓治疗的必要性、注意事项，使患者及家属了解治疗计划，积极地配合治疗。

（二）术后护理

1. **休息与体位**　卧床休息，患肢抬高20°~30°。留置管道的肢体尽可能伸直，避免弯曲，防止导管、鞘管打折，保持管道的通畅。

2. **饮食指导**　手术当日，无禁忌患者同术前饮食；术后指导患者饮水2 000~2 500ml，促进对比剂排出。

3. **病情观察**　观察瞳孔、神志变化；观察穿刺点部位渗出血及肢端血运情况。

4. **溶栓治疗期间观察**

（1）术毕核对留置管道的位置及名称，正确书写标识，注明管道置入部位、长度及时间，将标识粘贴于导管及鞘管末端，注意用不同颜色的标识区分动脉与静脉。

（2）使用正压接头连接输液管或延长管，并做好相关防脱管宣教。

（3）保持管道固定良好、通畅，穿刺点敷料干燥、清洁，如有渗血或污染应及时通知医生换药。

（4）管道不慎滑脱或移位，应立即用无菌纱布按压穿刺点上方，并立即通知医生处理，同时做好上报、原因分析及整改。

5. 并发症的护理

（1）并发肺栓塞者持续吸氧，监测生命体征，注意呼吸及血氧饱和度变化情况，注意观察胸痛、呼吸困难、咯血征象。

（2）出血是抗凝、溶栓治疗的严重并发症。应做好导管溶栓治疗期间观察及患者宣教。

（3）合并感染者注意体温及血象的变化，遵医嘱留取标本送检，做好发热护理、皮肤护理，及时记录。

六、出院指导

（一）用药指导

指导患者遵医嘱用药，口服抗凝治疗期间注意观察有无出血倾向，定期复查凝血指标及血常规。了解患者有无使用与抗凝药拮抗的药物，如有应停用或选择其他替代药物。

（二）病情监测指导

告知患者居家护理病情观察要点，如出现呼吸困难、胸痛、咯血、血压下降等不适，高度警惕肺栓塞发生，立即平卧，及时就医。

（三）延续性护理

主动关心患者病情变化，定期回访，了解患者用药情况及不良反应，以及生活方式，及时作出针对性指导。

（四）随访指导

平时避免患肢负重、过度运动，患者出院后 1 个月、6 个月、1 年复查。

七、相关知识链接

（一）病因与发病机制

UEDVT 的产生主要原因是位于第 1 肋骨和肌腱之间的臂丛神经、锁骨下动脉、锁骨下静脉受到异常机械压。此外，还与上肢静脉瓣膜较下肢少，进水压低于下肢，上肢静脉内皮细胞的纤溶活性高于下肢等因素有关。

（二）解剖与病理生理

静脉系统分体循环及肺循环，其中体循环的静脉分为上腔静脉系、下腔静脉系和心静脉系。上肢的静脉属于上腔静脉系。上肢的深静脉：收集从手部至腋窝同名动脉分布区域的血液，包括桡静脉、尺静脉、肱静脉、腋静脉和锁骨下静脉，均与同名动脉伴行。

（三）疾病分型

1. 按病因分型　主要分为原发性和继发性。

（1）原发性 UEDVT：是指病史中没有明显的诱发因素，无确切的原因，约占 20%~33%；可分为特发性（无诱发因素）UEDVT 和 Paget-Schroetter 综合征两类。Paget-Schroetter 综合征多伴有胸廓出口综合征，60%~80% 的患者与上肢过多活动有关，锁骨下静脉走行于锁骨及第 1 前肋骨之间,在上肢活动过程中,该间隙变窄,压迫锁骨下静脉,反复运动导致内皮损伤,最终诱发血栓形成。

(2)继发性 UEDVT:占 66%~80%,静脉内导管和恶性肿瘤是最常见原因。

继发性 UEDVT 中 93% 有静脉内导管,常与导管直径、材料(聚乙烯、聚氯乙烯 > 硅、聚氨酯)、尖端位置、导管感染、静脉管径、化学性等因素相关。

2. **病程分型**　主要分为急性血栓、亚急性血栓、慢性血栓 3 型。

(1)Ⅰ型:急性血栓,病程 <1 周;可分为 3 个亚型:Ⅰa 型,首次发病,过去无血栓形成史;Ⅰb 型,过去曾因血栓形成接受过治疗;Ⅰc 型,曾因血栓形成仅做第 1 肋切除术。

(2)Ⅱ型:亚急性血栓,病程 1~2 周。按照Ⅰ型中的 3 个亚型标准,再分为Ⅱa、Ⅱb、Ⅱc 型。

(3)Ⅲ型:慢性血栓,病程 >2 周,患者静脉内无血栓,多由静脉慢性纤维性狭窄引起,伴有静脉高压和患肢运动障碍等症状。

(陈秀梅　杨　珊)

第十章

胸廓出口综合征

一、疾病概述

（一）定义

胸廓出口综合征，又称为胸廓出口受压综合征，是指当臂丛神经和锁骨下动、静脉经过锁骨后方和第一肋骨前方的胸廓出口处，受到异常骨质或韧带的压迫，产生神经和／或血管受压的一系列症状和体征。既往曾有学者将其命名为颈肋综合征、过度外展综合征、肋骨锁骨综合征以及肩带压迫综合征。

（二）临床表现

临床表现有神经受压和血管受压两大类。一般以神经受压的表现为主，也有神经和血管同时受压的情况出现。

1. 神经压迫症状

（1）尺神经型或低位神经丛型：此型占本征的大多数，是起自 C8~T1 的神经受压所致。疼痛范围自同侧锁骨上至颈侧部、肩部，腋窝部，向上肢内侧放射到无名指和小指。特征为疼痛，同时还有知觉异常，并伴有肌力下降。严重时不能上举梳头，端杯时手指动作不协调，劳动后或夜间酸痛加重，部分患者可见有尺神经分布区肌萎缩。

（2）桡神经或高位神经丛型：C8~T1 神经受压时出现此型，从同侧颈部到面部，蔓延到颞颈部，通过肩部向上肢外侧放射到大拇指和示指。疼痛随头部运动或上肢伸展加剧。

（3）混合型：本型少见。为上述两型合并为一型，具有两型的临床表现，症状重，范围广。主诉为上肢知觉消失、发凉、运动障碍，上肢高举时症状加重，有时上肢不能抬高。多起因于颈肩及上臂外伤后，也有的不仅是神经受压症状，同时合并动、静脉受压症状。

2. 血管压迫症状 血管型多有神经受压表现，但血管症状更为突出。动脉受压时患肢发凉、麻木、乏力、桡动脉搏动减弱、皮温降低。肢端可有发白、发紫等雷诺现象，患肢抬高后皮肤颜色苍白。合并动脉受压者不超过 1%，但因症状重，常需外科紧急处理。静脉受压时患肢肿胀，下垂时手指变紫，为锁骨下、腋静脉血栓闭塞的表现，有时颈部静脉可怒张，上肢剧烈运动后发病。

二、专科护理评估

1. 评估患者既往有无锁骨骨折等局部创伤史，上肢过度运动，颈部及胸廓内的占位病变等。

2. **症状和体征**

(1)上肢皮肤温度、颜色、桡动脉搏动情况:有无疼痛、肢体肿胀、浅静脉曲张、坏疽及感觉异常。

(2)评估生命体征:有无重要脏器血管栓塞情况,如胸闷、气喘、呼吸困难,胸痛、咯血等症状。

3. **护理评分** 跌倒坠床评分、Braden 评分、Caprini 风险评估、Barthel 评分、身体约束评分(带管患者)、导管滑脱评分(带管患者)等,根据评分结果采取相应的预防措施。

三、护理诊断／问题

1. **疼痛** 与神经受压、肢体循环障碍有关。
2. **皮肤温度过低** 与动脉受压有关。
3. **组织灌注量改变** 与血管受压有关。
4. **皮肤完整性受损** 与肢体血液瘀滞或供血不足有关。
5. **有受伤的危险** 与肢体感觉障碍有关。
6. **有出血的危险** 与手术、抗凝治疗、溶栓治疗有关。
7. **潜在并发症** 上肢深静脉血栓形成、肺栓塞等。
8. **潜在性并发症** 术后穿刺部位血肿、假性动脉瘤或动静脉瘘形成。

四、介入治疗方法／术中配合

在诊断过程中,为作出准确诊断或其他疾病相鉴别,DSA 造影确诊后均应先行对症治疗,短期观察。胸廓出口综合征的治疗方法包括:非手术治疗、介入腔内治疗、外科手术治疗。

（一）非手术治疗

适用于神经症状为主,且症状较轻,发病初期或有待观察进一步确诊的患者。一般至少以非手术疗法治疗 3 个月,根据疗效再做下一步处理,具体方法包括:

1. **局部封闭治疗** 锁骨上窝压痛区,以 1% 普鲁卡因 5ml+ 醋酸氢化可的松 1ml 局部肌内注射,每周 1 次,3~5 次为一疗程。局部肌肉有劳损史者,效果明显。

2. **口服药物治疗** 口服激素、非甾体类抗炎药及营养神经药物等。

3. **理疗** 采用锁骨上窝透热疗法,碘离子透入等。

4. **按摩疗法** 将肩脚带提起可解除臂丛神经和锁骨下动脉的张力,加强练习斜方肌和肩胛提肌的肌力。

5. **变换姿势** 对长期采取坐位前屈姿势工作的患者,应逐步改变工作姿势或更换工作。

6. **运动疗法** 先伸直背肌,手腕轻松下垂,肩部先向上抬,然后向前凸,这样位置保持几秒到几十秒,再将肩收回原位。休息片刻,反复做此运动。此法初期可能加重疼痛或保持姿势有困难,但只要坚持进行,均可耐受。睡眠时患肢不应高举或上抬,若睡眠时疼痛剧烈,可置小枕于手腕下可以缓解疼痛,以利入睡。

(二)介入治疗

1. **抗凝治疗** 血管受压型胸廓出口综合征,由于血管腔狭窄,容易形成血栓,在血管压迫因素未解除的情况下,酌情抗凝治疗。

2. **急性期血栓清除** 血管受压型胸廓出口综合征合并血栓形成者,结合患者病情,可选择下列介入治疗方法。

(1)经导管接触性溶栓:与下肢深静脉血栓形成治疗类似,相比系统溶栓,其优势在于更少的溶栓药物用量,更低的大出血事件发生率以及更快的血栓清除速度。其操作步骤及护理配合见第七章第一节下肢深静脉血栓形成介入治疗护理规范专家共识(表 7-5)。

(2)药物 - 机械偶联血栓清除术(AngioJet 血栓清除术):其优势在于提高治疗效果的同时,明显缩短住院时间和减少溶栓药物使用总剂量。其操作步骤及护理配合见第七章第一节下肢深静脉血栓形成介入治疗护理规范专家共识(表 7-6)。

3. **血管腔内成形术** 血管受压型胸廓出口综合征包括动脉受压、静脉受压,其腔内成形术包括球囊扩张术、支架植入术,静脉受压血管腔内成形术操作步骤及护理配合见第七章第一节下肢深静脉血栓形成介入治疗护理规范专家共识(表 7-7)。

(三)手术治疗

能够解除对血管、神经束的骨性剪刀样压迫,术中需切除第 1 肋骨全长和前斜角肌,同时解除其他有关压迫因素,使臂丛神经和锁骨下血管下移而又不产生畸形并发症。其适应证如下:①非手术治疗无效或症状加重;②局部剧痛,影响睡眠,上肢活动障碍,不能工作,需长期应用镇痛药;③血管造影显示锁骨下动、静脉明显狭窄受阻;④尺神经传导速度测定有明显降低,经过胸廓出口低于 60m/s 者。

五、护理措施

胸廓出口综合征介入治疗护理,见上肢深静脉血栓形成术前、术后护理措施。对于动脉受压的患者,可出现患肢发凉、麻木、桡动脉搏动减弱、皮温降低时,应立即告知医师,症状较重者,需外科紧急处理。

六、相关知识链接

(一)病因与发病机制

胸廓出口综合征不是由单一病变所造成的,解剖上的先天异常并不一定都发病,是由许多原因、不同程度结合而形成的神经、血管受压病症。致病因素为:①动力性因素:当上肢高举过头,腋动脉被折屈 180° 时,将腋血管拉过喙突和肱骨头的高度,此时锁骨向后下方旋转,使锁骨后间隙变窄。所说的肋骨、锁骨压迫综合征或狭义的胸廓出口综合征,主要是这种因素造成的。②静止性因素：体力劳动者肌肉发达，特别是前斜角肌、中斜角肌肥大，使神经、血管通过的间隙相对缩小；但反之，中年以后的成人缺乏劳动或肌力下降，肩部下坠，也可使神经、血管束成角和挤压。③先天性因素：无论是真性肋骨或仅是纤维带，都将占据斜角肌间隙和锁骨后间隙。第1肋骨呈双叉形或骨隆突形、锁骨前弓的消失等都能使第1肋骨与锁骨间的间隙减小。④创伤性因素：锁骨骨折后引起的过多骨痂也可压迫邻近的神经、血管组织。肱骨头的反复脱位、胸部的严重损伤也可牵拉臂丛神经或造成血管内血栓形成，导致挤压。⑤其他因素：如肺上叶肿瘤，颈胸椎侧突引起的第1肋骨变位，斜角肌止点异常，锁骨下动脉或臂丛神经没有通过斜角肌的。

在诸多因素中，多半有外伤诱因，最常见的神经、血管挤压是在锁骨与第1肋骨之间。

（二）解剖与病理生理

在第1肋骨上方，有神经、血管结构通过，向上肢远侧穿出，在胸小肌和腋动脉第二段的水平面，可看到桡神经和腋神经均位于腋动脉后面。胸廓出口的底部是由上方的肩胛下肌和下方的背阔肌所构成，所有的组织均在这底部上，从结构上来看，自锁骨下动脉至腋动脉和腋静脉，以及臂丛神经干自颈至臂部一段内的任何部位都可遭受挤压。①在最近端，锁骨下动脉和臂丛神经可在近第1肋骨处，穿越斜角肌间隙时受挤压；②可在后方的第1肋骨与前方的锁骨与锁骨下肌之间受挤压；③在神经血管穿越由喙突、胸小肌腱和肋喙膜所形成的间隙内受挤压；④腋动脉被正中神经合拢处的剪式环绕，形成一个潜在性的挤压力量。在上述4个部位中，任何一个结构发生病损或畸形，必将影响通过的神经、血管组织，引起特有的症状和体征。

（三）疾病分型

胸廓出口综合征的临床分型原则上分三大类型：

1. **神经型**　占90%~95%，又分为臂丛神经下干受压型，临床最为常见；其次为臂丛上干受压型及全臂丛受压型。常有典型的临床症状与体征、影像学检查显示胸廓出口处结构异常及神经电生理检查阳性，便可确诊。

2. **血管型**　占4%~8%，主要为锁骨下动、静脉受压。临床较为少见，一般需要超声及血管造影检查确诊。

3. **非典型**　占1%~2%，包括假性心绞痛型、椎动脉受压型及交感神经刺激型等。这类患者较难确诊，往往是在初诊疾病按常规治疗无效后，进一步检查时发现。

（曹宏霞　杨茜）

第十一章

血液通路血管功能失功

第一节 动静脉瘘

一、疾病概述

（一）定义

动静脉瘘是指动、静脉之间的异常交通。动静脉瘘可以是先天性的，也可以是后天性的，可发生在身体的任何部位，但以四肢为常见。

（二）临床表现

1. **先天性动静脉瘘的临床表现**　大多数先天性动静脉瘘在出生时就存在，一般隐伏，无任何临床症状，并不引人注意。青春期发育、外伤、过度活动等因素往往会激发动静脉瘘病变活跃起来。

（1）肢体增长、增粗：青少年骨骺端尚未闭合，动静脉瘘的存在导致患肢一般比健侧长2~5cm，肢体周长增加。患者常感到肢体沉重、肿胀和疼痛，有时有腰部疼痛，这是因为肢体长度不等引起骨盆倾斜和脊柱弯曲所造成。

（2）皮肤温度增高：皮肤温度在瘘部增高，一般比健侧高 3~6℃，皮温增高常有局部出汗。

（3）局部病变：先天性动静脉瘘和先天性血管瘤常在同一部位并存。血管瘤常呈蓝红色，有的平坦；有的高出皮肤表面，大小不一；有的包绕整个肢体；有的动静脉瘘局部可有毛细血管扩张症和海绵状血管瘤存在。静脉功能不全时皮肤发绀，动脉功能不全时皮肤苍白，皮肤颜色可受体位改变影响。

（4）局部和全身症状：内脏器官先天性动静脉瘘可表现局部和全身症状，如胃肠道动静脉瘘，可有不明原因的消化道出血，50% 的肾脏病变可有血尿或高血压。

（5）杂音和震颤：沿患肢的血管走行，常有散在的震颤和"机器样"杂音，收缩期增强，如瘘口细小则不明显。

（6）静脉瓣功能不全：动脉内高压血流经过瘘口流向静脉，使静脉内压增高，静脉腔扩大，静脉瓣膜损伤，静脉血倒流，因而动静脉瘘部位表现为局部静脉显著曲张，瘘口较大时，曲张静脉可有搏动。

（7）动脉供血不足：不少病例由于患肢动脉血液分流到静脉，瘘口远端动脉血流量减少，组织因供血不足,产生远端肢体血液循环障碍而出现溃疡和坏疽。

(8)心力衰竭:少数瘘口大而病程长的患者,由于动、静脉之间的异常通道,周围血管阻力明显下降,使心排出量明显增加,长时间可导致心力衰竭。

2. 损伤性动静脉瘘的临床表现

(1)急性期:在受伤后 1 小时发生。受伤时出血量大,似喷射状,但创口一般不大,损伤局部有血肿,绝大多数有震颤和杂音。

(2)慢性期:主要表现为患肢肿胀、疼痛、麻木、乏力。颈部动静脉瘘可出现头痛、头昏、记忆力及视力减退等脑组织供血不足的症状。近心脏的大血管动静脉瘘可伴有胸闷、心悸,甚至出现心力衰竭。

1)杂音和震颤:杂音和震颤最为常见且发生较早。在瘘的部位可扪及明显的持续性震颤。

2)静脉瓣膜功能不全:由于动脉和静脉之间直接交通,动脉内的高压血流通过瘘口流入静脉,导致静脉压增高,静脉瓣膜关闭不全,使动静脉瘘附近或远端浅表静脉显著曲张。

3)局部皮温升高。

4)指压瘘口试验:用手指紧压瘘口以阻断血液分流,测量阻断分流前后的心率和血压,并加以比较。在阻断血液分流后,心率显著减慢,这是由于瘘口闭合,迫使血液在正常毛细血管网流通,周围阻力增加,动脉系统内突然增加额外的血量,使血压上升,刺激主动脉减压神经和颈动脉窦内的神经末梢,使血管舒缩中枢抑制,脉率变慢。

5)心脏扩大和心力衰竭:动脉血液经瘘口流入静脉,心脏的回流血量增多,可引起心脏容量负荷过重,导致心脏扩大、心力衰竭。

二、专科护理评估

(一)病史评估

评估患者既往有无高血压和心脏病等疾病史,有无外伤史,肢体有无伤口及瘢痕。

(二)症状和体征

1. 神志、生命体征 严密观察患者生命体征变化,注意是否合并全身症状。

2. 疼痛 患肢疼痛的患者可用数字评分法(numeric rating scale,NRS)进行疼痛程度评分,并评估疼痛的部位、性质、持续时间和伴随症状。

3. 局部症状和体征 局部触诊和听诊,了解局部是否伴有震颤和杂音、杂音的性质;动静脉瘘周围皮肤温度、颜色、感觉;有无局部静脉曲张;局部皮肤是否硬化增厚,失去弹性,有无并发皮肤溃疡、皮炎和出血。

4. 患肢发育、血供及末梢循环情况 密切观察患肢远端皮肤颜色、温度、感觉、运动情况及有无因缺血引起的(指)趾端溃疡、坏疽等情况;观察患肢长度和周径的变化。

5. 全身症状和体征 有无骨盆倾斜和脊柱弯曲等动静脉瘘引起的其他全身症状和体征。

6. 护理评分 跌倒坠床评分、Braden 评分、Caprini 风险评估、Barthel 评分、身体约束评分(带管患者)、导管滑脱评分(带管患者)等,根据评分结果采取相应的预防措施。

三、护理诊断／问题

1. **疼痛** 与手术创伤、疾病有关。

2. **感觉异常** 与肢体、脑组织供血不足有关。

3. **生长发育改变** 与疾病本身有关。

4. **有出血的危险** 与手术创伤、溶栓有关。

5. **自我形象紊乱** 与骨盆倾斜和脊柱弯曲有关。

6. **焦虑** 与知识缺乏有关。

7. **有受伤的危险** 与患肢增长、增粗有关。

8. **潜在性并发症** 术后穿刺部位血肿、假性动脉瘤或动静脉瘘形成。

四、介入治疗方法／术中配合

局限性瘘口小的先天性动静脉瘘,不产生明显症状,且发展缓慢,不影响肢体功能,可不予治疗。动静脉瘘的介入治疗方法分为以下三种:

1. **球囊扩张阻断血流＋血管修补术** 适合于不能用支架阻隔的瘘口较大的动静脉瘘,属于新型的介入外科杂交手术。

2. **覆膜支架植入术** 适合于能用覆膜支架堵住瘘口的动静脉瘘,其操作步骤及护理配合见表 11-1。

3. **血管栓塞术** 适合于不栓塞会影响瘘口远端血供者和功能者,主要栓塞不影响远端血供又有利远端血运的血管或瘘口,其操作步骤及护理配合见表 11-1。

表 11-1 动静脉瘘栓塞术／覆膜支架植入术手术步骤及护理配合

手术步骤	护理配合
①手术安全核查:核对患者信息、手术部位及名称	核对患者信息;做好心理护理及体位护理;遵医嘱给予吸氧、心电监护、建立静脉通路
②手术入路区域消毒,铺治疗巾,局部麻醉	准备用物;暴露穿刺部位,严格执行无菌操作
③股动脉穿刺行血管造影,了解血管解剖和病变范围,证实动静脉瘘的类型,选择合适的介入方式	协助医师穿刺、准确传递血管鞘及导丝、遵医嘱调节、核对高压注射器参数并记录
④选择合适的材料对病变部位进行栓塞,如弹簧圈、可脱球囊、组织胶等,大血管选用覆膜支架进行封堵	准确传递器械及物品;观察生命体征;仔细询问并倾听患者的主诉,有无不适感;做好记录及条形码粘贴
⑤再次血管造影评估,根据造影结果决定是否进一步处理	继续观察患者生命体征;准备药物及物品
⑥术毕拔管,穿刺部位压迫止血,以穿刺处不出血为宜,加压包扎	协助医师加压包扎;观察有无药物不良反应;做好术后宣教;填写手术护理交接单;正确转运患者,与病房护士详细交接

五、护理措施（以下肢动静脉瘘为例）

（一）术前护理

1. 体位与活动 取舒适体位,肢体肿胀时抬高患肢 20°~30°;避免剧烈运动,谨防外伤。防止患处受到挤压,以免导致血管扩张破裂出血,如测血压、扎止血带等。

2. 病情观察 密切观察患者的生命体征;观察病变部位震颤、搏动、杂音的情况,局部皮肤颜色、温度、有无水疱、皮炎、破溃情况;观察患肢远端皮肤温度、颜色、感觉情况,有无局部静脉曲张;观察患肢长度和周径,了解肢体发育情况;观察有无骨盆倾斜和脊柱弯曲等并发症。

3. 饮食护理 饮食应清淡,多吃蔬菜、水果等维生素含量高的食物,保持大便通畅。

（二）术后护理

1. 休息与体位 术侧肢体伸直制动 6h,6h 后可床上功能锻炼,卧床休息 24h 后酌情遵医嘱床边活动。

2. 病情观察

(1)穿刺部位的观察:术后局部加压包扎,严密观察敷料渗血、渗液情况,如有潮湿、污染及时更换敷料;观察伤口分泌物的颜色、形状、气味,局部有无红、肿、热、痛的征象;确保加压包扎敷料位置正确,松紧适宜。

(2)术侧肢体的观察:观察肢体远端动脉搏动,皮肤颜色、温度、感觉情况。

(3)患肢的观察:同术前护理。

3. 并发症的观察和护理

(1)支架内漏:可在术中及时发现,经球囊再扩张或支架再调整能解决。

(2)患肢供血不足:多数由栓塞剂引起。注意患肢保暖,穿着柔软、棉质裤袜,维持适宜的室内温度,避免寒冷对血管所造成的刺激性痉挛。

(3)患肢肿胀:由于动静脉瘘造成静脉瓣膜的破坏,导致静脉功能不全。这类患者术前可有患肢肿胀,术后可逐渐恢复。指导患者卧床期间,继续保持患肢抬高,加强患肢肌肉的收缩和交替的运动,减轻肢体肿胀。

六、出院指导

指导患肢功能锻炼,预防患肢功能损害,早期应避免高强度的运动;戒烟限酒,控制血压;不要穿过紧的衣裤和袜子,以免病变血管受压;遵医嘱服药,不擅自增减药物,定时复查凝血功能、肝肾功能及血管恢复情况。

七、相关知识链接

（一）病因及发病机制

先天性动静脉瘘:起因于血管发育异常。后天性大多数由创伤引起,故又称损伤性动静脉瘘。刀和枪弹、金属碎片、玻璃碎片贯通伤是后天性动静脉瘘最常见的原因,闭合性骨折时,也可由尖锐的骨折端或碎骨片刺穿相邻的动静脉引起。贯通伤引起的局部血肿机化形成动静脉瘘的囊壁,或相邻的动静脉损伤,创缘彼此对合而形成直接的动静脉交通。近年来,随着经股动脉穿刺越来越多地应用于临床检查和微创手术,医源性动静脉瘘的发病率逐步上升。

（二）解剖与病理生理

先天性动静脉瘘常见多发性,瘘口细小,往往影响骨骼及肌肉,受累肢体出现形态和营养障碍性改变,对全身血液循环的影响较小。先天性动静脉瘘形成于胚胎发育期,在胎儿血管发育的中期,动脉不仅与伴随静脉同行,且与周围的毛细血管间有广泛的吻合。出生后,上述吻合支逐渐闭合,如果原始的丛状血管结构残存,即成大小、数目和瘘型不一的动、静脉间异常通道。在婴儿期呈隐匿状态至学龄期,尤其是进入发育期后,随着活动量增加而迅速发展和蔓延,可以侵犯邻近的肌肉、骨骼及神经等组织。

损伤性动静脉瘘一般为单发且瘘口较大,高压的动脉血流通过瘘口直接进入静脉向心回流,因而造成:①静脉压升高,管壁增厚、管腔扩大、迂曲,静脉瓣膜管壁不全,导致周围静脉高压的临床表现;②瘘口近侧动脉因代偿性血流量增加而继发性扩大,瘘口远端动脉则因血流量减少而变细,出现远端组织缺血的临床表现;③对全身血液循环产生明显影响,周围血管阻力降低,中心动脉压随之下降。动脉血流经瘘口分流及远端动脉缺血,促使心率加速,以维持有效的周围循环。回心血流增加,继而心脏扩大。最终导致心力衰竭。

（三）疾病分型

1. **先天性动静脉瘘分为三种类型**　①干状动静脉瘘,在动、静脉主干间有一个或多个细小瘘口,伴有浅静脉扩张或曲张、震颤及杂音;②瘤样动静脉瘘,在动、静脉主干的分支间存在瘘口,伴有局部血管瘤样扩大的团块;③混合型,兼有上述两种的病理改变。

2. **损伤性动静脉瘘按血管形状分为四型**　①洞口型:动脉与邻近的静脉同时受损伤使之相通,大量的动脉血进入静脉导致静脉高压,静脉扩张扭曲;②导管型:动静脉之间有一管道相通,动脉血经管道进入静脉并向心回流;③动脉瘤型:动静脉之间除了有一管道相通外,动脉一侧因压力高、管壁缺陷形成动脉瘤;④囊瘤型:动静脉同时有一支较大的破口直接进入静脉并向心回流。

3. **损伤性动静脉瘘按血流动力学可分为五型**　①Ⅰ型,也称"H"型瘘,即导管型;②Ⅱ型,也称为"Y"型瘘,即洞口型;③Ⅲ型,也称为"U"型瘘动静脉的直接沟通,血流从近端动脉直接通过瘘口进入中心静脉,远端动脉测不到血流;④Ⅳ型,近端动脉显示,远端动脉闭塞,伴随近端和远端静脉的显示;⑤Ⅴ型,通过侧支显示的动脉远端供给静脉血流,近端动脉不进入瘘口。

（张　俭　张　静）

第二节　人工透析道瘘阻塞

一、疾病概述

(一) 定义

透析通路是尿毒症血液透析患者的生命线。用于血液透析的动静脉内瘘主要分为两大类型：自体动静脉内瘘及移植物动静脉内瘘。

自体动静脉内瘘(arteriovenous fistula, AVF)是首选的透析通路，是指通过外科手术，将自体邻近动脉与静脉吻合用于血液透析的一种血管通路。

移植物动静脉内瘘(arteriovenous graft, AVG)是指使用人工血管将自体动静脉吻合在一起用于血液透析的一种血管通路，一般用于自体血管条件欠佳的患者。

目前，AVF 是我国维持性血液透析患者的主要血管通路类型。血管狭窄是动静脉内瘘最常见的并发症，也是造成内瘘血栓形成，最终丧失功能的主要原因。

(二) 临床表现

患者局部突然感觉疼痛，吻合口周围震颤和杂音减弱或消失，可能伴有局部压痛。瘘口血流中断或减少：不完全闭塞的内瘘血栓形成，内瘘杂音变小，透析血流量不足；完全闭塞的内瘘血栓震颤和杂音消失，无血流，无法透析，或原本充盈的头静脉塌陷。

二、专科护理评估

(一) 病史评估

评估患者上一次血透时间，有无压迫止血力量过大、加压包扎过紧等情况；近期有无术侧肢体受压、戴手表、测血压、提重物，低血压状态和血栓性静脉炎等情况。

(二) 透析道瘘的评估

1. **触诊**　评估吻合口、动脉端、静脉端、近端静脉回流区域震颤和搏动情况。

2. **听诊**　评估透析道吻合口处是否出现高调杂音或杂音消失。

3. **视诊**　观察吻合口附近血管充盈情况，评估是否存在静脉塌陷。

4. **其他**　评估是否存在如下情况：透析时血管穿刺困难、抽不出血液、止血困难、血流量下降、静脉压升高、透析中瘘管抽空现象、机器静脉压报警等。

(三) 护理评分

跌倒坠床评分、Braden 评分、Caprini 风险评估、Barthel 评分、身体约束评分(带管患者)、导管滑脱评分(带管患者)等,根据评分结果采取相应的预防措施。

三、护理诊断/问题

1. **疼痛** 与手术创伤、疾病有关。

2. **舒适的改变** 与置管溶栓体位受限有关。

3. **营养失调低于机体需要量** 与疾病本身有关。

4. **有出血的危险** 与手术创伤、溶栓有关。

5. **皮肤完整性受损的危险** 与皮脂腺和汗腺分泌减少、穿刺难度大及穿刺者的穿刺水平有关。

6. **潜在并发症** 术后穿刺部位血肿、假性动脉瘤或动静脉瘘形成。

7. **潜在并发症** 高血压、水电解质代谢紊乱、贫血、心包炎、心包渗出、充血性心力衰竭等。

8. **知识缺乏** 缺乏介入治疗及 AVF 自我监测相关知识。

四、介入治疗方法/术中配合

透析道瘘阻塞介入治疗包括:抗凝治疗、溶栓治疗、介入血管腔内治疗(球囊扩张术、支架成形术)。

1. **经皮静脉/动脉球囊扩张术** 其操作步骤及护理配合见表 11-2。

2. **经导管接触性溶栓术** 其操作步骤及护理配合见第七章第一节下肢深静脉血栓形成介入治疗护理规范专家共识(表 7-5)。

表 11-2 AVF 闭塞静脉/动脉球囊扩张术操作步骤及护理配合

手术步骤	护理配合
①手术安全核查:核对患者信息、手术部位及名称	核对患者信息;做好心理护理及体位护理
②手术入路区域消毒,铺治疗巾,局部麻醉	准备用物;暴露穿刺部位,严格执行无菌操作
③动静脉内瘘上方穿刺,行透析道造影,明确狭窄闭塞部位、长度及有无血栓形成	协助医师穿刺;准确传递血管鞘及导丝
④选择合适的球囊,将其送至血管狭窄处。	根据造影结果,遵医嘱递送导丝、球囊
⑤球囊加压,配合术者反复扩张血管,后可见血管狭窄解除,吻合口处及静脉近心端震颤明显增强	球囊扩张过程中密切观察患者生命体征;仔细询问并倾听患者的主诉,有无不适感;做好记录及条形码粘贴
⑥术毕拔管,穿刺部位压迫止血,以穿刺处不出血为宜,加压包扎	协助医师加压包扎;观察有无药物不良反应;做好术后宣教;填写手术护理交接单;正确转运患者,与病房护士详细交接

五、护理措施

(一)术前护理

1. 体位与活动 卧床休息,患肢抬高 20°~30°,以利于静脉回流,禁止局部按摩、热敷、理疗,避免受压、碰撞。

2. 病情观察 观察 AVF 吻合口周围震颤、搏动和杂音情况,患肢皮肤颜色、温度、运动、末梢感觉等情况;测量双上肢周径,计算周径差,以利于观察上肢肿胀情况。

3. 心理护理 做好疾病及介入治疗相关知识宣教,术前保证良好睡眠。

(二)术后护理

1. 休息与体位 卧床休息,患肢抬高 20°~30°,以利于静脉回流,减轻水肿,床边站立时用三角巾托起手臂,手腕超过心界。留置管道的肢体尽可能伸直,避免弯曲,防止导管、鞘管打折,保持管道的通畅。

2. 病情观察

(1)穿刺部位的观察:术后局部加压包扎,严密观察敷料渗血、渗液情况,如有潮湿、污染及时更换敷料;因加压部位离肘正中部位较近,注意观察有无肘正中神经损伤。

(2)患肢的观察:观察肢体远端皮肤颜色、温度、感觉、运动情况,倾听主诉,如有麻木、疼痛感,应告知医师,重新包扎。局部不宜冷敷,避免血管收缩,加重狭窄。

(3)透析道瘘的观察:每天一听、二摸、三看、四感觉;听局部有无猫喘样杂音;摸有无震颤;看有无出血、血肿,沿内瘘血管方向有无硬块、血管塌陷,局部有无红肿、热、痛、脓性分泌物;询问患者有无疼痛等异常感觉,发现异常及时处理。

3. 抗凝/溶栓治疗的护理 溶栓药物现用现配、准确配制。溶栓过程中每天监测凝血指标,同时观察有无血尿、黑便、牙龈、鼻腔出血、周围皮肤有无瘀斑及皮下血肿,告诉患者出现头晕、心悸等不适症状要及时报告医护人员。患者往往伴有不同程度的贫血,长期血液透析,加上使用抗凝药物,患者血凝机制较差,肌内注射或者静脉注射后穿刺部位渗血时间比较长,应适当延长按压时间,并密切观察。

4. 溶栓中输液泵的护理 溶栓治疗中,严密观察输液泵的设置和运转情况,做好交接。更换溶栓药物时,输液器应确保排尽空气,接头连接紧密,防止脱落及空气栓塞。工作中保持输液泵的清洁、干燥,使用时放置在安全位置,防止摔倒损坏。出现报警立即查找原因,排除故障。告知患者及其家属输液泵的使用意义,并嘱其不要随意搬动输液泵。

5. 透析过程中的护理 透析前清洁局部皮肤,严格消毒后穿刺,防止感染。穿刺部位避免固定在局域,否则局部可呈动脉瘤样扩张。透析过程中,观察内瘘穿刺处有无渗血、血肿、疼痛,观察血流量及静脉压,并将观察结果如实记录在透析患者记录单中。严密观察患者的生命体征,维持血压不低于 130/80mmHg,避免超滤、脱水过多过快发生低血压。如血压过低,应暂停脱水,立即输入 0.9% 氯化钠 100~200ml,同时减慢血流量,协助患者取头低脚高位,如处理后血压仍不升,根据医嘱终止透析,必要时进行补液,避免引起人工血管内血栓形成。

6. 饮食护理 ①增加优质蛋白质的摄入量,如鸡蛋清、牛奶、瘦肉等;②进食富含维生素的蔬菜,补充 B 族维生素和叶酸;③控制水钠的摄入;④要严格控制钾的摄入量,血透患者血钾容易升高,导致高钾血症,建议不要吃香蕉、葡萄、香菇、白菜、萝卜、荠菜等;⑤严格控制磷的摄入量,如蛋黄、猪肝、各种豆类、花生、开心果、杏仁、瓜子等。

六、出院指导

鼓励内瘘肢体进行功能锻炼,如手握橡皮圈做挤压动作。保持内瘘周围皮肤清洁,透析后穿刺部位避免潮湿、污染。内瘘侧手臂避免受压,如测血压、戴过紧饰物、术侧卧位;避免手臂负荷过重,如提重物、静脉输液等。指导患者和家属学会评估内瘘是否通畅的基本方法,养成每日定时检查内瘘的习惯,如出现血肿、渗血、震颤减弱或消失时,应即往医院诊治。

七、相关知识链接

(一)病因及发病机制

血流动力学异常是内瘘血管血栓形成的主要原因,而血管狭窄等血管解剖结构改变是血流动力学异常的重要基础。

术后 1 个月内发生的血栓,称早期血栓形成。术后 1 个月以上或开始穿刺使用作常规透析后出现的血栓,称晚期血栓形成。

早期血栓形成原因:①吻合口狭窄,特别是静脉端吻合口狭窄导致 AVG 流出道狭窄,与吻合技术有关;②人工血管扭曲、痉挛、成角;术中出血过多形成血肿、术后体位不当、包扎太紧等压迫瘘口,致血流不畅而阻塞;③术中血管内膜损伤;④患者自身血管条件差或解剖因素;⑤术前高凝状态,术肢有中心静脉导管留置史、外伤史、手术史导致其狭窄甚至闭锁;⑥术后合并止血药应用不当、低血压、慢性心力衰竭等;⑦血管钙化、硬化、纤维化等内膜病变。

晚期血栓形成原因:①吻合口内膜过度增生所致的狭窄,多发生于术后数月或数年;② AVF 使用不当:AVF 过早使用、同一部位反复穿刺,致管壁损伤和血栓附着,以流出道和穿刺点附近的内膜增生最为明显;③血透后包扎太紧及时间过长;④血液黏滞度增大:见于过度脱水、血红蛋白过高或上升过快等;⑤超滤过多过快致血容量减少,反复发生低血压,动脉硬化,心脏功能衰竭,致吻合口血量减少;⑥全身性因素:营养不良、血小板活化等。

(二)解剖与病理生理

静脉狭窄可以引起并加重血栓形成,血管内膜增生(vascular intimal hyperplasia,VIH)为静脉狭窄的组织学特点。无论是 AVF 或是 AVG,其内膜增生的病理改变具有相似性,参与内膜增生的组织细胞成分有:内皮细胞、平滑肌细胞、成纤维细胞、炎症细胞、细胞外基质等。

1. **血管内皮细胞**　内皮细胞损伤、内皮功能障碍可能是内膜增生的始发因素。尿毒症患者体内炎症和氧化应激反应、AVF 反复穿刺、血流动力学改变等,影响血管内皮的机械屏障作用,破坏血管内表面的完整性和连续性,诱导多种活性物质的生成增加,引发一系列炎症反应,激活血小板,使平滑肌细胞增殖、细胞外基质沉积。

2. **血管平滑肌细胞**　增生内膜主要是由中膜平滑肌细胞增殖和迁移引起的。

3. **成纤维细胞**　外膜成纤维细胞迁移并转化为成肌纤维细胞,可能是参与内膜增生的主要细胞之一。

4. **炎症细胞**　尿毒症患者长期处于慢性炎症反应状态,炎症反应可导致白细胞黏附、血小板激活、血管平滑肌细胞增殖、细胞外基质沉积。

(高金玲　刘小英)

第十二章

下肢浅静脉曲张

一、疾病概述

(一) 定义

传统意义上的下肢浅静脉曲张是指单纯性隐-股静脉瓣膜功能不全,即血液的反流仅限于下肢浅静脉系统,较少涉及交通支,不涉及深静脉。主要表现为浅静脉扩张、迂曲呈屈曲状态,多发生于从事持久站立工作、重体力劳动或久坐少动的人。

(二) 临床表现

1. 浅静脉曲张表现为下肢浅静脉扩张、隆起和迂曲,主要为大隐静脉及其属支发生曲张性病变。一般在小腿部静脉曲张的病变较为广泛和明显,部分患者的小隐静脉也发生曲张,可单独存在或与大隐静脉曲张同时存在。静脉瓣膜和静脉壁离心愈远,强度愈低,静脉压力则愈高。因此,下肢静脉曲张的远期进展,要比开始阶段迅速,而在小腿部扩张迂曲的浅静脉远比大腿明显。

2. 患肢肿胀、疼痛、酸胀和沉重感是下肢浅静脉曲张常见的症状,早期仅在站立时发生,同时伴肢体沉重、乏力,行走或平卧明显减轻,长时间站立后加重,有时可伴有小腿肌肉痉挛现象,后期短时间站立或坐立就会出现上述症状。痛觉敏感的患者,可出现疼痛,原因可能是静脉开始扩张,外膜内感觉神经末梢感受器受刺激而引起。站立的时候,静脉因持续高压而产生症状,行走或平卧时,腓肠肌发挥肌肉泵的作用,症状缓解。

3. 小腿下段皮肤营养障碍性病变在足靴区,尤其是踝部内侧,由于静脉网丰富,容易发生痒、湿疹、皮炎、色素沉着和静脉性溃疡或静脉瘀血性溃疡等病变,多局限于内踝附近。随病情的发展,皮炎、湿疹和色素沉着的程度和范围有很大的差异,严重时可遍及小腿下段,甚至包括整个小腿。静脉性溃疡可为单发或多发性,大小各异,愈合后可以复发,重者经久不愈,持续数年甚至数十年,少数可发生癌变。

二、专科护理评估

(一) 病史评估

评估患者是否从事长期站立、重体力劳动的工作,体型是否高大粗壮,有无妊娠、慢性咳嗽及习惯性便秘史,有无家族史,有无下肢深静脉血栓形成、下肢动静脉瘘、盆腔肿块等疾病。

（二）症状和体征

评估小腿浅静脉曲张的部位及程度，局部皮肤营养状态，足靴部皮肤是否有萎缩、脱屑、色素沉着，患肢有无疼痛、踝部肿胀不适，局部有无血栓性浅静脉炎、湿疹、溃疡、出血等并发症。

（三）护理评分

跌倒坠床评分、Braden 评分、Caprini 风险评估、Barthel 评分、身体约束评分（带管患者）、导管滑脱评分（带管患者）等，根据评分结果采取相应的预防措施。

三、护理诊断／问题

1. **舒适度改变**　与长时间站立后下肢肿胀、疼痛有关。
2. **皮肤完整性受损**　与皮肤营养障碍、慢性溃疡有关。
3. **活动无耐力**　与下肢浅静脉曲张致血液淤滞有关。
4. **知识缺乏**　缺乏本病的预防知识。
5. **潜在并发症**　血栓性静脉炎、深静脉血栓形成、静脉性溃疡等。
6. **潜在并发症**　手术部位出血、血肿。
7. **潜在并发症**　下肢浅静脉曲张复发、皮肤感觉障碍、伤口感染等。

四、介入治疗方法／术中配合

（一）硬化剂治疗

硬化剂治疗基本原理是靶向化学消融，通过向曲张静脉内注射泡沫硬化剂破坏静脉壁组成，使静脉发生纤维化修复，最终使曲张静脉闭合，这一过程称为硬化。泡沫硬化疗法是直接将硬化剂注射进曲张静脉内，操作简便、效果显著、患者痛苦小，且在浅静脉曲张发生、发展的各个阶段均可作为治疗手段。硬化剂治疗适用于大、小隐静脉功能不全及属支功能不全者，分支静脉、治疗后（手术或硬化）残留浅静脉、复发性静脉、网状型静脉和蛛网状型静脉等局部浅静脉曲张者，大小隐静脉高位结扎和交通支静脉结扎后的静脉曲张者，静脉曲张引起的溃疡者等。其操作步骤及护理配合见表 12-1。

表 12-1　硬化剂治疗操作步骤及护理配合

手术步骤	护理配合
①手术安全核查：核对患者信息、手术部位及名称	核对患者信息；做好心理护理及体位护理
②手术区域消毒、铺巾	准备用物；暴露穿刺部位
③配制泡沫硬化剂	协助医师配制泡沫硬化剂
④局部麻醉，向曲张静脉内注射泡沫硬化剂	配合医师局麻，严格执行无菌操作，准确传递注射器等手术用品；观察生命体征；护理记录
⑤按压注射部位，加压包扎	协助医师加压包扎；观察有无药物不良反应；做好术后宣教；填写手术护理交接单；正确转运患者，与病房护士详细交接

（二）大隐静脉高位结扎剥脱术

大隐静脉高位结扎剥脱术是治疗大隐静脉曲张最经典的手术方式，优点在于祛除大隐静脉病变的同时，彻底解决交通静脉的反流，降低二次手术的机会，但存在创伤大、活动受限、切口不美观以及损伤隐神经等弊端。其操作步骤及护理配合见表12-2。

表12-2　大隐静脉高位结扎剥脱术操作步骤及护理配合

手术步骤	护理配合
①手术安全核查：核对患者信息、手术部位及名称	核对患者信息；做好心理护理及体位护理；遵医嘱给予吸氧、心电监护、建立静脉通路
②手术区域消毒、铺巾、麻醉	准备用物，暴露穿刺部位，协助麻醉
③于腹股沟下方及脚踝内侧切皮，寻找大隐静脉及小隐静脉	准确传递器械及物品；观察生命体征
④切断大隐及小隐静脉，结扎主干，在血管内植入抽剥器，剥脱血管直至踝部	准备血管剥脱器；仔细询问并倾听患者的主诉
⑤局部切皮，剥脱曲张静脉	准确传递器械及物品；观察生命体征
⑥缝合伤口；加压包扎	协助医师加压包扎；观察有无药物不良反应；做好术后宣教；填写手术护理交接单；正确转运患者，与病房护士详细交接

（三）腔内射频消融术

腔内射频消融术是利用双极导管在静脉内产生80~120℃的高热，高热相关的炎症反应和直接接触引起静脉壁损伤和肿胀，弹力纤维重构及成纤维细胞增殖，从而使静脉闭锁。由于射频热能的穿透力弱，衰减速度快，所以虽有少量热能向组织深层逸散，但对周围组织不会造成大的热损伤。其操作步骤及护理配合见表12-3。

表12-3　腔内射频消融术操作步骤及护理配合

手术步骤	护理配合
①手术安全核查：核对患者信息、手术部位及名称	核对患者信息；做好心理护理及体位护理；遵医嘱给予吸氧、心电监护、建立静脉通路；协助麻醉
②手术区域消毒、铺巾、麻醉	准备用物，暴露穿刺部位，协助麻醉
③超声引导下，于膝关节内侧下方穿刺静脉，置入血管鞘	准备超声仪，准确传递手术用品
④置入射频消融导管，直至距汇合口处2cm，沿消融导管走行，血管周围注射肿胀液	准备射频消融导管；配制术中用药；生命体征观察
⑤大隐静脉消融，再次超声观察血管闭合情况，加压按压消融区域	连接消融设备电源；生命体征观察；护理记录
⑥撤出消融导管、血管鞘，加压包扎	协助医师加压包扎；观察有无药物不良反应；做好术后宣教；填写手术护理交接单；正确转运患者，与病房护士详细交接

(四)腔内激光治疗术

腔内激光治疗术的原理是利用高能量激光束在辐射部位的光热效应,引起血液碳化进而传导热能损伤静脉壁,后期静脉壁产生纤维化修复,最终形成纤维化闭合。其闭合大隐静脉主干的效果与传统手术相同,严重扭曲或静脉团块会导致光纤无法进入,需多点穿刺激光治疗或手术切除。其操作步骤及护理配合见表12-4。

表 12-4　腔内激光治疗术操作步骤及护理配合

手术步骤	护理配合
①手术安全核查:核对患者信息、手术部位及名称	核对患者信息;做好心理护理及体位护理;遵医嘱给予吸氧、心电监护、建立静脉通路
②手术区域消毒、铺巾、麻醉	准备用物,暴露穿刺部位,协助麻醉
③超声引导下,于膝关节内侧下方穿刺静脉,置入血管鞘	准备超声仪,准确传递手术用品
④置入超细导丝,直至距汇合口处2cm,再置入激光光纤	准确传递激光光纤,导丝;生命体征观察
⑤腔内激光治疗,术后局部加压按压	连接激光设备电源;生命体征观察;护理记录
⑥撤出激光光纤,拔除血管鞘,加压包扎	协助医师加压包扎;观察有无药物不良反应;做好术后宣教;填写手术护理交接单;正确转运患者,与病房护士详细交接

(五)腔内微波治疗

腔内微波治疗与腔内激光消融和腔内射频消融术的原理相似,通过热消融的作用进行治疗,其利用微波的高热作用,损伤血管壁,发生纤维化修复,使管腔闭塞,最终达到治疗目的。但与后两者相比,腔内微波治疗缺乏文献报道,仍需大量长期的临床证据。其操作步骤及护理配合见表12-5。

表 12-5　腔内微波消融术操作步骤及护理配合

手术步骤	护理配合
①手术安全核查:核对患者信息、手术部位及名称	核对患者信息;做好心理护理及体位护理;遵医嘱给予吸氧、心电监护、建立静脉通路;协助麻醉
②手术区域消毒、铺巾、麻醉	准备用物,暴露穿刺部位,协助麻醉
③超声引导下,于膝关节内侧下方穿刺静脉,置入血管鞘	准备超声仪,准确传递手术用品
④置入微波消融导管,直至距汇合口处2cm,沿消融导管走行,血管周围注射肿胀液	准备微波消融导管;配制术中用药;生命体征观察
⑤大隐静脉微波消融,再次超声观察血管闭合情况,加压按压消融区域	连接消融设备电源;生命体征观察;护理记录
⑥撤出消融导管、血管鞘,加压包扎	协助医师加压包扎;观察有无药物不良反应;做好术后宣教;填写手术护理交接单;正确转运患者,与病房护士详细交接

五、护理措施

（一）非手术治疗的护理及术前护理

1. **体位与活动** 抬高患肢，减轻肿胀。维持良好姿势，坐时双膝勿交叉过久，以免压迫、影响腘窝静脉回流，下床活动时指导患者正确地穿弹力袜或使用弹力绷带。并发溃疡及水肿者，卧床休息，卧床期间指导并协助踝泵运动，促进下肢静脉回流。

2. **病情观察** 观察患肢浅静脉曲张范围及程度，是否伴有肢体肿胀、疼痛、酸胀和沉重感；有无小腿下段皮肤营养障碍性病变；肢体远端皮肤颜色、温度、感觉、运动、动脉搏动情况。

3. **并发症的观察与护理**

(1)血栓性浅静脉炎：表现为曲张静脉处疼痛，呈现红、肿、硬索，有压痛。给予患肢抬高，局部热敷，卧床休息以及应用抗生素等，待静脉炎控制后，再行介入治疗。

(2)湿疹和溃疡形成：足靴区内踝最易发生，避免局部受压，结合创面细菌培养结果，加强换药，保持创面清洁、干燥。

(3)曲张静脉破裂出血：静脉曲张成团后，血管壁较薄，轻微的外伤可破裂出血，由于静脉内压力较高，静脉壁缺乏弹性，出血很难自行停止。需抬高患肢，用弹性绷带压迫止血，必要时予以缝合止血。

4. **饮食护理** 多食富含纤维素的食物，多饮水，防止便秘。大隐静脉高位结扎剥脱术术前需禁食12h、禁水6h，其他介入手术术晨可进食清淡、易消化饮食，不宜过饱。

5. **术前准备** 术区严格备皮，若需植皮，还应做好供皮部位的皮肤准备。手术前用甲紫或记号笔画出曲张静脉的行径，便于术中准确操作。

（二）手术后护理

1. **休息与体位** 大隐静脉高位结扎剥脱术后去枕平卧4~6h。卧床期间仍需患肢抬高20°~30°，指导并协助患者踝泵运动，促进静脉回流。术后24h鼓励患者早期下床活动，避免久站、久坐。

2. **病情观察** 观察伤口敷料是否在位、有效、表面有无渗血、渗液；术后弹性绷带应自下而上包扎，不应妨碍关节活动，并注意保持合适的松紧度，以能扪及足背动脉搏动、保持足部正常皮肤温度、患肢舒适为宜；观察患肢远端皮肤的温度、颜色、感觉、动脉搏动情况。术后弹性绷带拆除后，改穿弹力袜。

3. **饮食护理** 大隐静脉高位结扎剥脱术后6h，饮水无呛咳后可进普食，多饮水，避免辛辣刺激性食物。

4. **并发症的护理**

(1)瘀斑和血肿：是较常见的并发症，多发生在术后3~5d，常因术中渗血所致。术后腹股沟切口或皮下血肿多为自限性，可因为血管结扎线结脱落引起，有时在行走后才出现。对较小的瘀斑和皮下血肿的处理是抬高患肢和加压包扎;血肿进行性增大或合并感染时,应及时手术探查,进行止血、血肿清除和引流。

（2）静脉曲张残留和复发:手术后局限的残留曲张静脉,可硬化剂注射治疗。手术后复发的腹股沟区的静脉曲张,应再次手术探查,无遗漏地结扎大隐静脉与股静脉交汇部的静脉属支。

（3）皮肤感觉障碍或麻木:较常见,皮神经、隐神经或腓肠神经的分支损伤,导致手术切口、大隐静脉分布的区域或轻或重的皮肤感觉障碍或麻木感,发生率较高,约为50%,多数为自限性,告知患者1年之内症状可逐渐消失。

（4）伤口感染和淋巴瘘:多数淋巴瘘能够自愈,应注意更换伤口敷料,保持清洁干燥,预防感染。局部物理治疗、加压包扎可促进愈合。

（5）DVT:是大隐静脉手术的严重并发症。术后注意观察患者有无下肢肿胀、疼痛及浅静脉曲张等临床表现。卧床期间,指导患者床上踝泵运动,鼓励患者术后24h下地行走,促进下肢静脉回流,防止发生DVT。

六、出院指导

休息时患肢尽量抬高促进回流,避免长时间站立和坐位。患者出院后应穿弹力袜至少3个月,正确穿脱弹力袜,弹力袜应维持有效的压力治疗作用。活动时应注意保护患肢,避免外伤引起不必要的损伤或血管的破裂。戒烟限酒,避免进食辛辣刺激食物。遵医嘱抗凝治疗,定期复查,如有不适,及时就诊。

七、相关知识链接

（一）病因及发病机制

先天性或后天性因素所致的静脉壁薄弱、静脉瓣膜发育不全及浅静脉内压力不断升高是引起浅静脉曲张的主要原因。

1. **先天因素** 先天性静脉瓣膜稀少或缺如是全身支持组织薄弱的一个表现,与遗传因素有关。静脉曲张患者常有周身或局限性的静脉壁缺陷,主要表现为静脉壁中层肌纤维、胶原纤维及弹性纤维的缺乏,造成静脉壁的强度减弱,以致管腔扩大,加上静脉瓣膜的缺陷,防止血液反流的保护机制遭到破坏,大量血液从深静脉或近端静脉反流,造成静脉迂曲扩张。

2. **后天因素** 血柱重力或任何增加重力作用的行为,如长期站立、重体力劳动、肥胖和各种原因引起的腹内压增高(便秘、妊娠、咳嗽、腹腔积液等),都可使瓣膜承受过度的压力,导致静脉曲张的出现。少数深静脉血栓也可引起静脉曲张。

（二）解剖与病理生理

下肢静脉共分为:深静脉、浅静脉、交通静脉及肌肉静脉。下肢浅静脉包括大隐静脉和小隐静脉,大隐静脉是全身最长的皮下浅静脉,在足背内侧起至足背静脉,在下肢内侧上行,直至腹股沟汇入股总静脉,小隐静脉在足背外侧沿小腿后外侧上行至膝关节后部,汇入腘静脉。浅静脉最终汇入深静脉,因此深静脉是下肢主要的回血通道。

由于静脉曲张,静脉瓣膜关闭不全,血液反流,静脉内压力增高,引起毛细血管通透性增加,纤维蛋白原、红细胞等渗入组织间隙。渗出的纤维蛋白原积聚并沉积包绕于毛细血管周围,形成纤维蛋白"袖套",阻碍了氧的扩散和物质的交换,从而导致皮肤和皮下组织营养性改变,如皮肤色素沉着,最后形成静脉性溃疡。由于毛细血管通透性增加,组织液生成增多,同时,纤维蛋白"袖套"亦阻碍了组织液的回流,导致下肢肿胀。

（三）疾病分型

CEAP 分型（表 12-6）

表 12-6 下肢浅静脉曲张 CEAP 分型

	临床表现 Clinical	病因 Etiology	解剖部位 Anatomy	病理 Pathology
C0 级	无可见或触及的静脉疾病体征	先天性	浅静脉	静脉逆流
C1 级	有毛细血管扩张、网状静脉、踝部潮红	原发性	交通静脉	静脉阻塞
C2 级	有静脉曲张	继发性	深静脉	逆流与阻塞同时存在
C3 级	有水肿,无静脉疾病引起的皮肤改变, 如色素沉着、湿疹和皮肤硬化等	原因不明	部位不明	无明确的病理生理学异常
C4a 级	皮肤色素沉着或皮肤湿疹			
C4b 级	脂性硬化或萎缩性白斑			
C5 级	有静脉疾病引起的皮肤改变和已愈合的溃疡			
C6 级	有静脉疾病引起的皮肤改变和正发作的溃疡			

（郑玉婷　李　萌　李　威）

第十三章

血栓性浅静脉炎

一、疾病概述

(一) 定义

血栓性浅静脉炎(superficial venous thrombophlebitis,SVT)是指浅静脉血管腔内急性非化脓性炎症,同时伴有血栓形成,导致静脉阻塞,血液回流障碍,引起早期以肢体突发性肿胀、疼痛为主,后期遗留静脉功能不全的血管疾病。常发生在大、小隐静脉及其属支,亦可发生在上肢头静脉、贵要静脉、胸腹壁静脉。

(二) 临床表现

疼痛是 SVT 急性期的主要症状,部分患者可有异物感或牵拉痛等不适,伴有体表形态和皮肤颜色的改变;好发于下肢的隐静脉,也可发生于身体其他各处的浅静脉,如腹壁、胸壁、乳房及上肢等的浅静脉。

SVT 常并发淤积性皮炎、肢体慢性溃疡等。大隐静脉受累时,可引起隐神经炎,出现神经分布区域内疼痛,有时在静脉病变消失后,神经痛仍会持续一段时间。胸、腹壁 SVT 多累及单侧,典型表现是:抬举、活动上肢时,突然感到一侧胸腹壁疼痛,受累静脉略显红、肿,伴有压痛、血管变韧,可扪及条索状物。

二、专科护理评估

(一) 病史评估

评估患者有无局部外伤、受压、感染、静脉置管、静脉血栓形成、长期输液、特殊药物静脉输注、出血性疾病史。

(二) 症状和体征

1. **疼痛情况** 观察患肢疼痛的部位、时间、性质、诱发因素,疼痛是否与活动有关联。

2. **局部症状** 患肢皮肤颜色、温度、感觉及足背动脉搏动情况;局部皮肤有无红、肿、热、痛及色素沉着;有无条索状物及其质地、活动度等。

3. **全身症状** 是否伴有发热、出汗、乏力、体虚等全身症状。

4. **心理和社会支持状况** 慢性溃疡、创面经久不愈者焦虑与恐惧的程度及家庭、社会支持状况。

（三）护理评分

跌倒坠床评分、Braden 评分、Caprini 风险评估、Barthel 评分、身体约束评分（带管患者）、导管滑脱评分（带管患者）等，根据评分结果采取相应的预防措施。

三、护理诊断／问题

1. **疼痛**　与静脉炎、水肿、血流受阻有关。
2. **组织灌注量改变**　与静脉血栓形成有关。
3. **活动受限**　与疾病引起的疼痛有关。
4. **体温过高**　与感染有关。
5. **潜在并发症**　肺栓塞、败血症等。
6. **潜在并发症**　手术部位出血、皮肤感觉障碍、感染等。

四、介入治疗方法／术中配合

（一）物理治疗

给予局部热敷、热疗等治疗。

（二）抗凝治疗

局限性血栓性浅静脉炎者可局部抗凝治疗，外用肝素钠乳膏、喜辽妥软膏，广泛性或进行性浅静脉炎应给予抗凝治疗。

（三）抗感染治疗

根据病因、病情，酌情选用抗生素类软膏，感染性血栓性静脉炎可给予抗生素治疗。

（四）介入治疗

静脉曲张相关的血栓性静脉炎，待炎症消退后，可针对病因治疗，如硬化剂治疗、大隐静脉高位结扎剥脱术和腔内激光消融术，其操作步骤及护理配合详见第十二章下肢浅静脉曲张（表 12-1~12-3）。

五、护理措施

（一）术前护理

1. **休息和饮食**　卧床休息，抬高患肢 20°~30°。下肢病变者可进行踝泵运动、抬腿运动等下肢主动运动与被动运动。保持病室内光线充足、宽敞、无障碍物，下床活动时注意安全。饮食宜富含优质蛋白、维生素及膳食纤维，易于消化。

2. **疼痛护理**　针对疼痛的原因采取相应的措施；避免患处受压；遵医嘱局部用药时，注意避开伤口位置，并观察药物的疗效及副作用；必要时使用止疼药物。

3. **病情观察**　观察患肢病变范围、程度；是否伴有肢体肿胀、疼痛、酸胀和沉重感；有无小腿下段皮肤营养障碍性病变；肢体远端皮肤颜色、温度、感觉、运动、动脉搏动情况。

4. 物理治疗的护理 红外线烤灯使用时应充分暴露照射部位；患肢抬高 20°~30°,灯距一般为 40~60cm,过高达不到治疗效果,过低容易灼伤患者；灯罩上方不得放置报纸、毛巾等物品；照射胸部、颈部及脸部时,应用纱布遮盖患者的眼睛或戴有色眼镜保护,免受伤害；加强巡视,及时观察患者的感觉以及烤灯是否正常。

（二）术后护理

1. 休息与体位 大隐静脉高位结扎剥脱术后去枕平卧 4~6h。卧床期间仍需患肢抬高 20°~30°,指导并协助患者踝泵运动,促进静脉回流。术后 24h 内限制患肢活动,24h 后鼓励患者早期下床活动,避免久站、久坐。

2. 病情观察 术后观察患者神志、生命体征变化,警惕局部感染、肺栓塞等严重并发症的发生。

3. 伤口护理 术后伤口予以弹力绷带加压包扎,弹力绷带应松紧适宜；随时观察伤口敷料是否在位、有效、表面有无渗血、渗液；观察患肢远端皮肤的温度、颜色、感觉、动脉搏动情况；注意局部有无出血、血肿等并发症发生。患者术后绝对卧床,床上活动时应动作幅度小,禁止按摩、热敷患肢,避免用力排便,防止血栓脱落导致肺栓塞。

4. 静脉治疗护理 输入高渗液体或刺激性的药物时,应加强巡视,注意观察穿刺部位是否肿胀、渗出。一旦出现药液外渗,立即暂停输注,并使用原针头对组织内残留药液进行回抽处理；必要时,更换注射器,酌情局部注射生理盐水、地塞米松稀释液或者解毒剂；抬高肢体,避免局部受压,药液外渗 24h 内,局部湿敷或冰敷,24h 后局部热敷；疼痛剧烈者可局部封闭治疗；局部药物外用,如西瓜霜、溃疡贴以及喜辽妥软膏等；发生局部组织溃疡,外科清创、换药。

六、出院指导

1. 康复指导 部分血栓性静脉炎病程较长,病情反复,故应鼓励患者遵医嘱规律治疗,定期复查；若出现局部症状复发或加重、肢体感觉或功能障碍等,应立即就诊。

2. 饮食指导 指导日常饮食以清淡、易消化、低脂、低胆固醇为宜,戒烟戒酒。

3. 行为指导 下肢血栓性静脉炎患者指导其坚持穿着弹力袜护腿,休息时抬高患肢；进行适当的体育锻炼,坚持踝关节伸屈活动；避免久站、久坐、长期肢体负重,避免使用过紧的腰带、吊袜带、束身衣。

4. 安全防护指导 下肢病变者保护足部皮肤,避免受伤；注意肢体保暖,慎用刺激血管收缩的药物,避免受冷导致血管收缩,加重病情。

七、相关知识链接

1. 病因与发病机制

(1)化学、机械性损伤:①静脉内注射刺激性或高渗性溶液,刺激浅静脉内膜,造成静脉壁损伤,形成血栓性炎症;②静脉内反复置管,超过24h,持续性输液,常可使浅静脉壁遭受直接损伤,形成血栓;③外伤。

(2)疾病:①单纯性下肢静脉曲张,若曲张静脉迁延失治,静脉壁严重变形后可因代谢产物堆积易遭受缺氧、炎性损害和慢性感染,进而诱发血栓性浅静脉炎;②血栓闭塞性脉管炎,血栓性浅静脉炎是其早期的一种临床表现,诊断标准之一为伴有游走性血栓性浅静脉炎;③感染、恶性肿瘤,乳腺癌、血液肿瘤、结肠癌、皮肤癌与血栓性浅静脉炎的形成密切相关;④抗磷脂抗体综合征,是一种累及多系统的非炎症性自身免疫疾病,表现为反复发生的动、静脉血栓形成或习惯性流产。

2. 疾病分型

(1)损伤后血栓性浅静脉炎:是目前最常见的类型,通常发生在肢体遭受直接外伤后,沿着静脉走行的相应区域出现触痛性条索状物,因静脉损伤后皮下出血,常可见到皮下瘀斑;可发生在静脉穿刺注射的部位,多因注射刺激性或细胞毒性药物而引起,临床上表现为穿刺注射部位出现红、肿、热、痛。

(2)静脉曲张后血栓性浅静脉炎:发生在下肢曲张浅静脉腔内,血栓可以沿大隐静脉向上或向下蔓延,或者发生在非大隐静脉主干的曲张静脉分叉部位。常表现为静脉曲张部位出现有触痛的硬结,其周围常有红斑。极少数情况下,血栓蔓延至踝部静脉壁和皮肤,可发生显著皮下出血。

(3)感染性血栓性浅静脉炎:发生于手术后、注射治疗后、损伤或放疗时,也可见于静脉曲张的隐匿性感染。静脉内长期置管可引起脓毒性静脉炎。

(4)游走性血栓性浅静脉炎:其特征为浅静脉血栓反复发生在不同的部位,但最常见在下肢,全身反应不明显。

(5)胸壁血栓性浅静脉炎:又称 Mondor 病。系指前胸壁、乳房、肋缘和上腹部的浅静脉有血栓形成,并继发炎症反应,其特征为局部体检发现触痛、条索状结构,拉紧皮肤或抬高上肢时更为明显。

(袁又圆　王雪琦)

第十四章
腔静脉阻塞护理常规

第一节　上腔静脉阻塞综合征

一、疾病概述

(一) 定义

上腔静脉综合征(superior vena cava syndrome, SVCS)是由多种原因引起的完全或不完全性上腔静脉及其主要分支阻塞,导致头、颈、胸部及上肢静脉回流障碍,静脉压力增加,从而产生头痛、胸闷、上肢和颜面部肿胀及胸壁静脉曲张等一系列症状体征。

(二) 临床表现

SVCS 的临床表现及严重程度取决于病变累及上腔静脉的部位、范围、严重程度、病变的发展速度和阻塞部位周围侧支代偿情况。

1. **静脉回流障碍**　头颈部及上肢出现非凹陷性水肿,伴皮肤及口唇发绀,平卧时加重,坐位或站立后症状缓解,常伴头痛、面部肿胀、心包积液。颈部、胸壁可见静脉曲张,侧支循环建立和开放时,可出现食管胃底静脉曲张,个别患者伴有胸、腹水。

2. **食管、气管及喉返神经压迫症状**　肿瘤等压迫周围器官、神经可出现咳嗽、呼吸困难、进食不畅、声音嘶哑、眼睑下垂、瞳孔缩小、面部无汗。

3. **静脉血栓形成和神经系统损害**　如导致不可逆静脉血栓形成和神经系统损害(脑水肿、椎弓根压迫等),可使颅内压增加,导致恶心、喷射性呕吐等症状。

二、专科护理评估

(一) 生命体征

评估患者体温、脉搏、血压、呼吸、末梢血氧饱和度,注意双上肢末梢血氧饱和度和血压有无明显差异。

(二) 肿胀情况

评估肿胀的部位、性质、程度;是否伴有头晕、呼吸困难、咳嗽、端坐呼吸、胸痛、声音嘶哑及进食困难等症状。

（三）患肢情况

评估患肢臂围、周径差,皮肤温度、颜色和感觉、桡动脉搏动情况。

（四）中枢神经系统症状

有无因颅内压增高导致的恶心、呕吐等。

（五）周围组织受压情况和其他

评估患者有无支气管肺癌及淋巴结转移压迫症状、慢性纵隔炎、先天性上腔静脉阻塞、留置中心静脉导管等。

（六）护理评分

跌倒/坠床评分、Braden 评分、Caprini 风险评估、Barthel 评分,身体约束评分(带管患者)、导管滑脱评分(带管患者)等,根据评分结果采取相应的预防措施。

三、护理诊断/问题

1. **气体交换受损**　与上腔静脉阻塞,水肿压迫有关。

2. **组织灌注量改变**　与静脉回流障碍有关。

3. **营养失调**　低于机体需要量,与腹胀及摄入不足有关。

4. **水、电解质紊乱**　与利尿剂及限制水、钠摄入有关。

5. **潜在并发症**　穿刺部位血肿、假性动脉瘤或动静脉瘘形成。

6. **潜在并发症**　颅内压增高、感染、肺水肿、肺栓塞、心力衰竭等。

7. **焦虑、恐惧**　与肿瘤压迫、呼吸困难有关。

8. **有皮肤完整性受损的危险**　与疾病导致肿胀及结膜充血有关。

9. **知识缺乏**　缺乏 SVCS 治疗的相关知识。

四、介入治疗方法/术中配合

近年来,血管腔内球囊扩张及支架植入术已日益成熟,成为 SVCS 的主要介入治疗方法。与常规手术相比具有创伤小,并发症少的特点,广泛应用于急性发病,放、化疗效果差,无手术指征的良、恶性疾病引起的 SVCS。

腔内支架植入途径主要有两种:

1. **经颈静脉途径植入支架**　优势在于:①容易穿刺;②对于上腔静脉上段阻塞性病变,经股静脉入路,导丝、导管因有一段未狭窄的上腔静脉做支撑,可以较容易地通过狭窄段;③一侧头臂静脉完全阻塞者,经股静脉入路很难寻找到患侧头臂静脉开口,支撑力较弱,送管困难。

2. **经股静脉途径植入支架**　优势在于:①距离病灶较近,导管、导丝的操作距离短,推送力强;②导管无需通过病变段,就可造影显示病变至心房的距离。其操作步骤及护理配合见表 14-1。

表 14-1　SVCS 血管腔内介入治疗操作步骤及护理配合

手术步骤	护理配合
①手术安全核查:核对患者信息、手术部位及名称	核对患者信息;做好心理护理及体位护理;必要时心电监护和低流量吸氧
②手术区域消毒、铺巾、局部麻醉	准备用物;暴露穿刺部位、麻醉配合
③经股静脉穿刺,置入血管鞘,猪尾导管穿过病变部位,插至右侧锁骨下静脉造影,明确狭窄部位、程度、范围	准确传递器械及物品;观察生命体征
④合并血栓形成,专用导管血栓抽吸,保留导管溶栓治疗	遵医嘱准确配制溶栓药物;如保留溶栓导管,应做好记录
⑤沿交换导丝置入球囊,使用直径 8~10mm 球囊导管,再酌情用 15~20mm 直径球囊扩张	准确传递器械及物品;观察生命体征;护理记录
⑥支架置入,支架直径应比所用球囊直径大 15%~30%,防止支架移位	观察生命体征
⑦造影重复、测量静脉压后拔管、加压包扎	协助医师加压包扎;观察有无药物不良反应;做好术后宣教;填写手术护理交接单;正确转运患者,与病房护士详细交接

五、护理措施

（一）术前护理

1. **体位与活动**　以卧床休息为主,取头高足低位,抬高床头 30°~40°,以改善呼吸困难,减轻头颈部及上肢的水肿情况。上肢水肿者,卧床休息时抬高患肢 20°~30°。

2. **饮食护理**　进食高热量、高蛋白、高维生素、低脂、低盐饮食,多食新鲜的蔬菜、水果,避免刺激性食物。食欲下降、恶心、呕吐等胃肠道反应较重,吞咽困难或者合并食管胃底静脉曲张的患者,宜少吃多餐,饮食宜清淡、细软,必要时静脉支持营养治疗。

3. **病情观察**　密切观察神志、瞳孔、生命体征的变化。呼吸困难者酌情取半卧位、坐位,及时清除呼吸道分泌物,给予氧气吸入,纠正缺氧。指导患者有效咳嗽、排痰,必要时遵医嘱应用止咳平喘药物。颅内压增高者,保持病室安静,遵医嘱降颅内压治疗,保持排便通畅,避免用力排便,便秘者遵医嘱使用缓泻剂。

4. **皮肤护理**　面部、颈部,双上肢水肿的患者,穿着宽松、透气的棉质上衣,避免使用碱性或刺激性肥皂,擦洗时注意不要用力,防止损伤皮肤;卧床患者避免肿胀肢体受压。

5. **输液护理**　静脉输液宜选择下肢静脉,避免在上肢、颈外及锁骨下静脉穿刺,以免增加上腔静脉负担,加重头部及上肢水肿,必要时行股静脉穿刺置管。

（二）手术后护理

1. **休息与体位**　经股静脉穿刺者,术侧肢体伸直制动 6h,6h 后可床上功能锻炼,卧床休息 24h 后病情允许即可下床活动。经颈静脉穿刺者,头部不可大幅活动,活动范围双向不宜超过 30°,避免颈部活动频繁,以防局部出血。置管溶栓期间应保持术侧肢体伸直制动。指导患者床上进行踝泵、肌泵运动,以利于静脉回流,减轻患肢肿胀。

2. **病情观察** 术后密切观察生命体征情况;观察肿胀消退情况,并做好记录;使用利尿剂的患者,观察尿量、饮食及血电解质情况,避免发生水电解质失衡;注意观察穿刺部位无渗血、血肿、感染、皮肤破损等情况;观察术侧肢体皮肤温度、感觉、运动、末梢循环情况。

3. **置管溶栓期间护理** 见下肢深静脉血栓形成介入治疗护理规范专家共识。

4. **并发症护理**

(1)尿潴留:多见于不习惯床上排尿的患者,提供隐蔽的排尿环境,指导患者按摩、热敷下腹部,协助其床上排便。置管溶栓的患者必要时予以导尿。

(2)肺栓塞:遵医嘱抗凝治疗,治疗期间观察有无鼻腔、牙龈、皮肤等部位出血倾向。

(3)肺水肿、心功能不全:与血管开通后回心血量骤然增加及原有心功能不全有关。动态监测患者生命体征,观察有无胸闷、气促、心慌、大汗淋漓及神志改变,控制输液速度和输液量。

(4)支架内血栓形成、上腔静脉破裂、上腔静脉再次阻塞、支架移位:术中选择型号合适的支架,术后注意观察症状缓解情况,如症状不缓解或缓解后复发应立即告知医师,必要时行上腔静脉造影复查。

六、出院指导

1. **活动与休息** 注意休息,避免劳累,饮食注意同术前。

2. **病情观察** 告知患者回家后注意观察头面部、颈部、胸部及上肢肿胀情况,如有咳嗽、呼吸困难、头痛、视力下降、眩晕等症状及时就诊。

3. **用药护理** 指导患者遵医嘱服药,抗凝治疗患者,告知其注意事项及出血倾向的观察方法。

4. **定期复查** 术后 1 个月、3 个月需复查,了解支架通畅及支架内血流情况。

七、相关知识链接

(一)病因与发病机制

1. **恶性肿瘤侵犯或压迫上腔静脉** 以支气管肺癌及淋巴结转移压迫最为常见。

2. **非恶性疾病的压迫** 如胸骨后甲状腺肿瘤、胸腺瘤、支气管囊肿,或慢性纤维性颈部组织炎症导致上腔静脉周围组织压迫。

3. **上腔静脉血栓形成** 先天性心脏病及手术后、中心静脉置管等,损伤血管内皮,激发内皮细胞的炎性反应,进而管壁纤维化、管腔狭窄,血栓形成。

(二)解剖与病理生理

上腔静脉位于上中纵隔右前部,由左右头臂静脉在第 1 胸肋结合处后方汇合而成,沿第

1~2肋间隙前端后面下行,穿心包至第3胸肋关节高度注入右心房,长约7cm。上腔静脉管壁很薄且柔软,上腔静脉周围被较硬的器官组织包绕,有胸腺、主气管、右支气管、主动脉、头臂动脉、肺门及气管旁淋巴结。这些结构的任何一部分膨胀均可压迫上腔静脉。血管壁受压易引起血管腔变窄而使血流受阻引起相应的临床症状。若上腔静脉受压过久,可导致局部血栓形成及中枢神经系统损害。

（三）疾病分型

根据上腔静脉阻塞的严重程度,将 SVCS 分为四级:

1. **一级**　上腔静脉部分阻塞,如一侧无名静脉阻塞,可通过颈外侧静脉、颈前静脉、甲状腺下静脉、颈静脉弓与对侧无名静脉沟通而进入上腔静脉,奇静脉呈正向血流。

2. **二级**　上腔静脉接近完全闭塞,上腔静脉病变远端的血流可经腋静脉→胸外侧静脉→胸廓内静脉→肋间静脉→奇静脉、半奇静脉引流至阻塞部位以下的上腔静脉而进入右心房,此时奇静脉仍为正向血流。

3. **三级**　上腔静脉完全闭塞,上腔静脉的高压血流将逆向由奇静脉、半奇静脉→腰升静脉→髂总静脉→下腔静脉而进入右心房,胸腹浅层静脉侧支循环可不明显;奇静脉呈反向血流。

4. **四级**　上腔静脉和奇静脉均闭塞,只能借助于无名静脉→胸廓内静脉→腹壁上静脉→腹壁下静脉→髂外静脉→下腔静脉,或依赖于腋静脉→胸外侧静脉→胸腹静脉→腹壁浅静脉→旋髂浅静脉→股静脉→下腔静脉。体检时,可见体表部位血流向下的胸腹部静脉曲张。

（肖书萍　肖　芳）

第二节　下腔静脉阻塞综合征

一、疾病概述

（一）定义

下腔静脉阻塞综合征是指各种原因引起的下腔静脉狭窄或者闭塞,导致静脉血液回流障碍的一组综合征,其原因包括邻近病变组织侵犯、压迫,腔内血栓形成,腔内占位性病变,下腔静脉滤器阻塞等。

（二）临床表现

腹水和肝大是最常见的临床征象。下腔静脉阻塞综合征的临床表现取决于阻塞的部位、程度以及侧支循环形成的状况。

1. 上段下腔静脉阻塞 病变累及肝静脉或以上平面的下腔静脉,可有下腔静脉高压、门静脉高压和心功能不全等临床表现。

2. 中段下腔静脉阻塞 病变累及肝静脉与肾静脉之间的下腔静脉,可因肾静脉高压、肾血流量减少、肾功能障碍,表现为腰痛、肾脏肿大、血尿和蛋白尿等。

3. 下段下腔静脉阻塞 病变累及肾静脉平面以下的下腔静脉,常表现为双下肢肿胀、沉重感、腹股沟及侧胸腹壁浅静脉曲张。男性患者因前列腺静脉丛淤血,可出现生殖器、阴囊水肿,女性患者盆腔静脉淤血可出现下腹部疼痛,类似于慢性盆腔炎的表现。腿部症状常晚于阴囊肿胀出现之前。轻症患者症状不明显,患者常因血栓进展和/或静脉高压的症状、体征就诊,随着病程进展,可出现皮肤瘙痒、色素沉着、溃疡等症状。

二、专科护理评估

(一) 病史评估

评估患者是否有真性红细胞增多症、阵发性夜间血红蛋白尿,以及各种原因所致的血液凝固性升高的疾病;是否合并发育缺陷所致的先天性病变,以及邻近脏器病变,包括炎症、创伤、肝占位性病变或转移性癌肿。

(二) 症状和体征

1. 局部症状评估 有无腹痛及恶心、呕吐、呕血等消化系统症状;有无腹壁静脉曲张及部位、范围、血流方向;有无盆腔淤血症状;下肢皮肤颜色、感觉、运动情况,有无皮肤瘙痒、色素沉着、溃疡。

2. 腹水和下肢水肿的评估 根据腹围、体重变化、移动性浊音实验、B超检查,评估腹水的部位和量。双下肢水肿按水肿位置可分为四级:1级,踝以下;2级,膝以下;3级,股以下;4级全身水肿。按水肿程度分为五级,见图14-1。

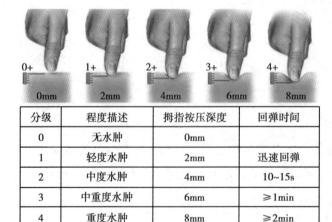

分级	程度描述	拇指按压深度	回弹时间
0	无水肿	0mm	
1	轻度水肿	2mm	迅速回弹
2	中度水肿	4mm	10~15s
3	中重度水肿	6mm	≥1min
4	重度水肿	8mm	≥2min

图 14-1 下肢水肿程度分级

3. **全身症状评估**　评估神志、生命体征,面色、皮肤温度、弹性及色泽,尿量的变化,受压部位皮肤情况,早期发现肝性脑病、休克、电解质紊乱引起的意识障碍。

（三）护理评分

跌倒坠床评分、Braden 评分、Caprini 风险评估、Barthel 评分,身体约束评分(带管患者)、导管滑脱评分(带管患者)等,根据评分结果采取相应的预防措施。

三、护理诊断／问题

1. **活动无耐力**　与下肢肿胀、低蛋白、腹胀等有关。

2. **组织灌注量改变**　与静脉回流障碍有关。

3. **营养失调低于机体需要量**　与摄入不足、呕吐有关。

4. **疼痛**　与静脉回流障碍、支架扩张刺激血管和周围神经等有关。

5. **睡眠形态紊乱**　与内脏功能障碍有关。

6. **有体液不足的危险**　与大量呕吐导致失水有关。

7. **潜在并发症**　穿刺部位血肿、假性动脉瘤或动静脉瘘形成。

8. **潜在并发症**　心功能不全、肺栓塞、肝性脑病、肾病综合征、肾功能不全、支架移位等。

四、介入治疗方法／术中配合

综合评估患者的肝肾功能、病变部位、程度、临床症状、有无合并症,选择合适的介入治疗方法。主要的介入治疗方法有:

1. 抗血小板、抗凝治疗和溶栓治疗,具体操作步骤及护理配合见下肢深静脉血栓形成介入治疗护理规范专家共识。

2. 经皮动脉栓塞术,多用于上消化道急性出血,且出血量较大的患者。

3. 经颈静脉肝内门体分流术,降低门静脉压力,减轻肝脏和下腔静脉淤血症状。

4. 经皮腹腔穿刺放液,是顽固型腹水的有效治疗方法,能够快速、有效缓解患者腹胀。

五、护理措施

（一）术前护理

1. **体位与活动**　多卧床休息,以增加肝脏的血流量,改善肝细胞的营养,提高肾小球的滤过率。大量腹水的患者取半坐卧位,使横膈下降,增加肺活量,减轻呼吸困难。

2. **饮食护理**　宜进食高蛋白、高维生素、低脂肪、易消化的饮食,多食新鲜蔬菜和水果,忌食过热、带骨、辛辣、刺激、粗纤维、坚硬的食品,少吃多餐。戒绝烟酒。腹水或水肿患者酌情给予低盐或无盐饮食。

3. **病情观察**　严密观察神志、生命体征的变化。消化道出血的患者,密切观察呕吐物及排泄物的量、性状以及颜色,判断出血程度。每天测量腹围、体重,记录 24h 出入液量,观察腹水及水肿消长情况。

4. **皮肤护理** 穿宽松、透气的棉质上衣,避免使用碱性或刺激性肥皂,擦洗时注意不要用力,防止损伤皮肤;卧床患者避免肿胀肢体受压。轻度水肿者限制活动,重度水肿者应绝对卧床。下肢水肿的患者,卧床时抬高肢体 20°~30°,促进下肢静脉回流。阴囊水肿的患者,使用棉垫托起阴囊,保持阴囊和腹股沟区皮肤清洁、干燥,预防皮肤湿疹。

5. **心理护理** 多数患者存在恐惧心理,表现为精神紧张、食欲不振、失眠等症状,应耐心向患者讲解疾病相关知识,安慰患者,使其消除抑郁和悲观心理。

(二) 手术后护理

1. **体位及活动** 在术前护理的基础上,结合介入治疗方式,选择合适的体位。术后平卧位。留置溶栓导管期间,绝对卧床,保持术侧肢体伸直制动,腰部、膝关节下方垫软枕维持舒适体位。经皮动脉栓塞术或经颈静脉肝内门体分流术的患者,术后 6h 术侧肢体(前者)或颈部(后者)制动,6h 后可床上活动,避免频繁活动、活动幅度过大,卧床休息 24h 后,病情允许可床边活动。经皮腹腔穿刺放液术后,患者卧床休息,取半卧位或患侧卧位,以利于腹腔引流。

2. **病情观察** 术后密切观察生命体征情况;观察肿胀消退情况,并做好记录;使用利尿剂的患者,观察尿量、饮食及水电解质情况,避免发生水电解质失衡;注意观察穿刺部位有无渗血、血肿、感染、皮肤破损等情况;观察术侧肢体皮肤温度、感觉、运动、末梢循环情况。

3. **抗凝和溶栓治疗的护理** 见下肢深静脉血栓形成介入治疗护理规范专家共识。

4. **并发症护理**

(1)出血:术后注意观察穿刺部位有无出血及血肿;抗凝 / 溶栓治疗者,密切观察有无皮肤、黏膜、牙龈及大小便出血;门静脉高压者,注意观察呕血、黑便的量、次数和性质,肠鸣音次数、音质,周围静脉尤其是颈静脉充盈情况。经颈静脉肝内门体分流术后注意有无胆道、腹腔出血等操作相关并发症的发生。

(2)急性心力衰竭:经颈静脉肝内门体分流术后大量瘀滞的血流突然回流,加重了心脏负荷。因此,需严密观察患者生命体征的变化,严格控制输液量及输液速度。心力衰竭急性发作时,患者取坐位或半坐位,双腿下垂,高流量吸氧,心电监护监测生命体征、血氧饱和度,建立两条静脉通路,给予利尿、强心、扩血管等治疗,记录 24h 出入液量,若尿量 <30ml/h 应及时通知医生。

(3)肝性脑病:是经颈静脉肝内门体分流术较为常见的分流并发症。术后应密切观察患者意识状态的改变,监测肝功能和血氨浓度,严重肝性脑病患者,应积极查找并排除诱因,给予对症治疗、饮食调整、药物治疗。

(4)支架移位:术中仔细测量分流道长度、直径并选择合适的支架,可减少支架移位的发生。术后嘱患者卧床休息 24h,近期内避免重体力劳动,避免腹内压突然剧增的因素,如剧烈咳嗽、打喷嚏、便秘。

六、出院指导

保证充足休息,避免劳累和过度活动;保持心情舒畅,避免引起腹内压增高的因素,以免诱发出血;合理饮食,避免食用粗糙、坚硬、带骨带刺、油炸和辛辣的食物、戒绝烟酒;遵医嘱抗凝或抗血小板治疗,不能擅自停药或减量,定期门诊复查;下肢肿胀的患者建议术后常规使用梯度压力袜,缓解下肢血液瘀滞,避免久坐、久站。

七、相关知识链接

(一)病因与发病机制

下腔静脉阻塞综合征的病因很多,根据是否存在下腔静脉先天畸形可分为先天性、继发性两类。前者有 60%~80% 存在下腔静脉血栓形成,血栓多来源于畸形血管周围的侧支血管或邻近的髂静脉;后者亦可因恶性肿瘤、口服避孕药、吸烟、肥胖、怀孕、激素治疗等原因引起下腔静脉阻塞。此外,腹膜后病变压迫、Budd-Chiari 综合征、腹部创伤及外科手术、髂静脉受压综合征、腔静脉滤器内血栓闭塞、原发性下腔静脉肿瘤等均可引起继发性下腔静脉阻塞综合征。

(二)解剖与病理生理

下腔静脉在 L4~L5 椎体的右前方,由左、右髂总静脉汇合而成,沿腹主动脉右侧上行,经肝后腔静脉沟、穿膈肌的腔静脉孔进入胸腔,于 L9 稍上方进入右心房,收集下肢、盆腔和腹部的静脉血。临床上常将下腔静脉分为 3 段:①上段:肝静脉平面以上;②中段:肝静脉与肾静脉之间;③下段:肾静脉平面以下,见图 14-2。

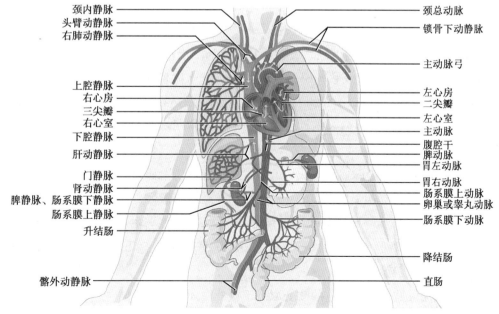

图 14-2　下腔静脉解剖图

（徐　阳　张婷婷）

第十五章

下肢静脉回流障碍性疾病

第一节 急性、亚急性下肢深静脉血栓形成

一、疾病概述

(一) 定义

下肢深静脉血栓形成（deep venous thrombosis，DVT）是由于血液在深静脉腔内不正常凝集，导致静脉回流障碍性疾病，出现下肢肿胀、皮温高、疼痛和功能障碍。

急性期 DVT：DVT 发病后 14d 以内。

亚急性期 DVT：DVT 发病 15~30d。

(二) 临床表现

1. **患肢肿胀** 是最主要的症状。以左下肢肿胀较为常见，单侧肢体肿胀，少数下腔静脉血栓形成的患者可表现为双侧肢体肿胀。肿胀的程度依静脉闭塞的程度和范围而定，膝关节以下的肿胀提示血栓累及腘或股浅静脉，整个下肢肿胀提示髂—股静脉血栓形成。

2. **疼痛** 疼痛是最早出现的症状，主要因血栓激发静脉壁炎症反应和血栓远段静脉急剧扩张，刺激血管壁内末梢神经感受器所致。疼痛多出现在小腿腓肠肌、大腿或腹股沟等区域，表现为疼痛性痉挛或紧张感，活动后加剧，卧床休息或抬高患肢可减轻。血栓位于小腿肌肉静脉丛时，Homans 征和 Neuhof 征呈阳性。Homans 征为患肢伸直，足被动背屈时，引起小腿后侧肌群疼痛为阳性。Neuhof 征为压迫小腿后侧肌群，引起局部疼痛为阳性。

3. **浅静脉曲张** 深静脉血栓形成后的继发性代偿反应。如果血栓累及深静脉主干，特别是髂—股静脉段，可有明显的下腹部和腹股沟的浅静脉曲张。

4. **皮温改变** 单纯静脉疾病皮肤温度变化不大，并发股青肿时，由于血液淤滞，皮肤温度常偏高，如果股青肿进一步加重，下肢的张力继续升高，患病下肢动脉痉挛称为"股白肿"，此时下肢皮温发凉。

5. **皮色改变** 肢体皮肤颜色的改变取决于血液循环状况的不同，主要影响因素有血流的速度和血液的氧饱和度，股青肿时患肢皮肤呈青紫色，股白肿时患肢皮肤可苍白。

6. **全身反应表现** 如体温升高、脉率增快、白细胞计数升高等。

二、专科护理评估

（一）病史评估

详细询问病史，了解患者此次发病时间、诱因及诊治经过；评估是否存在 DVT 的高危因素，如长途旅行、大手术、严重创伤、长期卧床、肿瘤病史等。

（二）神志、生命体征评估

评估患者意识程度、体温、脉搏、呼吸、血压、血氧饱和度等，有无短暂意识障碍或昏迷。

（三）患肢症状 / 体征评估

评估下肢肿胀的部位、时间、范围、诱因、程度、伴随症状；有无合并患肢浅静脉曲张或静脉性营养不良；患肢皮肤温度、颜色、感觉及足背动脉搏动情况。

（四）用药评估

评估患者是否曾长期使用避孕药、激素类药物、化疗药、抗凝 / 溶栓药物，既往凝血功能及有无出血倾向，如是否出现皮肤黏膜瘀斑、牙龈出血、血尿、血便、头痛等症状。

（五）并发症评估

评估患者有无心慌、胸闷、气喘、胸痛、咳嗽、咯血、发绀等肺栓塞症状。

（六）护理评分

跌倒坠床评分、Braden 评分、Caprini 风险评估、Barthel 评分，身体约束评分（带管患者）、导管滑脱评分（带管患者）等，根据评分结果采取相应的预防措施。

三、护理诊断 / 问题

1. **疼痛**　与肢体肿胀有关。
2. **组织灌注量改变**　与静脉回流障碍有关。
3. **生命体征的改变**　与情绪紧张、疾病本身、介入手术有关。
4. **自理能力受限**　与置管溶栓有关。
5. **潜在并发症**　出血、肺栓塞、心跳呼吸骤停。
6. **潜在并发症**　假性动脉瘤或动静脉瘘形成、下腔静脉滤器移位或断裂、残留血栓或血栓复发。
7. **有尿潴留、便秘的危险**　与制动、饮食有关。
8. **有皮肤完整性受损的危险**　与静脉回流障碍、卧床有关。
9. **知识缺乏**　缺乏 DVT、介入手术、围手术期护理相关知识。

四、介入治疗方法 / 术中配合

急性期、亚急性 DVT 治疗目的：抑制血栓蔓延、清除血栓、恢复静脉的通畅以及保护静脉瓣膜的结构和功能，预防和降低肺动脉栓塞的发生率和死亡率，降低血栓复发与血栓后综合征的发生率。

1. 抗凝治疗 是 DVT 的基本治疗,可抑制血栓蔓延、利于血栓自溶和管腔再通,降低肺栓塞的发生率和病死率。

2. 腔静脉滤器置入术 / 取出术 为了预防和减少溶栓治疗期间发生 PE,排除禁忌证,可行下腔静脉滤器置入术,其操作步骤及护理配合见第七章第一节下肢深静脉血栓形成介入治疗护理规范专家共识(表 7-2)。下肢静脉及下腔静脉造影证实已不需要下腔静脉滤器保护时,可行下腔静脉滤器取出术。其操作步骤及护理配合见第七章第一节下肢深静脉血栓形成介入治疗护理规范专家共识(表 7-3)。

3. 溶栓治疗 溶栓治疗分为系统性溶栓和经导管接触性溶栓,前者多采取经足背浅静脉置入留置针行患肢浅静脉顺行溶栓的方法。溶栓剂常规应用尿激酶,溶栓剂量参考患者全身状况、年龄、血栓负荷、凝血功能等因素综合评估,常用剂量(20~100)万 U/d。推荐较小剂量(50 万 U/d)较长时间 CDT 治疗,保留导管通常不超过 7d。其操作步骤及护理配合见第七章第一节下肢深静脉血栓形成介入治疗护理规范专家共识(表 7-4、7-5)。

4. 经皮机械血栓清除术 主要是采用旋转涡轮或流体动力的原理打碎或抽吸血栓,从而达到迅速清除或减少血栓负荷,解除静脉阻塞的作用。其操作步骤及护理配合见第七章第一节下肢深静脉血栓形成介入治疗护理规范专家共识(表 7-6)。

5. 经皮穿刺球囊血管成形术或联合支架置入术 对静脉血管狭窄的患者是一种不错的选择。其操作步骤及护理配合见第七章第一节下肢深静脉血栓形成介入治疗护理规范专家共识(表 7-7)。

五、护理措施

(一) 术前护理

1. 体位与活动 绝对卧床休息,抬高患肢高于心脏水平 20~30cm,膝关节微屈,下垫软枕维持舒适。卧床期间床上排便,应保持大便通畅,避免用力大便,造成腹内压突然增高致血栓脱落。患肢严禁按摩、推拿、热敷。指导患者踝泵运动,每天 5~8 次,每次 8~10min。

2. 病情观察 严密观察患者神志、生命体征变化;准确测量肢体周径,计算并对比观察周径差的变化;观察患者有无胸闷、胸痛、呼吸困难等不适,警惕肺栓塞的发生;观察患肢皮肤温度、颜色、色泽、动脉搏动情况。

3. 饮食护理 高维生素、低盐、低脂、优质蛋白饮食,忌食辛甘肥厚之品,以免增加血液黏度,加重病情。

4. 并发症的护理

(1) 出血:是 DVT 溶栓治疗最常见并发症。应严密观察生命体征、局部有无出血、渗血及全身出血倾向。严格执行医嘱,药物配制剂量准确。定时复查凝血功能、尿常规、大便潜血试验。静脉采血或注射后按压时间不少于 5min。

（2）肺动脉栓塞：是 DVT 最严重的并发症，急性大面积肺动脉栓塞是患者猝死的常见原因之一。75%~90% 的栓子来源于下肢深静脉和盆腔静脉丛内的血栓。患者如果出现胸痛、心悸、呼吸困难及咯血等症状，立即给予平卧，高浓度氧气吸入，心电监护监测生命体征，配合医生积极抢救，患者避免深呼吸、叩背。

5. **心理护理** 向患者讲解手术方法、疗效、术中配合及注意事项，减轻患者焦虑、紧张心理，树立战胜疾病的信心，保持情绪稳定，配合手术和护理。

6. **术前护理** ①指导患者练习床上排尿、排便；②术晨更换清洁病员服，除去饰物、义齿等；③必要时，遵医嘱给予术前用药。

（二）术后护理

见第七章第一节下肢深静脉血栓形成介入治疗护理规范专家共识。

六、出院指导

1. 改善生活方式，减轻精神压力，保持心态平衡，绝对禁烟。

2. 如无特殊交代，可从事正常工作及一般性家务劳动，也可适当的运动，如散步等。下床活动时，建议穿着专业的弹力袜。

3. 避免久坐久站，当患肢肿胀不适时及时卧床休息，并抬高患肢高于心脏水平 20~30cm，抬高肢体时膝盖不要悬空，建议膝盖保持一定的生理弯曲，脚踝以及小腿到膝盖部分肢体都要垫高。病情不允许下床的患者，床上进行踝泵运动。

4. 不建议热水烫脚，洗澡水避免过热，洗澡时间不要超过 15min，不建议患肢针灸、足疗、刮痧、按摩等，以及任何的外界物理刺激，也不建议各种仪器理疗等。

5. 保持大便通畅，大便时建议坐便，每次不超过 15min，尽量避免下蹲动作。

6. 严格按医生指导规范用药，不能擅自停药以及换药，定期门诊复诊。

七、相关知识链接

（一）病因

DVT 的主要原因是静脉壁损伤、血流缓慢和血液高凝状态。危险因素包括原发性因素和继发性因素（表 15-1）。

表 15-1　DVT 的危险因素表

原发性危险因素	继发性危险因素
抗凝血酶缺乏；蛋白 C 缺乏；先天性异常纤维蛋白原血症；V 因子 Leiden 突变；高同型半胱氨酸血症；纤溶酶原缺乏；抗心磷脂抗体阳性；异常纤溶酶原血症；纤溶酶原激活物抑制剂过多；蛋白 S 缺乏；凝血酶原 20210A 基因变异；XII 因子缺乏；VIII、IX、XI 因子增高	髂静脉压迫综合征；损伤 / 骨折；脑卒中、瘫痪或长期卧床；高龄；中心静脉留置导管；下肢静脉功能不全；吸烟；妊娠 / 产后；Crohn 病；血液高凝状态；肾病综合征；血小板异常；手术与制动；长期使用雌激素；恶性肿瘤、化疗患者；肥胖；心、肺功能衰竭；长时间乘坐交通工具；口服避孕药；狼疮抗凝物；人工血管或血管腔内移植物；VTE 病史；重症感染

（二）病理生理

DVT形成过程中，先是血小板黏附、聚集在血管内膜局部，释放某些活性物质，同时又使血小板进一步聚集。随着病情的发展，血小板堆积逐渐增多，形成许多珊瑚状血小板小梁，使血流减慢，被激活的凝血因子逐渐增多，纤维蛋白形成及沉积亦随之增多，并网罗血细胞，终成血栓。血栓形成早期，只有起源处附着于血管壁，几乎是漂浮状态，很容易脱落。继而血栓收缩，挤出血清，血栓变为相对干燥、坚实的结构。开始血栓仅是通过纤维蛋白附着于血管壁上，但内膜的内皮纤维细胞迅速入侵，使血栓固定、机化。因为由血栓挤出的血清中有激活的凝血因子及凝血酶，所以在一定条件下，很容易有新鲜的血凝块沉积于正在机化，甚至已经机化的血栓上，使血栓不断的扩展延伸，最终堵塞静脉管腔。

（三）疾病分型

1. 按部位分 分为三型：①周围型：腘静脉及小腿深静脉血栓形成；②中央型：髂股静脉血栓形成；③混合型：全下肢深静脉血栓形成。

2. 按严重程度分 分为两型：①常见型DVT；②重症DVT，包括股青肿（下肢深静脉严重淤血）和股白肿（伴有下肢动脉持续痉挛）。

（林　环　罗丽娜）

第二节　下肢深静脉血栓形成后综合征

一、疾病概述

（一）定义

下肢深静脉血栓形成（deep venous thrombosis，DVT）急性期未得到有效治疗则进入慢性期。静脉内的血栓经历与静脉壁粘连、收缩、自身纤溶及新生血管形成的过程，阻塞的静脉经历阻塞到部分或完全再通的改变，最终因近端静脉阻塞和/或远端静脉瓣膜功能毁损，血栓机化，遗留静脉功能不全，引起慢性下肢静脉高压，称为血栓后综合征（postthrombotic syndrome，PTS）。

（二）临床表现

疼痛是PTS重要的临床表现，其临床表现与疾病的严重程度和个体差异有关。患者表现为下肢疼痛、酸胀、沉重不适以及长期淤血造成的皮肤改变，如皮肤色素沉着、皮肤瘙痒等；PTS还可表现一些少见的非特异性症状，如反复发作的血栓性静脉炎和反复发作的蜂窝织炎，后者往往与潜在的组织水肿有关。

典型患者的临床表现非常有规律：症状晨轻暮重，下肢抬高后好转，严重的患者在下床后可立刻出现肢体疼痛、皮色潮红和肿胀。长期得不到治疗的 PTS 可以逐步破坏交通支瓣膜功能，累及浅静脉，皮肤出现色素沉着、粗糙增厚、湿疹样皮炎及慢性静脉溃疡。慢性静脉溃疡表现如下：

1. **伤口局部表现**

（1）疼痛：与伤口部位的神经分布、轻重、炎症反应强弱等因素相关，伤处活动时加剧，制动后可减轻。疼痛持续或加重表示可能并发感染。

（2）肿胀：为局部出血和 / 或炎性渗出所致，病久溃疡边缘变厚隆起，四周皮色黯黑、水肿伴有湿疹。

（3）功能障碍：组织结构破坏可直接造成功能障碍，疼痛也可限制肢体活动。

（4）创面：慢性静脉溃疡形状、大小和深度不一，呈发白或暗红色，表面可附有黄色脓苔，渗出秽臭难闻。创面也可附着出血或血块，出血量由受伤的毛细血管、静脉或动脉的类型及管腔直径决定。

2. **全身表现**

（1）体温增高：为损伤区血液成分及坏死组织成分的分解产物吸收所引起，一般在 38℃左右。伤口有疼痛、红肿、触痛、脓性分泌物等，体温过高、中性粒细胞增多，可能并发化脓性感染所致，应予重视。

（2）脉搏、血压和呼吸的改变：慢性静脉溃疡可使儿茶酚胺释出增多，心率和脉搏加快，周围血管收缩，舒张压升高，收缩压接近正常或稍高，脉压缩小。

二、专科护理评估

（一）DVT 专科评估

详细询问病史，了解患者既往有无 DVT 病史，是否存在诱发或加重 PTS 的高危因素，是否谨遵医嘱规律抗凝治疗及穿着压力合适的弹力袜等。余见第十五章第一节急性、亚急性下肢深静脉血栓形成。

（二）患肢溃疡类型评估

1. **静脉性溃疡**　因下肢静脉血液淤积、静脉高压而致。多发生于小腿下 1/3 的内侧或外侧，以内侧较为多见，且多伴有周围组织肿胀，色素沉着等表现。初期为局部水肿、湿疹样变，先痒后痛，色红，糜烂，迅速转为溃疡，创面可发白或暗红，溃病愈合后易反复发作。

2. **动脉性溃疡**　为缺血性溃疡，因下肢动脉供血不足所致，例如动脉硬化闭塞症、血栓闭塞性脉管炎等。此类溃疡多发生在趾端，在出现溃疡前的最早症状是间歇性跛行，常不能引起重视，往往当患者休息时出现难以缓解的疼痛（静息痛）后才就诊。此时肢体缺血更为明显，伤口灌注差、干燥、苍白、足端冰冷（即使是在温暖的环境中），很容易发展为足趾坏疽破溃,一旦出现破溃则疼痛更加剧烈,患者常常是彻夜不眠,抱膝而坐。

（三）静脉性溃疡伤口评估

1. **创面评估** 测量创面的长度和宽度,评估伤口的面积、形状,创面出血、渗出液的量、颜色、气味、形状情况。了解伤口疼痛程度、性质及创缘肿胀的程度。

2. **伤口的特征** ①伤口涉及的层次:表皮受累、部分皮肤受累、全部皮肤受累、深层受累,包括肌肉、肌腱、骨受累;②伤口有无异物、结痂或坏死组织;③伤口是否合并感染、是否出现细菌感染的临床症状。

3. **伴随症状** ①观察患肢运动范围和幅度,正确评估患肢是否存在功能障碍以及障碍原因;②体温、脉搏、血压和呼吸的改变;③是否有口渴、尿少、疲惫、失眠、食欲不振等。

4. **相关因素** 是否存在不利于伤口修复的因素:感染、营养不良、全身性疾病等。

三、护理诊断 / 问题

1. **疼痛** 与静脉回流障碍、溃疡有关。
2. **生命体征的改变** 与介入手术、情绪紧张、溃疡有关。
3. **自理能力缺陷** 与术后卧床、患肢功能受限有关。
4. **潜在并发症** 出血、肺栓塞、脓毒血症、感染性休克。
5. **潜在性并发症** 术后穿刺部位血肿、假性动脉瘤或动静脉瘘形成。
6. **潜在性并发症** 球囊破裂、支架移位、支架内再狭窄。

四、介入治疗方法 / 术中配合

PTS 介入治疗主要为抗凝治疗、介入手术治疗。对伴有髂静脉闭塞的 DVT,可结合使用经皮腔内血管成形术(percutaneous intraluminal angioplasty,PTA)及支架(stent)植入术,以迅速恢复血流,缩短疗程,提高疗效。手术配合过程详见第七章第一节下肢深静脉血栓形成介入治疗护理规范专家共识(表 7-7)。

PTA 适应证:①不伴有急性血栓的髂股静脉重度狭窄或闭塞(Cockett 综合征或 May-Thurner 综合征);②经导管溶栓、血栓清除术后遗留的髂静脉重度狭窄和闭塞;③髂股静脉急性血栓且血栓负荷量大,髂静脉出口严重阻塞者;④髂静脉 PTS;⑤股静脉 PTS(推荐作单纯性 PTA)。

PTA 禁忌证:①髂静脉轻度受压;②存在抗凝、抗血小板药禁忌证者;③髂股静脉长段急性期血栓而又未置入下腔静脉滤器者。

五、护理措施

（一）术前护理

见第十五章第一节急性、亚急性下肢深静脉血栓形成。

（二）术后护理

见第十五章第一节急性、亚急性下肢深静脉血栓形成。

静脉性溃疡的护理 静脉溃疡由于静脉长期淤滞、并发症较多，很难用手术根除治疗，需对创面进行长期的专业性护理。

（1）创面处理：①主张采用湿敷治疗，不宜采用干性疗法。湿性环境可促进细胞的转移、增殖、分化，形成血管神经，利于创面愈合。②非感染性伤口清创液选用无菌水或生理盐水即可，避免在伤口局部应用消毒灭菌制剂（例如次氯酸钠、过氧化氢、醋酸等）。③选择简单、低黏附性、容易被患者接受、低消耗的敷料，根据创面渗出及有无继发感染决定敷料更换的次数，可用水凝胶敷料，伤口局部可辅助使用一些促进创面愈合的药物，对于非感染性伤口也可使用表皮生长因子和碱性成纤维细胞生长因子等生物制剂促进创面愈合。④避免局部使用导致皮肤过敏的制剂，例如羊毛脂类护肤品、抗生素。⑤伤口出现蜂窝织炎症状时（患者出现发热、局部疼痛加剧、伤口周围红肿加重、流脓，溃疡面积增大等），应清创去除坏死组织，全身应用抗生素治疗。⑥患肢注意适当保暖。

（2）根据患者溃疡的严重程度选择不同弹性、不同压力梯度的弹力袜，C2~C3 患者 20~30mmHg 压力，C4~C5 患者 30~40mmHg 压力，C6 患者 40~50mmHg 压力。要求弹力袜从足弓套到膝盖以上，建议清晨起床时就穿上，到临睡时脱去。使用弹力袜时，加强患肢观察，防止压力过高，加重创面缺血。同时，对体型消瘦的患者，骨突出处应加保护衬垫。教会患者弹力袜的正确穿着及维护方法。

（3）康复锻炼：鼓励静脉性溃疡的患者穿弹力袜同时辅以适当的运动，例如步行等，以保证踝关节和腓肠肌的功能。

六、出院指导

见第十五章第一节急性、亚急性下肢深静脉血栓形成。

1. 注意保护患肢，避免发生任何损伤，不慎受伤时，避免盲目进行局部的自我处理。

2. 烟中的尼古丁和烟碱能使血管收缩，增高血液黏稠度，影响静脉性溃疡治疗效果，故要求患者严格戒烟。

3. 注意患肢防寒、防潮湿和活动量过大，环境温度低于 17℃时，患肢病变局部循环不良，营养障碍，不利于创面愈合。户外活动、过度劳累可使患部耗氧量增加。环境寒湿，通风不良、空气中含氧量低等亦可导致病情加重，宜注意防范。

七、相关知识链接

（一）病因和发病机制

1. **下肢静脉功能不全** PTS 的原因很多，包括静脉流出道阻塞、血栓形成、深静脉或交通静脉瓣膜功能不全等。下肢静脉性溃疡的主要病因是深静脉功能不全引起的静脉压升高。

2. **纤维蛋白病理性沉着及纤溶活性降低** 下肢静脉疾病的皮肤营养障碍程度与毛细血管周围纤维蛋白的沉积及严重程度密切相关,纤维蛋白的病理性沉积是皮肤营养障碍的病理基础,Burnand等的"纤维蛋白袖套"学说认为,由于静脉压持续升高,使血管内皮细胞的间隙增宽,从面有利于纤维蛋白原的渗出,进而在毛细血管周围包绕沉积形成纤维蛋白"套",这一屏障妨碍了氧的扩散,造成局部组织缺氧和溃疡形成。同时,在静脉性溃疡的患者中,纤溶系统功能障碍,导致去纤维的能力下降,使沉积在毛细血管周围的纤维蛋白难以清除。

3. **腓肠肌功能不全** 静脉瓣膜关闭功能不全造成的血液逆流和腓肠肌泵功能不全,射血分数减少,最终导致下肢静脉高压。静脉溃疡的发病率、静脉血逆流程度以及腓肠肌泵射血分数减少程度,这三者之间存在密切的关系,深静脉中度逆流时,下肢溃疡的发病率为40%;重度逆流时,溃疡发病率高达58%。正常肢体腓肠肌每收缩一次排出血量为60~90ml,可使足部静脉压下降60mmHg(8kPa),而在深静脉瓣膜功能不全的患者中,大多存有腓肠肌泵功能的异常,其射血分数仅为正常者的10%~15%。

4. **局部炎症反应能力降低** 静脉高压可使下肢毛细血管渗透压增高,导致血液浓缩、血流速度减慢,迂回的毛细血管"俘获"大量白细胞,从而阻碍携氧红细胞通过,同时,下肢静脉性溃疡局部各类黏附分子表达降低,导致单核细胞,淋巴细胞和内皮细胞向溃疡区域的移行能力减弱,削弱了炎性修复过程,进而影响溃疡的愈合。

(二)疾病分型

1. **CEAP分型** 见第十二章下肢浅静脉曲张(表12-6)。

2. **静脉临床严重程度评分(VCSS)**(15-2)

表15-2 静脉临床严重程度评分表

属性	无=0	轻度=1分	中度=2分	重度=3分
疼痛	无	偶发,活动未受限,未使用止痛药	每天,活动中度受限,偶用镇痛药	每天,活动严重受限,常规使用止痛药
静脉曲张	无	几乎无,单支血管	多发,GSV或SSV曲张,仅限腓肠肌	广泛的,GSV或SSV曲张腓肠肌和大腿
肢体水肿	无	夜间,踝部	下午,踝部以上	上午,踝部以上,需活动,抬高
皮肤色素沉着	无或集中,低密度棕褐色	弥漫性,位置局限,陈旧色(棕色)	弥漫分布,小腿下1/3大部分,或新的色素沉着(紫色)	范围更广,超出小腿的1/3,新的色素沉着
炎症	无	轻度蜂窝织炎,溃疡边缘	中度蜂窝织炎,小腿下1/3	严重的蜂窝织炎,超出小腿的1/3,湿疹
硬结	无	病灶,绕踝部<5cm	中侧部,小腿下1/3	整个小腿超出1/3

属性	无 =0	轻度 =1 分	中度 =2 分	重度 =3 分
溃疡数	0 个	1 个	2 个	>2 个
溃疡期	无	<3 个月	>3 个月 ~<1 年	>1 年
溃疡规模	无	<2cm	2~6cm	>6cm
加压治疗	没有或依从性很差	间断的	大部分时间	依从性好且包括腿部抬高

注:GSV. 大隐静脉;SSV. 小隐静脉;当静脉直径 >4mm 即考虑静脉曲张。静脉水肿是指静脉起源的水肿,有静脉疾病病因(在站立时严重水肿、出现静脉曲张、有 DVT 史等)。如水肿每天出现并持续存在即有临床意义。色素沉着必定影响到腿部真皮层,且曲张静脉的色素沉着情况没有减轻。活动性溃疡的尺寸表明了多发性溃疡患者的溃疡最大直径。压力治疗时基于可调节模式以适应不同背景的治疗使用

（梁爱琼　李　燕）

第十六章

下肢深静脉受压综合征

第一节　髂静脉压迫综合征

一、疾病概述

（一）定义

髂静脉压迫综合征（iliac vein compression syndrome，IVCS）又称 May-Thurner 综合征或 Cockett 综合征，指左髂总静脉受其横跨前方的右髂动脉和后方腰骶椎共同压迫引起管腔狭窄，从而导致的下肢和盆腔静脉回流障碍性疾病，以及由此出现的一系列临床综合征。

（二）临床表现

1. IVCS 早期缺乏典型的临床表现，仅表现为组织学或影像学上的异常。

2. **以慢性下肢静脉功能不全为主要表现**　表现为如下肢肿胀、酸胀、沉重不适、疼痛、色素沉着、静脉性跛行，以及因长期淤血造成的皮肤改变，如皮肤色素沉着、瘙痒等。

3. **以髂股静脉血栓形成为主要表现**　较少见，表现为急性症状，其中多数以突发急性髂股静脉血栓形成为首发表现。临床发病急剧，突然发生髂部、大腿内侧（股三角区）明显胀痛，或下肢广泛性胀痛，随后迅速出现整个下肢广泛性明显肿胀，同时伴有下肢浅静脉曲张；由于皮肤毛细血管（细小静脉）扩张，皮肤上出现广泛蓝色微细的网络。因髂股静脉血栓形成，在股三角区常可扪及股静脉呈硬索条状，有压痛。整个下肢饱满、紧韧感，尤其是小腿更明显，有压痛，Homans 征阳性。血栓向近侧顺行伸延、扩展，可累及下腔静脉，发生下腔静脉梗阻；血栓向远侧逆行扩展而累及全下肢，发生全下肢深静脉血栓形成。患者有轻度全身反应，发热不超过 38.5℃。

二、专科护理评估

（一）危险因素评估

1. **先天因素**　髂静脉长期受到前方髂动脉和后方第 5 腰椎体的压迫，出现管腔狭窄、闭塞；遗传性血栓高危因素。

2. **后天因素**　创伤、手术、分娩、恶性肿瘤、长久制动、口服避孕药、发热性疾病、水分缺失等。

（二）症状/体征评估

1. 以慢性下肢静脉功能不全为主要表现 评估内容见下肢深静脉血栓形成后综合征。

2. 以髂股静脉血栓形成为主要表现 评估内容见急性、亚急性下肢深静脉血栓形成。

（三）用药评估

评估患者是否曾长期使用避孕药、激素类药物、化疗药、抗凝/溶栓药物,既往凝血功能及有无出血倾向,是否出现皮肤黏膜瘀斑、牙龈出血、血尿、血便、头痛等症状。

（四）护理评分

跌倒坠床评分、Braden 评分、Caprini 风险评估、Barthel 评分,身体约束评分(带管患者)、导管滑脱评分(带管患者)等,根据评分结果采取相应的预防措施。

三、护理诊断/问题组织灌注的改变

1. **疼痛** 与肢体肿胀有关。

2. **组织灌注量改变** 与静脉回流障碍有关。

3. **生命体征的改变** 与情绪紧张、疾病本身、介入手术有关。

4. **皮肤完整性受损** 与静脉回流障碍、静脉性营养不良有关。

5. **自理能力缺陷** 与术后卧床、置管溶栓、患肢功能受限有关。

6. **潜在并发症** 出血、肺栓塞、心跳呼吸骤停。

7. **潜在并发症** 假性动脉瘤或动静脉瘘形成、下腔静脉滤器移位或断裂、残留血栓或血栓复发。

8. **潜在并发症** 球囊破裂、支架移位、支架内再狭窄。

9. **有尿潴留、便秘的危险** 与制动、饮食有关。

四、介入治疗方法/术中配合

（一）抗凝治疗

结合髂静脉压迫综合征类型、患者全身情况综合评估,抗凝治疗是目前最主要的药物治疗方案。

（二）下腔静脉滤器置入术

急性髂股静脉血栓形成的 IVCS 患者,在整体介入治疗方案前,先行下腔静脉滤器置入术,其操作步骤及护理配合见第七章第一节下肢深静脉血栓形成介入治疗护理规范专家共识(表 7-2、表 7-3)。

（三）经皮机械血栓清除术、溶栓治疗

急性髂股静脉血栓形成的 IVCS 患者,需联合吸栓及溶栓等治疗,尽可能清除血栓后再行髂静脉支架植入治疗,改善髂静脉支架的远期通畅率和降低血栓后综合征的发生,其操作步骤及护理配合见第七章第一节下肢深静脉血栓形成介入治疗护理规范专家共识(表 7-4~

表 7-6)。

（四）腔内血管成形术

IVCS 腔内血管成形术治疗指征包括：①静脉造影发现髂静脉狭窄程度 >50%，并伴有慢性下肢静脉功能不全症状；②狭窄两端静息压力差 >2mmHg 或活动压力差 >3mmHg；③腔内超声发现髂静脉存在 >50% 的狭窄或隔膜；④狭窄的远端大量侧支血管开放。其操作步骤及护理配合见表 7-7。

五、护理措施

1. **以慢性下肢静脉功能不全为主要表现的 IVCS**　护理措施见下肢深静脉血栓形成后综合征。

2. **以髂股静脉血栓形成为主要表现的 IVCS**　护理措施见急性、亚急性下肢深静脉血栓形成。

六、出院指导

见急性、亚急性下肢深静脉血栓形成、下肢深静脉血栓形成后综合征。

七、相关知识链接

（一）病因和发病机制

左髂总静脉位于右髂总动脉与第 5 腰椎体之间，长期受到动脉搏动的反复刺激而导致髂静脉局限性内膜增厚与腔内粘连带、内膜蹼形成，同时左髂静脉与下腔静脉间的夹角较大，进一步导致左下肢静脉回流障碍、血流瘀滞、受压局部静脉内膜缺氧而引起血管壁损伤，最终引起临床症状。

除此之外，可见于其他解剖变异情况，如右侧髂动脉压迫髂静脉汇合部，右侧髂动脉压迫右侧髂静脉，左侧髂动脉压迫左侧髂静脉或腹股沟韧带压迫髂外静脉，其他结构如肿瘤、子宫、腹主动脉瘤、髂动脉支架等对髂静脉的压迫也有报道。

（二）解剖与病理生理

左髂总静脉于第 5 腰椎体中下部平面的右侧，汇合成下腔静脉而沿脊柱上行。右髂总动脉亦在腰椎前方向骨盆右侧下行，跨越左髂总静脉的前方，故左髂静脉处于受右髂动脉和第 5 腰椎前压后挤的解剖位置导致下肢静脉回流障碍。

IVCS 致下肢静脉回流障碍、血流淤滞，引起下肢静脉高压。而下肢静脉高压是慢性下肢静脉功能不全及 DVT 形成的重要因素，持续增加的静脉压传递至微循环导致毛细血管跨壁压增高、血管床变形、内皮间隙增宽、通透性增高，进而引起组织间隙液体、代谢产物等聚积，以及局部血液循环障碍，诱发慢性炎症反应及静脉内皮细胞损伤，促使下肢水肿和皮肤营养性改变，最终引发溃疡或 DVT。

（三）疾病分型

1. IVCS 根据临床表现可分为三型：无症状型、慢性静脉功能不全型、急性髂股静脉血栓型。

2. IVCS 分为三期：①无症状期：髂静脉受机械性压迫，无侧支循环开放，无静脉回流障碍等临床表现；②静脉内膜增生期：髂静脉长期受压后血管发生重构，以形成棘状物为特征；③深静脉血栓形成期：出现 DVT 及下肢慢性下肢静脉功能不全相关临床表现。

（翁艳敏　朱　洁）

第二节　腘静脉陷迫综合征

一、疾病概述

（一）定义

腘静脉陷迫综合征（popliteal vascular entrapment syndrome，PVES）相对少见，由于腘血管或其周围肌束发育异常、解剖结构变异，致使腘静脉受周围肌肉或肌腱、纤维组织束异常压迫，长期反复挤压、摩擦，引起静脉管壁增厚、管腔狭窄或闭塞。腘静脉陷迫患者同时伴有腘动脉陷迫，单纯腘静脉陷迫较少见。腘静脉陷迫综合征与下肢深静脉瓣功能不全极为相似，故诊断率低，误诊率高。

（二）临床表现

累及腘静脉出现下肢静脉回流受阻，继发深静脉血栓形成或出现以慢性静脉功能不全为主要表现的一系列症状。

1. 活动后小腿出现肿胀、静脉曲张、酸痛等症状。

2. 合并腘动脉陷迫综合征，可出现间歇性跛行，常于下肢剧烈运动后发病。

3. 小腿内侧皮炎、足靴区色素沉着。

4. 慢性难治性溃疡。

5. 浅静脉曲张，以膝关节内下侧最为显著。

6. 双侧畸形，患侧足背动脉搏动较弱且不对称。

二、专科护理评估

（一）一般资料评估

患者的心肺功能、既往史、过敏史（是否为过敏体质、碘过敏史）、输血史、营养状态、认知能力、自理能力。

（二）心理和社会支持情况

评估患者及家属对疾病的发展、治疗、护理的了解与掌握程度，及对治疗的配合程度。

（三）专科评估

1. **症状评估**　评估疼痛发生的部位、性质及疼痛持续时间；有无肿胀以及浅静脉曲张，双下肢皮肤温度、感觉、颜色及足背动脉搏动情况，肢体远端末梢循环情况，下肢皮肤有无红肿、硬结、感染等。测量双下肢周径，计算周径差，以便观察治疗效果。

2. **辅助检查**　如踝肱指数、多普勒超声、MRI、血常规、肝肾功能、凝血功能、心电图等。

（四）护理评分

跌倒坠床评分、Braden 评分、Caprini 风险评估、Barthel 评分，身体约束评分（带管患者）、导管滑脱评分（带管患者）等，根据评分结果采取相应的预防措施。

三、护理诊断/问题组织灌注的改变

1. **组织灌注的改变**　与下肢深静脉血栓形成有关。
2. **疼痛**　与深静脉回流障碍或手术创伤有关。
3. **潜在并发症**　下肢深静脉血栓形成。
4. **自理能力缺陷**　与急性期需卧床休息，患肢制动有关。
5. **知识缺乏**　缺乏腘静脉陷迫综合征的相关知识。

四、介入治疗方法/术中配合

本征的手术治疗常取决于症状和病变的程度，手术原则是松解血管压迫、血管重建和恢复正常血流。如果患者腘动脉已闭塞，可以尝试介入治疗，即血管成形术。其操作步骤及护理配合见第七章第一节下肢深静脉血栓形成介入治疗护理规范专家共识（表7-7）。如果介入治疗失败，应选择血管旁路手术。

（1）腘动脉松解术：使整个腘动脉可以移动。

（2）动脉旁路转流术或间置术：移植材料可选择自体静脉。

（3）动脉瘤切除术：切除动脉瘤样病变并自体静脉移植。

五、护理措施

（一）术前护理

1. **术前常规护理**　①完善术前各项评估、检查；②皮肤准备，检查穿刺部位皮肤有无感染、破损，行股静脉穿刺备皮区为腹股沟区上至脐部，下至大腿上 1/3，包括会阴部；触摸足背动脉搏动强度，标记足背动脉搏动点，以便术后观察比较；③指导练习在床上使用便器排便，练习屏气方法；④术前 1 日沐浴，更换病员服；⑤必要时，建立静脉输液通道，遵医嘱术前用药。

2. 饮食指导 ①高维生素、低脂、易消化饮食,避免粗糙、干硬、带骨刺、油炸及辛辣食物,禁烟、酒,少喝咖啡和浓茶,饮食不宜过热;②术前1日给予易消化饮食,为防止低血糖可静脉输注葡萄糖液。

3. 心理护理 向患者讲解手术方法、疗效、术中配合及注意事项,减轻患者焦虑、紧张心理,列举成功病例,减轻其心理压力,树立战胜疾病的信心,保持情绪稳定,配合手术和护理。

(二)术后护理

1. 术后常规护理 ①监测生命体征变化每1小时1次,尤其是血压及心率变化,以便及时发现有无出血先兆;②病情稳定者后可下床活动,适当散步,如出现头晕、心慌、出汗等不适,立即卧床休息。注意勿剧烈咳嗽、打喷嚏、用力排便。

2. 肢体护理 ①患者术后回病房,护士立即观察患肢的血运情况,包括足背动脉搏动情况和肢体皮肤颜色、温度、功能及双侧踝肱指数;②术后第二天指导患者进行踝关节的跖屈背伸运动,以促进静脉回流;③加强足部护理,用温水洗脚,但禁用热水袋热敷,以免加重患肢耗氧及防止烫伤。保持足部干燥、卫生,穿柔软、透气的鞋袜。

3. 饮食护理 ①术后从流质饮食逐渐过渡到普通饮食;②病情许可给予低蛋白、高热量、高维生素饮食,进食适量水果和含纤维素的蔬菜。

4. 抗凝护理 保证用药及时准确,严格掌握用药剂量并应密切观察用药后的不良反应,应每日监测凝血功能的各项指标,并观察有无出血倾向,如皮肤有无出血点或瘀斑,有无伤口渗血,有无鼻出血、牙龈出血、尿血、便血甚至是脑出血等症状。

5. 心理护理 该疾病好发于青年男性,了解患者术后心理状态和担心的问题,针对性做好心理疏导,帮助患者解决问题,促进身体恢复健康。

6. 并发症的观察及护理

(1)骨筋膜室综合征:若出现小腿前方骤然剧痛、小腿严重肿胀、皮肤呈青紫色、压痛明显,常提示骨筋膜室综合征的发生,应立即报告医生,及时予以处理。

(2)血栓形成的预防和护理:术后应正确安置体位,同时应加强患肢的观察,若出现肢体远端皮温凉、皮色苍白、足背动脉搏动不能触及、疼痛剧烈时,常提示有栓塞或血栓形成,应及时报告医生处理。

六、出院指导

一般指导

1. 适当功能锻炼,注意劳逸结合,生活规律,避免劳累和重体力劳动,保证充足睡眠,增强抵抗力。

2. 饮食指导 进食低盐、低脂、低胆固醇饮食,严禁吸烟,禁食辛辣刺激食物。

3. **定期复查** 术后1个月、3个月、6个月、1年并每年定期随访,随访内容包括:症状、踝肱指数、多普勒超声、血常规、肝肾功能、凝血常规。

4. **用药指导** 根据医嘱指导患者服用抗凝药,保证用药的时间、剂量,不随意更改药物种类、剂量和方法。如出现鼻出血、牙龈出血、皮肤散在出血点等及时就诊。

5. **病情监测指导** 指导患者自我观察肢体血运情况,如下肢皮温、颜色、感觉及足背动脉搏动情况,如有异常及时就诊。

七、相关知识链接

(一)病因和发病机制

腘血管陷迫综合征的确切病因尚不清楚,但是下肢腘窝部肌肉和血管之间的解剖变异,与胚胎发育有着十分密切的联系。由于腘动脉可位于腘肌深面,所以从胚胎学基础来看,腘深动脉持续存在可导致腘动脉陷迫综合征。而腓肠肌内侧头过度沿股骨向头侧移行也能引起病变,可发现腘动脉位于腓肠肌内侧头内侧或穿过内侧头。最常见的是腘动脉向内侧环绕内侧头后进入腘窝,然后向外侧,走行于内侧头深面,位于内侧头和股骨内侧髁之间。腘窝的其他肌肉、肌束、纤维束带也可参与这种复杂的改变,有时甚至累及静脉和神经等组织。另外一种功能性腘动脉陷迫综合征,可能与腓肠肌、腘肌、跖肌或半膜肌等肥厚所导致的血管受压有关,常好发于运动员。

腘血管陷迫综合征的病理变化是一个进展过程,症状的严重性与腘血管受陷迫的程度密切相关,最终可导致血栓形成,并引起相应的临床症状。病变的开始是由于腘动脉受肌肉压迫与股骨反复摩擦,引起动脉壁轻度损伤,造成局部早期动脉粥样硬化病变和血栓形成,局部病变的蔓延可引起管腔狭窄,产生血流动力学变化,而继发性湍流则使狭窄段远侧的动脉扩张,形成动脉瘤。动脉瘤内血栓形成和病变血管闭塞,均可造成急性缺血的严重后果。在病变部位可有许多侧支形成。

(二)疾病分型

1. 根据腘血管陷迫综合征的解剖变异,分为5型:

Ⅰ型:腓肠肌内侧头附着点正常,腘动脉环行向内侧绕过内侧头的起始部向其深面和下方走行。

Ⅱ型:腓肠肌内侧头附着点位于正常附着部位外侧,不是起自内上髁而是来自于股骨内侧髁的外侧方,腘动脉走向正常,但仍走经其内侧和下方,受到压迫。

Ⅲ型:腓肠肌内侧头的外侧缘延伸出一个肌索或肌头,从内侧髁区至外侧,压迫腘动脉。腘动脉的走行正常,类似Ⅱ型。

Ⅳ型:腘动脉受较深部位腘肌或同一部位异常纤维索带的压迫,动脉可以绕过或不经过腓肠肌内侧头内侧。

Ⅴ型:包括上述任何一种类型,腘动脉受压的同时伴有腘静脉陷迫。

2. 根据患肢静脉造影,分为 3 型:

Ⅰ型:腘静脉狭窄段高于膝关节平面。

Ⅱ型:腘静脉狭窄段平膝关节平面。

Ⅲ型:腘静脉狭窄段低于膝关节平面。

(李晓梅　葛静萍)

第十七章
肝素诱导的血小板减少症性血栓形成

一、疾病概述

(一) 定义

肝素诱导的血小板减少症(heparin induced thrombocytopenia,HIT)是在应用肝素类药物过程中出现的、由抗体介导的肝素不良反应,临床上以血小板计数降低为主要表现,可引发静、动脉血栓形成,严重者甚至导致死亡。HIT 伴有血栓形成者,称之为肝素诱导的血小板减少症性血栓形成(heparin induced thrombocytopenia and thrombosis,HITT)。

(二) 临床表现

1. **血小板减少** 是 HIT 患者最主要的临床表现。常见的变化特征是血小板计数下降至其基线值的 50% 以上(占 90%),降低 30%~50%(<10%),且最低血小板计数一般 $\geqslant 20 \times 10^9/L$(最低值平均为 $55 \times 10^9/L$);基线血小板计数较高的患者,即便血小板下降 50% 以上仍可在正常范围。应用肝素早期(0~5d)可发生非免疫性肝素相关性血小板减少,晚期则可导致免疫性血小板减少(通常用药 5d 后)伴 HITTS,且 HIT 抗体检测阳性。停药 5~7d(也可能 1 个月)后,血小板计数常升至正常。

2. **深静脉血栓形成** HIT 患者的静脉、动脉均可发生血栓,发生比例约为 4:1。临床多见下肢 DVT,可发生致死性肺栓塞,严重 DVT 还可导致静脉性肢体坏疽,其他脏器及皮下浅表静脉亦可发生血栓。有 2%~3% 的 HIT 患者发生单侧肾上腺静脉血栓形成,表现为肾上腺出血相关的腰腹部和胸部疼痛,如患者发生双侧肾上腺出血性坏死,可引起急或慢性肾上腺功能衰竭。血小板减少和血栓栓塞的时间并不完全同步。少数患者血栓栓塞事件发生早于血小板计数减低(20%~25%),使用肝素患者,一旦出现血栓栓塞的临床表现,应尽早检查血小板数量。

3. **连续发生的血栓栓塞** 动脉栓塞最常发生于脑、外周动脉或留置导管部位,导致脑卒中、四肢缺血或器官缺血、梗死。

4. **局部皮肤损害** 通常肝素治疗 5d 后,局部注射部位出现痛性红斑或皮肤坏死。HIT 皮肤损害病例检查示微血管血栓形成,故可预测血栓形成事件。

5. **全身反应** 少数患者在静脉注射肝素 30min 后出现急性全身反应,表现为肌肉僵直、寒战、发热、大汗、呼吸困难、心动过速或血压升高等,严重者可导致心脏、呼吸骤停。特殊情况下,可并发弥散性血管内凝血,造成纤维蛋白原大量消耗和下降。此外,个别患者在使用肝素后发生全身性过敏反应,严重者可出现低血压和喉头水肿等临床表现。

二、专科护理评估

(一) 病史评估

详细询问病史,了解患者既往有无 DVT 病史,是否存在 DVT 的高危因素。评估肝素用药史、用药时间。

(二) 症状体征评估

1. **生命体征评估** 主要监测患者体温、脉搏、呼吸、血压、血氧饱和度等变化。

2. **DVT 评估** 见急性、亚急性下肢深静脉血栓形成。

3. **动脉栓塞评估** 评估肢体远端皮肤颜色、感觉、运动、末梢循环等;评估有无脑及其他组织的栓塞征象。

4. **其他** 评估有无皮肤损害及发热、弥散性血管内凝血、呼吸困难等全身症状。

(三) 护理评分

跌倒坠床评分、Braden 评分、Caprini 风险评估、Barthel 评分,身体约束评分(带管患者)、导管滑脱评分(带管患者)等,根据评分结果采取相应的预防措施。

三、护理诊断 / 问题

1. **疼痛** 与静脉回流障碍有关。
2. **生命体征改变** 与疾病有关。
3. **皮肤完整性受损** 与局部皮肤损害有关。
4. **自理能力缺陷** 与术后卧床、患肢功能受限有关。
5. **知识缺乏** 缺乏疾病相关知识。
6. **潜在并发症** 术后穿刺部位血肿、假性动脉瘤或动静脉瘘形成。
7. **潜在并发症** 肺栓塞、脑动脉栓塞、弥散性血管内凝血等。

四、介入治疗方法 / 术中配合

1. 一经诊断或者临床高度怀疑(中高度临床可能性),应立即停用肝素类抗凝药物,包括使用肝素封管液。

2. **抗凝治疗** 使用非肝素类抗凝药物替代抗凝。替代药物包括阿加曲班、比伐芦定、磺达肝癸钠、新型口服抗凝药和华法林。

(1)初始治疗阶段:初始抗凝治疗的药物包括胃肠外给药的直接凝血酶抑制剂(如比伐芦定、阿加曲班)、间接 Xa 抑制剂磺达肝癸钠等。初始治疗不能使用华法林,血小板 $\geqslant 150 \times 10^9/L$ 或恢复至基线水平方可换用华法林维持治疗,个别情况下(如妊娠女性)可使用磺达肝癸钠。

(2)维持治疗阶段:孤立性 HIT 抗凝至少 1 个月,HITT 抗凝至少 3 个月。停肝素和替代抗凝 7d 内,血小板减少的情况应该得到恢复。治疗过程中应监测血小板数量变化,除非出血或者拟行大手术,避免预防性输注血小板。

(3)介入治疗方法:包括下腔静脉滤器置入及取出术;溶栓治疗,包括经足背浅静脉置入留置针行患肢浅静脉顺行溶栓、经皮腔内导管溶栓治疗(catheter directed thrombolysis,CDT);经皮腔内机械性血栓清除术(percutaneous mechanical thrombectomy,PMT);经皮腔内血管成形术(percutaneous intraluminal angioplasty,PTA)及支架植入术。

术中配合最重要的是停用任何肝素或低分子肝素,包括静脉留置通道冲洗应用的肝素溶液,改成 0.9% 生理盐水。经皮机械血栓清除术时,需要准备的灌注液为 0.9% 生理盐水水或阿加曲班。其余操作步骤及护理配合见第七章第一节下肢深静脉血栓形成介入治疗护理规范专家共识(表 7-1~ 表 7-7)。

五、护理措施

1. **术前护理** 见第十五章第一节急性、亚急性下肢深静脉血栓形成。

2. **术后护理** 见第十五章第一节急性、亚急性下肢深静脉血栓形成。

六、相关知识链接

(一)病因和发病机制

HIT 是应用肝素或低分子肝素过程中发生的一种药物反应,HIT 的危险因素与肝素类药物的类型、肝素暴露时间、暴露方式(静脉 / 皮下使用、体外循环和各种体外装置、肝素冲管或封管等)、剂量及治疗策略、患者人群、全身性炎症、创伤程度以及性别等有关。普通肝素 > 低分子肝素 > 磺达肝素;心外科术后 > 整形外科 > 内科患者 > 产科患者;女性发生 HIT 的风险是男性的 2 倍。

血小板释放的血小板第 4 因子(platelet factor 4,PF4)是天然的肝素灭活剂,PF4 与肝素分子 1∶1 结合形成 PF4- 肝素复合物(PF4-H)后发生构象改变,可刺激免疫细胞产生应答,释放抗 PF4-H 抗体(即 HIT 抗体)。HIT 抗体主要类型是 IgG,循环血液中存留的时间为 50~90d,一般不超过 100d。

(二)病理生理

IgG 型 HIT 抗体与 PF4-H 结合形成大分子复合物 IgG-PF4-H,当其血浆浓度显著增高时,能大量结合在血小板表面特异性 IgG 抗体的受体(FcγR Ⅱa)上,引起血小板持续活化形成微血栓,并释放血小板微粒。血小板栓子可通过 HIT 抗体与血管内皮细胞表面的硫酸乙酰肝素 -PF4 复合物结合,固定于血管壁形成附壁栓子,并激活内皮细胞。另一方面,IgG-PF4-H 还可通过 FcγR Ⅰ受体结合并刺激单核细胞释放组织因子,激活凝血途径,使凝血酶大量生成,最终形成纤维蛋白血栓。除血浆中的 HIT 抗体外,患者自身合并高凝状态、血管损伤或血流动力学异常、FcγR 基因多态性等,也是导致血栓形成的重要因素。HIT 患者血小板计数降低的原因包括抗体结合的血小板被网状内皮系统吞噬,以及在血栓形成过程中被消耗,凝血酶产生和纤维蛋白血栓形成也是 HIT 的主要病理生理变化。

(三)疾病分型

1. 根据发病时间、发病机制、血小板变化、临床结果分型(表 17-1)

表 17-1　HIT 分型

分型	发病时间	发病机制	血小板变化	临床结果
Ⅰ型	肝素治疗 1~4d	非免疫介导	轻度下降 常见 $<150 \times 10^9/L$ 罕见 $<100 \times 10^9/L$	一般在停用肝素后,血小板数量可在 3d 内恢复
Ⅱ型	常在肝素治疗后 5~14d 发生,也可较快	免疫介导	比基础值下降 30%~50% 常见 $<100 \times 10^9/L$ 多在 $(50~80) \times 10^9/L$	可引起严重的威胁生命的动、静脉血栓

2. 根据血小板计数下降的时间顺序分为三型

(1)经典型 HIT:约占 60%,血小板计数明显降低发生于肝素给药后的 5~10d(肝素给药的首日定为 0d)。

(2)速发型 HIT:约占 30%,血小板计数在接触肝素后 24h 内(最早数分钟至数小时内)迅速降低,此类患者多于过去的 100d 内(特别是 30d 内)曾经使用肝素类药物,且血液中仍存在 HIT 抗体,再次接触肝素类药物时迅速引发免疫反应。

(3)迟发型 HIT:约占 10%,血小板数量明显减低发生于停用肝素后 3 周之内,可能与患者循环血液中持续存在高浓度 HIT 抗体有关,在停用肝素后这些 HIT 抗体仍可激活血小板,通常在出院后数日到数周出现血栓栓塞表现,此型患者如未能及时诊断,病死率较高。

(林丛　刘佩)

第十八章
肺栓塞

一、疾病概述

（一）定义

肺栓塞（pulmonar yembolism，PE）是以各种栓子阻塞肺动脉或其分支为其发病原因的一组疾病或临床综合征的总称，包括肺血栓栓塞症、脂肪栓塞综合征、羊水栓塞、空气栓塞、肿瘤栓塞等。

肺血栓栓塞症（pulmonary thromboembolism，PTE）为来自静脉系统或右心的血栓阻塞肺动脉或其分支所致的疾病，以肺循环和呼吸功能障碍为其主要临床和病理生理特征。引起 PTE 的血栓 70%~95% 来源于深静脉血栓形成（deep venous thrombosis，DVT），PTE 常为 DVT 的并发症。PTE 是 PE 最常见的类型，占 PE 中的绝大多数，通常所称 PE 即指 PTE。

（二）临床表现

1. **症状** ①呼吸困难及气短（发生率 80%~90%）：为最常见的症状，呼吸困难的程度和持续时间的长短与栓子的大小有关，栓子较大时，呼吸困难严重且持续时间长；②胸痛（发生率 40%~70%）：常为钝痛，若表现为胸骨后压迫性痛，可能为肺动脉高压或右心室缺血所致；③晕厥（发生率 11%~20%）：可为 PTE 的唯一或首发症状，往往提示有大的肺栓塞存在，可伴脑供血不足；④当肺梗死或充血性肺不张时，可出现小量咯血；⑤小的肺栓塞可无症状，多发性小栓子可引起肺动脉高压，气短，乏力，右心衰竭，或有发热，短暂气急，胸痛，心悸和血压下降等；当大块或多发性肺梗死时，患者常突感呼吸困难、明显发绀、窒息、心悸、剧烈咳嗽和咯血；⑥病变累及胸膜时，可出现剧烈胸痛。由于左心排血量的明显减少，导致血压急剧下降，患者烦躁不安、颜面苍白、大汗淋漓、四肢厥冷，甚至休克。因冠状动脉供血不足，使心肌严重缺氧，也常可发生心肌梗死样疼痛（发生率 4%~12%）。严重者常致猝死，或因心力衰竭、休克、心脏停搏或心室颤动而死亡。需注意临床上出现所谓呼吸困难、胸痛及咯血三联征者，不足 30%。

2. **体征** ①呼吸急促（发生率 70%）：是最常见的体征，肺大面积梗死时局部区域叩诊浊音，呼吸音减弱，可闻及细湿啰音。②如累及胸膜则可出现胸腔积液的体征或闻及胸膜摩擦音。③心动过速（发生率 30%~40%）：往往是持续的体征，可出现期前收缩、心房扑动、颤动等心律失常。胸骨左缘第 2~3 肋间肺动脉段区浊音增宽、搏动增强。肺动脉瓣区第二音亢进及分裂,并可闻及收缩期和舒张期杂音。三尖瓣区亦可闻及收缩期杂音及舒张期奔马律。右心衰竭时,心浊音界扩大、颈静脉怒张,肝大并有疼痛及压痛,可出现黄疸。④ DVT是诊断 PTE 的重要体征,部分病例有血栓性静脉炎表现,急性期下肢水肿多不甚明显。少部分患者有发绀(发生率 11%~16%)。

二、专科护理评估

(一)病史评估

详细询问病史,了解患者此次发病时间、诱因及诊治经过;评估是否存在 DVT 的高危因素,如长途旅行、大手术、严重创伤、长期卧床、肿瘤病史等。

(二)症状体征评估

1. **生命体征** 严密观察患者神志、脉搏、生命体征、血氧饱和度等情况。

2. **患肢情况** 合并 DVT 的患者,见急性、亚急性下肢深静脉血栓形成。

3. **用药评估** 溶栓前充分评估患者有无活动性内出血、出血性疾病、手术史、其他抗凝药物使用史等溶栓禁忌。

4. **其他评估** 了解患者一般资料、日常生活习惯、不良嗜好、饮食运动情况、重要脏器功能,询问过敏史、既往病史。

(三)专科体检

1. **患肢体格检查** 肢体周径测量、Homans 征和 Neuhof 征,见下肢深静脉血栓形成介入治疗护理规范专家共识。

2. 评估患肢皮肤温度、颜色、感觉及足背动脉搏动情况,并做好体表标记。

3. **胸部体格检查** 胸廓形状,肺部听诊有无湿啰音及哮鸣音,胸腔积液阳性等。肺动脉瓣区是否可闻及第二心音亢进或分裂,三尖瓣区是否可闻及收缩期杂音。

(四)护理评分

跌倒坠床评分、Braden 评分、Caprini 风险评估、Barthel 评分,身体约束评分(带管患者)、导管滑脱评分(带管患者)等,根据评分结果采取相应的预防措施。

三、护理诊断/问题

1. **急性意识障碍** 与脑组织缺氧有关。

2. **清理呼吸道无效** 与意识障碍所致咳嗽、吞咽反射减弱或消失有关。

3. **有误吸的危险** 与意识障碍有关。

4. **生命体征的改变** 与肺循环阻力增加有关。

5. **气体交换障碍** 与肺血管阻塞所致通气/血流比例失调有关。

6. **活动无耐力** 与心肌缺血、心律失常有关。

7. **疼痛** 与肢体深静脉血栓形成有关。

8. **组织灌注量改变** 与静脉回流障碍有关。

9. **自理能力受限** 与疾病、置管溶栓有关。

10. **潜在并发症** 出血、心跳呼吸骤停。

11. **潜在并发症** 假性动脉瘤或动静脉瘘形成、下腔静脉滤器移位或断裂、残留血栓或血栓复发。

12. **有尿潴留、便秘的危险** 与制动、饮食有关。

13. **有皮肤完整性受损的危险** 与静脉回流障碍、卧床有关。

14. **知识缺乏** 缺乏疾病和手术相关知识。

四、介入治疗方法 / 术中配合

（一）一般治疗

对高度怀疑或确诊的患者,严密监测患者的神志、生命体征,严重焦虑和惊恐的患者适当使用镇静剂,胸痛的患者给予止痛治疗。

（二）呼吸循环支持

良好、有效的呼吸循环支持是保证抢救成功和有效治疗的关键,包括:吸氧、机械通气、降低肺动脉压、纠正心力衰竭。

（三）抗凝治疗

抗凝治疗是 DVT 的基本治疗,可抑制血栓蔓延、利于血栓自溶和管腔再通,降低肺栓塞的发生率和病死率。

（四）合并急性下肢 DVT 的介入治疗

1. **IVCF 置入及取出术** IVCF 是预防下腔静脉系统血栓脱落发生 PE 的有效装置。发生有症状的 PE 或下腔静脉及髂、股、腘静脉急性血栓形成的患者,可行下腔静脉滤器置入术,其操作步骤及护理配合见第七章第一节下肢深静脉血栓形成介入治疗护理规范专家共识(表 7-2)。下肢静脉及下腔静脉造影证实已不需要下腔静脉滤器保护时,可行下腔静脉滤器取出术。其操作步骤及护理配合见第七章第一节下肢深静脉血栓形成介入治疗护理规范专家共识(表 7-3)。

2. **经导管接触性溶栓治疗和经皮机械性血栓清除术(图 18-1)** 其操作步骤及护理配合见第七章第一节下肢深静脉血栓形成介入治疗护理规范专家共识(表 7-5、表 7-6)。

3. **经皮穿刺球囊血管成形术或联合支架置入术** 其操作步骤及护理配合见第七章第一节下肢深静脉血栓形成介入治疗护理规范专家共识(表 7-7)。

五、护理措施

（一）术前护理

一旦患者发生 PE,立即启动肺栓塞急抢救应急预案(图 18-2)。

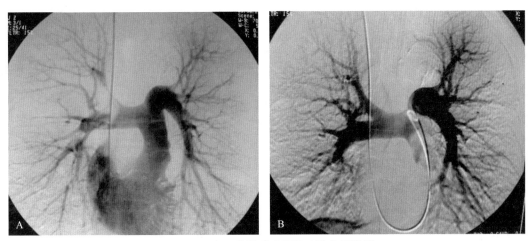

图 18-1 介入溶栓手术后肺动脉血管造影

A.肺动脉血管造影：右肺动脉主干充盈缺陷；B.溶栓后造影复查：右肺动脉主干内充盈缺陷消失

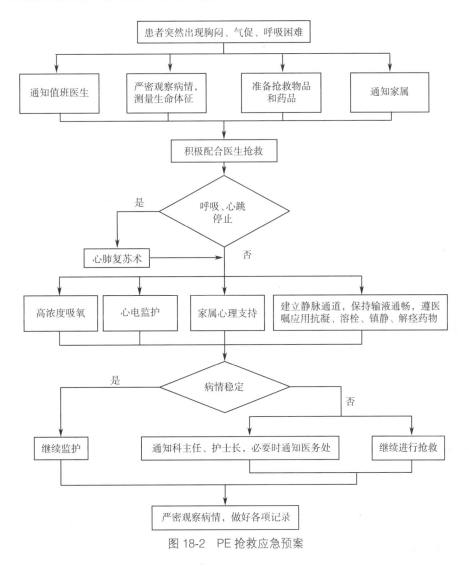

图 18-2 PE 抢救应急预案

1. **环境和心理** 将患者安置于安静、空气流通的病房。因肺栓塞可引起呼吸困难、胸痛等症状，患者易出现焦虑和恐惧等心理，护理人员应主动安慰患者。

2. **卧位与休息** 绝对卧床休息2~3周，合并DVT患者，抬高患肢20~30cm，膝关节微屈，下垫软枕维持舒适。患肢严禁挤压、按摩、冷热敷，防止血栓脱落。

3. **饮食与排便** 低盐、低脂、清淡、易消化饮食；绝对卧床期间床上排便，保持大便通畅，避免用力排便。

4. **氧疗** 根据缺氧程度、血气分析结果，选择合适的给氧方式和给氧浓度。轻中度呼吸困难的患者，可采用鼻导管或面罩给氧；严重呼吸困难的患者根据病情必要时给予机械通气。

5. **病情观察** ①严密观察患者神志、生命体征、血氧饱和度等变化；②观察患者有无烦躁不安、嗜睡、意识模糊等脑缺氧表现；③观察有无心率增快、血压下降等循环功能改变；④有无胸闷、胸痛、呼吸困难、咯血等症状，发现异常及时汇报医生，协助处理。

6. 积极完善术前准备，建立静脉通路，遵医嘱用药。

（二）术后护理

1. **一般护理** 患者卧床休息，遵医嘱吸氧，心电监护，观察患者神志、生命体征及血氧饱和度的变化。指导患者术侧肢体伸直制动6h，床上足背伸屈运动。DVT患者继续保持患肢抬高20~30cm。

2. **手术穿刺部位护理** 保持穿刺部位敷料清洁、干燥，观察手术穿刺处有无渗血、血肿等，如有异常立即通知医生处理。对躁动、不配合的患者采取预防保护措施，必要时使用约束带，或遵医嘱应用镇痛剂。

3. **溶栓管道护理** 核对并注明留置管道的名称、置入时间，将标识贴于导管、鞘管的远端，检查导管连接处是否紧密。若管道不慎滑脱或移动，立即用无菌纱布沿血管走向按压穿刺点上方，汇报医生处理。

4. **溶栓用药护理** ①遵医嘱尿激酶导管内泵入，尿激酶应现配现用；②每次给药前检查三通开关是否处于关闭状态，避免血液反流入导管或鞘管内形成血栓；③密切观察穿刺部位、口鼻腔及皮肤黏膜有无出血，有无头痛、意识模糊、黑便、血尿等症状，一旦发现异常立即通知医生；④每天监测凝血功能，根据检查结果调节用药情况；⑤观察患者有无畏寒、寒战、发热、胸闷、皮疹、血压改变等过敏反应。

5. **抗凝护理** 如无禁忌，遵医嘱低分子肝素皮下注射，抗凝剂皮下注射。相关护理见抗凝剂皮下注射护理规范专家共识。

6. **并发症观察及护理**

（1）出血：观察穿刺处、牙龈、鼻腔、皮肤黏膜有无出血；有无肉眼或显微镜下的血尿、血便、异常阴道出血、血痰或小量咯血、呕血；询问患者有无视力模糊、头痛、胸腹部疼痛等。若发生严重出血，如大量咯血或消化道大出血，腹膜后出血及颅内、脊髓、纵隔内或心包出血等应立即停止抗凝、溶栓治疗，遵医嘱处理。

（2）血管介入治疗相关并发症：机械血栓清除术操作不当会引起导丝、导管断裂,血管穿孔、内膜撕裂。因此术者需在操作中使用安全的器材,提高技术水平避免这类并发症的发生。一旦发现血管穿孔,可用球囊导管扩张压迫穿孔部位以止血,必要时行外科手术治疗。

（3）下腔静脉阻塞：下腔静脉滤器置入后可加重腔内高凝状态,诱发下腔静脉阻塞,故术后需常规抗凝治疗。若术后下肢深静脉血栓症状复现或加重及新出现的双下肢肿胀、腹壁浅静脉曲张、腰背酸痛等,应立即汇报医生,必要时急诊行下腔静脉造影备治疗。

（4）滤器相关并发症：滤器变形、折断、移位、肾功能损伤等。滤器移位大多数无临床症状,若刺破心肌膜可出现致命性心脏压塞。术后患者心悸、胸闷并发心律失常,排除器质性病变时,应警惕滤器移位到右心,X线摄片可确诊,必要时急诊介入或外科手术取出。术后患者出现腰背酸痛、肾功能异常伴有血尿、少尿等症状,与下腔静脉阻塞影响深静脉血液回流、滤器损伤肾盂有关。

六、出院指导

（一）休息与锻炼

指导患者进行适当的体育锻炼如散步、抬腿、打拳等活动,不要长时间保持坐位,特别是架腿而坐；长途旅行应每 1~2h 站起来适当活动。长期卧床者,应鼓励其进行床上肢体活动,不能自主活动需进行被动关节活动。

（二）用药指导

遵医嘱继续口服抗凝治疗,如利伐沙班或华法林等,告知患者服药注意事项。服用华法林者,避免食用菠菜、动物内脏等富含维生素 K 及补血的食物,以免降低药效。指导患者及家属自我监测,教会患者观察出血现象,如牙龈出血、皮肤破溃流血不止及皮肤瘀斑、皮下出血点等,若有异常,及时就诊。

（三）定期复查

出院后两周、1 个月、3 个月、6 个月、1 年门诊复诊。

七、相关知识链接

（一）病因与发病机制

1. PE 危险因素

（1）强诱发风险因素：下肢骨折,近 3 个月内因心力衰竭、心房颤动（扑动）住院,髋关节或膝关节置换术,严重创伤,近 3 个月内心肌梗死,既往静脉血栓栓塞症史,脊髓损伤等。

（2）中等诱发风险因素：膝关节镜手术,自身免疫性疾病,输血,中心静脉插管,化疗,充血性心力衰竭或呼吸衰竭,红细胞生成刺激剂,激素替代疗法（取决于药物配方）,体外受精,感染（尤其肺炎、泌尿道感染、人类免疫缺陷病毒感染）,炎症性肠病,肿瘤（肿瘤转移风险最高）,口服避孕药,脑卒中导致的肢体瘫痪,产后期,表浅静脉血栓形成,易栓症。

（3）弱诱发风险因素：卧床 >3d，糖尿病，高血压，长时间坐位静止不动（如长时间汽车或飞机旅行），高龄，腹腔镜手术（如胆囊切除术），肥胖，妊娠，静脉曲张。

2. **发病机制** 肺动脉发生阻塞后，栓塞部位因血流减少，肺泡死腔量增大，出现通气/血流比例失调；局部肺组织血流灌注减少，局部毛细血管通透性增高，肺泡表面活性物质分泌减少等可出现肺不张；栓子阻塞肺动脉及其分支后，可引起肺动脉高压继而出现右心功能障碍；肺静脉回心血量减少，左心室充盈压下降出现左心功能障碍；主动脉内低血压和右心房压力升高，冠状动脉灌注压下降导致心肌缺血。

（二）解剖与病理生理

大多数急性肺栓塞可累及多支肺动脉。就栓塞部位而言，右肺多于左肺，下叶多于上叶，但少见栓塞于右或左肺动脉主干或骑跨在肺动脉分叉处。当大块血栓栓塞于肺动脉左或右一侧主干时易引起对侧肺动脉主干反射性痉挛而引起猝死。血栓栓子机化时，在通过心脏途径中易形成碎片栓塞小血管。若纤溶机制不能完全溶解血栓，24h 后栓子的表面即逐渐被内皮样细胞覆盖，2~3 周后牢固贴于动脉壁，血管重建。栓子是否引起肺梗死由受累血管大小，栓塞范围，支气管动脉供给血流的能力及阻塞区通气适当与否决定。

慢性血栓栓塞性肺动脉高压（chronic thromboembolic pulmonary hypertension，CTEPH）：急性 PTE 后血栓未完全溶解，出现血栓机化，致使肺血管管腔狭窄甚至闭塞，肺动脉压力持续升高，继而出现右心室肥厚甚至右心衰竭。

（三）疾病分型

1. 按栓子的大小可以分为：①急性巨大肺栓塞：为急性发作，肺动脉栓塞达 50%，相当于两个或两个以上的肺叶动脉被栓塞；②急性次巨大肺栓塞：小于两个肺叶动脉被栓塞；③中等肺栓塞：即主肺段和亚肺段动脉栓塞；④肺小动脉栓塞：即肺亚段动脉及其分支栓塞。

2. PTE 危险分层（表 18-1）

表 18-1　PTE 危险分层

危险分层	休克或低血压	影像学 （右心室功能不全）[1]	实验室指标 （心脏生物学标志物升高）[2]
高	+	+	+/−
中高危	−	+	+
中低危	−	+/−[3]	−/+[3]
低	−	−	−

注：1）右心功能不全的诊断标准：影像学证据包括超声心动图或 CT 提示 RVD，超声检查符合下述 2 项指标时即可诊断 RVD：a. 右心室扩张（右心室舒张末期内径 / 左心室舒张末期内径 >1.0 或 0.9）；b. 右心室前壁运动幅度减低（<5mm）；c. 吸气时下腔静脉不萎陷；d. 三尖瓣反流速度增快，估测三尖瓣反流压差 >30mmHg。CTPA 检查符合以下条件也可诊断 RVD：四腔心层面发现的右心室扩张（右心室舒张末期内径 / 左心室舒张末期内径 >1.0/0.9）。2）心脏生物学标志物包括心肌损伤标志物（心脏肌钙蛋白 T 或 I）和心力衰竭标志物（BNP、NT—proBNP）；3）影像和实验室指标两者之一阳性

（范本芳　杨海霞）

第十九章

内脏静脉血栓形成

第一节 肾静脉血栓形成

一、疾病概述

（一）定义

肾静脉血栓形成（renal venous thrombosis，RVT）是指肾静脉主干和／或分支内血栓形成，导致肾静脉部分或全部阻塞而引起的一系列的病理改变和临床表现。肾静脉主干的急性血栓形成可引起急性肾衰竭，肾静脉血栓脱落可引起肺动脉栓塞。

（二）临床表现

肾静脉血栓的临床表现取决于被阻塞静脉大小、血栓形成快慢、血流阻断程度及侧支循环建立情况，慢性 RVT 则起病相对隐匿，常无明显症状。RVT 常见临床表现如下：

1. **腹痛或腰痛** 以剧烈腹痛或患侧腰痛为主要症状，疼痛可呈持续性、进行性加剧，肋脊角处压痛明显，可伴有肾区叩击痛、同侧下肢肿胀。

2. **尿液异常** 患者可出现无明显诱因的肉眼血尿，尿常规检查可见血尿、蛋白尿，伴有寒战、高热等症状。

3. **肾功能损伤** 双侧肾静脉主干大量血栓可致急性肾损伤，出现血尿素氮、肌酐骤升，电解质紊乱，少尿甚至无尿等急性肾衰竭的表现，预后不佳。

4. **肾脏体积增大** B 超检查可见肾体积明显增大，形态饱满，肾脏实质增厚，皮质回声减低。

二、专科护理评估

（一）一般评估

患者的神志、生命体征情况；既往有无肾病综合征或者其他肾脏病史，如狼疮性肾炎、肾淀粉样变性、糖尿病肾病等；过敏史；心理状态；自理能力。

（二）专科评估

1. **症状评估** 观察有无寒战、发热；腹痛、腰痛、肾区疼痛；血尿、少尿或无尿、尿蛋白增多等。

2. **实验室检查评估**　①尿液及肾功能检查:常有镜下血尿、蛋白尿,24h 尿蛋白定量增加。急性 RVT 可见血肌酐及尿素氮升高。双侧急性 RVT 甚至可出现少尿和急性肾衰竭的表现。②肾小管功能检查:慢性 RVT 可出现肾小管功能障碍,表现为肾性尿糖和肾小管性酸中毒,少数患者可出现低钾、低磷、低钙和高氯性代谢性酸中毒。③血常规、凝血常规:可见血小板及红细胞数量增多,血小板黏附试验增高,凝血时间、凝血酶时间、凝血活酶时间和活化部分凝血活酶时间均缩短。④ D- 二聚体:D- 二聚体明显升高且在排除其他部位血栓的情况下,应考虑肾静脉血栓形成的可能,还可作为溶栓治疗的检测指标。

3. **影像学检查评估**　无创的影像学检查如 B 超、CT、磁共振及肾核素扫描等,典型的征象为扩大的肾静脉内可见到低密度的血栓,病肾周围静脉呈现蜘蛛网状侧支循环。

(三)护理评分

跌倒坠床评分、Braden 评分、Caprini 风险评估、Barthel 评分,身体约束评分(带管患者)、导管滑脱评分(带管患者)等,根据评分结果采取相应的预防措施。

三、护理诊断 / 问题

1. **体液过多**　与肾功能受损、肾小球滤过率减少有关。
2. **舒适度的改变**　与疾病引起的腰痛、腹痛、高热有关。
3. **活动无耐力**　与营养不良、贫血有关。
4. **水电解质紊乱**　与吸收障碍、丢失过多有关。
5. **营养失调低于机体需要量**　与大量蛋白尿、血尿、摄入减少有关。
6. **有感染的危险**　与机体抵抗力低下,应用激素、免疫抑制剂有关。
7. **潜在并发症**　穿刺部位出血、假性动脉瘤或动静脉瘘形成。
8. **潜在并发症**　肺栓塞、肾病综合征、急性肾衰竭。
9. **恐惧**　与担心疾病预后有关。

四、介入治疗方法 / 术中配合

(一)一般治疗

积极治疗原发病,遵医嘱予利尿、护肾保肝、纠正高凝状态、纠正低蛋白血症、营养支持治疗。

(二)抗凝治疗

抗凝治疗是基础,能够防止血栓扩大,促进血管再通。对已经确诊或高度疑似的患者建议常规抗凝治疗。常用给药方式有口服抗凝和皮下注射抗凝,后者的操作步骤及护理配合见第七章第二节抗凝剂皮下注射护理规范专家共识。

(三)介入治疗

介入治疗的主要方法有:局部经导管接触性溶栓治疗、导管取栓术、下腔静脉滤器置入术。急性 RVT 患者,溶栓治疗可获得显著效果,是首选的治疗方法。导管取栓术适用于急性 RVT,其操作步骤及护理配合见表 19-1。

表 19-1　经股静脉穿刺肾静脉置管溶栓 / 取栓术操作步骤及护理配合

手术步骤	护理配合
①手术安全核查:核对患者信息,手术部位及名称	核对患者,心理护理,安置体位;吸氧,心电监护,建立静脉通路;用物及急救仪器准备;必要时,留置导尿管
②手术入路区域皮肤消毒、铺单;局部麻醉	严格执行无菌操作,配合医生穿手术衣、消毒、铺巾、局麻;配制对比剂连接加压输注装置,排气
③经股静脉穿刺,行肾静脉、下腔静脉造影,了解血栓的位置和范围	准确传递器械与物品;密切观察患者生命体征;指导患者术中配合,切勿乱动
④溶栓导管置入:更换导丝引入溶栓导管,在透视下缓缓送至肾静脉处溶栓	调节、核对高压注射枪参数,遵医嘱配制溶栓药物;指导患者配合憋气;密切观察生命体征、过敏反应
⑤取栓:透视下导丝配合导管穿过血栓,行血栓消融,配合导管反复抽吸血栓,直至全段血管完全开通	倾听患者主诉,观察生命体征;观察术中失血量,每次抽吸 <200ml,避免失血过多;护理记录;耗材登记;心理护理
⑥术毕拔除导管及鞘管(置管溶栓者妥善固定导、鞘管),穿刺处加压包扎	妥善固定管道,正确标识;协助医生加压包扎;术后宣教;护送患者回室,与病房护士交接;病情观察,护理记录

五、护理措施

(一) 术前护理

1. **休息与活动**　急性期卧床休息为主,合并胸、腹水,严重呼吸困难者应绝对卧床休息,取半坐卧位,必要时给予吸氧,病情缓解后逐渐增加活动量。老年患者改变体位时不可过快,以防直立性低血压。卧床期间注意肢体适度活动与被动运动,防止下肢血栓形成。

2. **饮食护理**　合理饮食能改变患者的营养状况和减轻肾脏负担。①优质蛋白:进食富含必需氨基酸的优质蛋白(动物蛋白),合并氮质血症的水肿患者,应限制蛋白质的摄入;②足够热量:热量摄入 >(126~147)kJ/(kg·d),以免导致负氮平衡;③限制水、钠摄入:有明显水肿、高血压或少尿者,严格限制水、钠摄入,勿食腌制等含钠高的食物;④控制脂肪:脂肪占总供能的 30%~40%,饱和脂肪酸和不饱和脂肪酸比例 1:1,避免进食富含饱和脂肪酸的食物,如动物油脂;⑤注意补充各种维生素及微量元素(如钙、铁)。

3. **肾性水肿护理**　①卧床休息:严重下肢水肿者,抬高下肢,增加静脉回流,以减轻水肿;②饮食护理:应限制钠盐和水的摄入量,入液量 = 前一天尿量 +500ml,轻度水肿者钠盐的摄入量 <5g/d,重度水肿者 <1g/d;③皮肤护理:穿着质地柔软、能吸汗的棉质衣服,保持皮

肤清洁、干燥;协助患者经常变换体位;严重水肿者避免肌内注射;静脉穿刺拔针后,用无菌干棉球按压穿刺部位,防止液体溢出,注意无菌操作。

4. **术前护理** ①完善术前评估、检查;②皮肤准备:检查穿刺部位皮肤有无感染、破损,清洁手术区皮肤;③术侧肢体观察:触摸足背动脉搏动强度,标记足背动脉搏动点,以便术后观察比较;④术前更换清洁病员服;⑤心理护理:向患者讲解手术方法、疗效、术中配合及注意事项。

(二)术后护理

1. **体位** 经股静脉穿刺肾静脉置管溶栓术后保持术侧肢体伸直制动 6~8h;非置管溶栓患者术侧肢体伸直制动 6h,卧床休息 24h,24h 后酌情床边活动,卧床期间指导患者踝泵运动。

2. **病情观察**

(1)密切观察患者的意识、脉搏、血压、呼吸变化;观察患者有无腹痛、腰痛等不适主诉。

(2)记录 24h 出入液量,监测体重变化和水肿消退情况;监测尿量、尿色变化,如经治疗后尿量仍减少,甚至无尿,常提示严重的肾实质损害;观察血浆清蛋白、血红蛋白等的反映机体营养状态的指标;密切监测尿常规、肾小球滤过率、血尿素氮、血肌酐、血清电解质等变化。

(3)术侧肢体的观察与护理:①观察穿刺部位有无出血、渗血;②观察双下肢皮肤颜色、温度、感觉情况,足背动脉搏动情况。

3. **用药护理**

(1)抗凝/溶栓药:详见第七章第一节下肢深静脉血栓形成介入治疗护理规范专家共识和第二节抗凝剂皮下注射护理规范专家共识。

(2)利尿药:观察治疗效果及有无低钾、低钠、低氯性碱中毒等不良反应。使用大剂量呋塞米时,注意有无恶心、直立性眩晕、口干、心悸等不适症状。呋塞米等强效利尿药有耳毒性,表现为耳鸣、眩晕、听力丧失,一般是暂时性的,也可发生永久性耳聋,应避免与链霉素等氨基糖苷类抗生素同时使用。

(3)激素,免疫抑制剂和细胞毒药物:合并肾病综合征的患者,用药期间观察如下:①糖皮质激素:密切观察患者有无水、钠潴留、血压升高、血糖升高、神经兴奋性增高、消化道出血、骨质疏松、继发感染,以及类肾上腺皮质功能亢进症的表现;②环孢素:注意服药期间监测血药浓度,观察有无肝肾毒性、高血压,高尿酸血症、高钾血症、多毛及牙龈增生等;③环磷酰胺:容易引起出血性膀胱炎、骨髓抑制、消化道症状,肝功能损害、脱发等。

4. **并发症观察及护理**

(1)出血、肺栓塞:见急性、亚急性下肢深静脉血栓形成。

(2)急性肾衰竭:术中损伤肾静脉内膜、肾静脉主干血栓再栓塞、原有肾病综合征病情加重等,均可造成急性肾衰竭。术后应监测血压、尿量,注意患者腹部体征,如腹部剧烈疼痛、血压降低应及时通知主管医师及时处理。

(3) 继发感染：注意患者有无体温升高、皮肤感染、咳嗽、肺部湿啰音、尿路刺激征、腹膜刺激征等。出现感染征象后，遵医嘱正确采集标本及时送检。根据药敏试验结果使用有效的抗生素并观察疗效。

六、出院指导

(一) 一般指导

养成良好的生活习惯，注意劳逸结合，生活规律，保证充足睡眠，增强抵抗力，避免劳累和重体力劳动。告诫患者要绝对禁烟。

(二) 预防感染

加强营养、注意休息、保持个人卫生、防止外界环境中病原微生物的侵入等是预防感染的根本措施。指导患者保持皮肤、口腔黏膜清洁、干燥，避免抓挠。寒冷季节外出时注意保暖，少去公共场所等人多聚集的地方，防止外界环境中病原微生物的入侵。保持环境清洁、舒适，室内温湿度适宜，定时开窗通风。

(三) 病情监测指导

教会患者尿蛋白自测方法、出血的自我观察及水肿消长的判断方法，为疾病的动态观察提供可靠指标。

(四) 定期复查

出院后 1 年内第 3 个月、6 个月、12 个月复查超声多普勒、血常规、肾功能、凝血功能。如有不适，及时就诊。

七、相关知识链接

(一) 病因与发病机制

肾静脉血栓形成主要与血管内皮损伤、血流速度减慢和血液高凝状态有关，具体原因主要有以下几个方面：①肾病综合征时，蛋白质代谢紊乱诱发凝血系统、纤维蛋白溶解系统及血小板功能异常，高脂血症和有效血容量不足使血液黏稠度增加，应用糖皮质激素导致高凝状态；②服用避孕药诱发高凝状态；③脱水导致肾血流量减少；④肾静脉受压导致的血流淤滞；⑤外伤、肿瘤导致的肾静脉血管壁受损；⑥应用环孢素治疗移植肾易导致高凝状态。

(二) 解剖与病理生理

肾静脉是一对粗大静脉，行于肾动脉前方，约在第 1~2 腰椎体平面，略呈直角注入下腔静脉。左肾静脉的长度约为右肾静脉的 3 倍。右肾静脉发起后，向内侧行经前为十二指肠降部及胰头外侧，后为右肾动脉之间注入下腔静脉，接受右睾丸(或卵巢)静脉。左肾静脉发起后向右行经胰体和脾静脉的后方，继在肠系膜上动脉起始处下方越过腹主动脉前方汇入下腔静脉,汇入处一般略高于右侧,左睾丸(卵巢)静脉自下方注入左肾静脉;左肾上腺静脉则在稍内侧处自上方注入左肾静脉。此外,肾静脉还接受肾囊静脉、输尿管静脉等若干小支,通过肾囊静脉等小支与腰静脉等连通。肾静脉多数为一支,少数有二支甚至二支以上,分别行经腹主动脉的前方和后方,形成一个静脉环,称为肾环。

(三)疾病分型

1. 急性完全型 多见于婴幼儿。表现为急性腰痛、发热、血白细胞升高、血尿、蛋白尿、少尿、水肿及急性肾衰竭,体征多见肾区叩击痛。

2. 慢性不全型 好发于成人。表现为慢性腰痛,血尿,蛋白尿,甚至出现肾病综合征。肾静脉血栓形成与肾病综合征可相互影响,但何为因果未能定论。同时伴下腔静脉血栓形成的患者,可见腹壁及下肢静脉的侧支循环,肾静脉血栓碎裂、脱落可出现肺栓塞等症状。

(陈 娟 余文霞)

第二节 脾静脉血栓形成

一、疾病概述

(一)定义

脾静脉血栓形成(splenic vein thrombosis,SVT)系继发于慢性胰腺疾病、胰腺癌、骨髓增生或创伤引起脾静脉的炎症、受压和侵蚀,脾静脉内血栓形成,血流回流受阻,导致局部门脉高压,表现为脾大和食管和/或胃静脉曲张或破裂出血,血栓可由门静脉向脾静脉延伸,亦可单独发生并局限于脾静脉内。

(二)临床表现

1. 脾大及脾功能亢进 ①早期肿大的脾质地较软,晚期质地变中等硬度;②伴有程度不同的脾功能亢进,导致外周血细胞减少,易引起黏膜及皮下出血,少数可发生感染,感染较难控制。

2. 呕血和黑便 门静脉高压引起食管胃底静脉曲张破裂出血所致。

3. 腹水 表现有腹水、腹胀、食欲不振、乏力、恶心、呕吐、上腹部不适等。

4. 其他 晚期出现腹膜炎时,常有高热、脉速、呼吸浅快、大汗、口干等中毒表现;病情进一步发展,可出现皮肤干燥、眼窝凹陷、皮肤苍白、虚弱、四肢发冷、呼吸急促、脉搏微弱、体温骤升或下降、血压下降,提示严重脱水、代谢性酸中毒和休克。

二、专科护理评估

(一)病史评估

详细询问病史,了解患者此次发病时间、诱因及诊治经过;评估既往是否存在胰腺炎症、胰腺癌、骨髓增生或创伤等;评估患者的过敏史、营养状态、认知能力、心理状态、自理能力。

(二)神志、生命体征评估

评估患者意识程度、体温、脉搏、呼吸、血压、血氧饱和度等,有无高热、脉速、呼吸浅快等重症感染征象。

(三)症状及体征评估

1. 消化系统症状评估 评估患者有无恶心、呕吐、腹胀、腹泻;有无呕血、便血,出血的次数、性质、量。

2. 腹部体征评估 评估患者腹部形态、腹围,有无腹壁静脉曲张;肝脏、脾脏的大小、质地,是否触及肿大的脾脏;有无腹部疼痛、放射痛、压痛或牵涉痛、肌紧张;有无皮肤黏膜的出血等。

3. 辅助检查评估 了解血常规、肝肾功能、凝血功能、胃镜、腹部 CT 检查结果,评估患者是否贫血以及疾病进展情况。

(四)护理评分

跌倒坠床评分、Braden 评分、Caprini 风险评估、Barthel 指数评分,身体约束评分(带管患者)、导管滑脱评分(带管患者)等,根据评分结果采取相应的预防措施。

三、护理诊断 / 问题

1. **体液过多(腹水)** 与门静脉压力增高、血浆胶体渗透压降低及醛固酮分泌增加有关。

2. **营养失调低于机体需要量** 与营养摄入不足和消化吸收障碍等有关。

3. **活动无耐力** 与贫血、营养不良、腹水有关。

4. **有感染的危险** 与机体抵抗力低下、脾功能亢进有关。

5. **有组织灌注量不足的危险** 与上消化道曲张静脉破裂大出血有关。

6. **恐惧** 与突然大量呕血、便血、病情危重有关。

7. **自理能力缺陷** 与贫血、体虚有关。

8. **潜在并发症** 穿刺部位出血、假性动脉瘤或动静脉瘘形成。

9. **潜在并发症** 消化道出血、感染、门静脉血栓形成、肝肾综合征等。

四、介入治疗方法 / 术中配合

1. **一般治疗** 针对病因或相关因素给予去除病因、止血、保肝护胃、营养支持治疗。

2. **经导管接触性溶栓治疗或取栓术**　其操作步骤及护理配合见经皮穿刺肝静脉置管溶栓/取栓术操作步骤及护理配合(表19-2)。

表19-2　经皮穿刺肝静脉置管溶栓/取栓术操作步骤及护理配合

手术步骤	护理配合
①手术安全核查:核对患者信息,手术部位及名称	核对患者,心理护理,安置体位;吸氧,心电监护,建立静脉通路;用物及急救仪器准备;训练术中屏气配合方法
②手术入路区域皮肤消毒、铺单、局部麻醉	严格执行无菌操作,配合医生穿手术衣、消毒、铺巾、局麻;配制对比剂连接加压输注装置,排气
③脾静脉显像:	遵医嘱设置、核对高压注射枪参数并给药,指导患者配合憋气;生命体征及对比剂过敏反应观察
④经皮穿刺肝静脉至门静脉步骤:穿刺针到达肝静脉后,嘱患者屏气,调整穿刺针在肝静脉的深度和角度,顺势穿入肝实质,穿刺有突破感后停止进针,稳持导管鞘,用注射器一边负压抽吸一边后撤穿刺针外套管。如顺利抽到回血后造影明确穿入门静脉	倾听主诉,密切观察生命体征;嘱其不得随意移动身体
⑤将导丝送入脾静脉行静脉造影	设置高压注射器流速、压力值与总量,双人核对无误后开始造影
⑥溶栓导管置入:更换导丝引入溶栓导管,在透视下缓缓送至脾静脉血栓处溶栓	穿刺部位消毒,标记外导管长度,标记并妥善固定导管和鞘管,遵医嘱注入溶栓药物
⑦取栓:规范置入鞘管,经造影了解血栓的位置和范围,在透视下用导丝配合导管穿过血栓,将血栓消融器缓慢插入,推进至血栓处,启动血栓消融器进行血栓消融,反复抽吸数次,直至全段血管完全开通	严密监测生命体征,每次抽吸不超过200ml,避免失血过多;心理护理
⑧拔除导管,穿刺处加压包扎,交代注意事项	递送器械;协助医生加压包扎;术后宣教;护送患者回室,与病房护士交接;完善护理记录

五、护理措施

(一) 术前护理

1. **一般护理**　①完善术前各项评估、检查;②皮肤准备:穿刺部位皮肤无感染、破损;右侧肝区穿刺处备皮区为:上自颈部以上、下至尾骨、两侧至腋中线;③触摸足背动脉搏动强度并标记,以便术后观察比较;④练习床上排便;⑤术前更换清洁病员服。

2. **饮食指导**　①无上消化道出血者摄入高糖、高维生素、低脂、易消化饮食,避免粗糙、干硬、带骨刺、油炸及辛辣食物,禁烟、酒,少喝咖啡和浓茶,饮食不宜过热,以免损伤食管黏膜诱发上消化道出血;②合并急性消化道出血者禁食;③术前1日给予易消化饮食,术前6~8h禁食禁水。

3. 控制或减少腹水形成 ①注意休息,术前尽量取平卧位,以增加肝、肾血流灌注,若有下肢水肿,可抬高双下肢;②注意补充营养,纠正低蛋白血症;③限制液体和钠的摄入,每日钠摄入量限制在 500~800mg,少食咸肉、酱菜、罐头等含钠高的食物;④遵医嘱合理使用利尿剂,同时记录 24h 出入量,量出为入,观察有无低钾、低钠血症;⑤测量腹围和体重:每日测量腹围 1 次,每周测量体重 1 次。

4. 保护肝功能,预防肝性脑病 ①肝功能较差者以卧床休息为主,安排少量活动;②改善营养状况,可输全血及白蛋白纠正贫血和低蛋白血症;③常规给氧,保护肝功能;④药物的应用:遵医嘱给予多磷胆碱酯酶、谷胱甘肽等保肝药物,避免使用红霉素、巴比妥类、盐酸氯丙嗪等有损肝功能的药物;⑤纠正水、电解质和酸碱失衡,积极预防与控制上消化道出血,及时处理严重的呕吐和腹泻,避免快速利尿和大量放腹水;⑥防止感染;⑦保持肠道通畅:及时清除肠道内积血,防止便秘,口服硫酸镁溶液导泻或酸性液(禁忌肥皂水等碱性液)灌肠。

5. 心理护理 由于病程长、病情反复,患者因失去劳动、工作能力和经济来源而出现焦虑、紧张、抑郁心理;一旦并发上消化道出血,会极度恐惧,必须及时与患者沟通,做好心理疏导,减轻患者的焦虑使其情绪稳定,积极配合各项治疗及护理。

(二)术后护理

1. 体位 术后卧床休息 24h,卧床期间指导患者踝泵运动。

2. 病情观察 密切观察患者的意识、脉搏、血压、呼吸变化;观察患者消化道症状、尿量情况,如有异常遵医嘱对症处理。

3. 术侧肢体的观察与护理 ①观察穿刺部位有无出血、渗血;②经皮穿刺肝静脉入路的患者,观察穿刺处敷料有无渗血,观察双下肢皮肤颜色、温度、感觉情况,足背动脉搏动情况;术后 24h 可下床活动,如出现头晕、心慌、出汗等不适,立即卧床休息;③注意避免剧烈咳嗽、打喷嚏、用力排便,以免引起腹内压突然升高诱发静脉破裂出血。

4. 饮食护理 ①术后 6h 从流质饮食逐渐过渡到普通饮食;②病情许可给予低蛋白、高热量、高维生素饮食,进食适量水果和含纤维素的蔬菜;③上消化道出血者禁食禁水,待出血停止,粪便颜色转黄时,给予全流质饮食,逐渐过渡到软食,忌食粗糙和过热饮食。

5. 溶栓导管的护理 见第七章第一节下肢深静脉血栓形成介入治疗护理规范专家共识。

6. 抗凝护理 见第七章第一节下肢深静脉血栓形成介入治疗护理规范专家共识和第二节抗凝剂皮下注射护理规范专家共识。

7. 并发症观察及护理

(1)腹腔内出血:是术后最严重最危险的并发症。原因是穿刺道出血,术中、术后应用抗凝药物,用力排便或咳嗽等引起胸、腹腔自发性出血。护理要点:观察有无腹痛,进行性腹胀、气促、发绀及尿量减少;观察有无血压下降、脉搏细弱、面色苍白、出冷汗、乏力等出血症状;注意血常规变化,发现异常,立即通知医生并配合抢救。采取安全保护措施,安排专人看护,加用床挡,必要时使用约束带,防止坠床等意外发生。

(2)胆道出血:发生率1%~4%。是门静脉或肝动脉与胆道相通,即血管、胆管瘘才会出现。护理要点:观察术后有无发热、黄疸、腹痛、便血或呕血等症状,轻者行非手术治疗,重者肝动脉和门静脉造影了解内瘘发生的部位,进行相应治疗。

(3)出血与血肿:应用抗凝剂、溶栓药物期间,血液处于稀释状态,患者易发生慢性出血的情况,注意观察有无出血情况。如有出血或血肿,立即通知医生对症处理。处理方法有:留置导管处少量渗血者,遵医嘱溶栓药、抗凝药酌情减量或暂停溶栓,局部重新加压包扎,并向患者及家属做好解释工作。

(4)胆瘘:经皮穿刺肝静脉过程中损伤肝管导致胆瘘。处理方法有:支持治疗,抗感染、纠正水盐代谢及营养支持;充分有效的胆汁引流;必要时手术。

(5)伤口感染:出现胆瘘或渗液时极易发生感染。处理方法:应每日更换伤口敷料,保持敷料清洁、干燥;注意无菌操作;限制探陪人员,防止交叉感染;遵医嘱合理使用抗生素。

(6)肺部感染:指导患者做深呼吸及有效咳嗽,以防止肺部并发症。

六、出院指导

(一)一般指导

强化自我保护意识,劳逸结合,生活规律,保证充足睡眠,增强抵抗力,预防上呼吸道感染,根据病情适当活动,避免劳累和重体力劳动。指导患者有规律生活,养成良好的排便习惯,尤其是早饭前后为宜,教会患者和家属制定按时排便表,排便结束后,能观察大便的颜色和量。

(二)饮食指导

宜高热量、高碳水化合物、含丰富维生素的饮食,如马铃薯、乳类、瘦肉等,限制蛋白质摄入。

(三)定期复查

出院后1年内第3个月、6个月、12个月复查超声多普勒、血常规、肝肾功能、凝血功能,1年后每3~6个月复查1次,查看支架内血流是否通畅。

(四)用药指导

遵医嘱继续抗凝治疗,如出现鼻出血、牙龈出血、皮肤散在出血点等症状及时就诊。

七、相关知识链接

(一)病因与发病机制

SVT最常见的病因是慢性胰腺炎,脾静脉走行于胰腺上缘,因此慢性胰腺炎其炎症可被累及。胰腺囊肿、脓肿、后腹膜纤维化压迫脾静脉,胰癌侵蚀脾静脉,骨髓增生和高凝血状态可使脾静脉形成血栓。

（二）解剖与病理生理

脾静脉起始部接受胃短静脉和网膜左静脉回流的血液，在胰腺的不同部位，胰静脉血也回流入脾静脉。脾静脉血流受阻而脾动脉照常供血，导致充血性脾肿大，胃短静脉和网膜左静脉扩张，造成局部（左侧）门脉高压，形成食管胃底静脉曲张并发出血。

（倪叶彬　徐丽娟）

第三节　肠系膜静脉血栓形成

一、疾病概述

（一）定义

肠系膜静脉血栓（mesenteric venous thrombosis，MVT）是指血流动力学改变或血液高凝状态等引起的肠系膜血栓形成，占肠系膜缺血性疾病的 5%~15%，通常累及肠系膜上静脉，肠系膜下静脉较少受累。

（二）临床表现

肠系膜静脉血栓分为急性、亚急性及慢性。MVT 患者在临床上可以出现急性腹部疾病的任何症状，而最常出现的是腹胀、呕吐、恶心、发热、腹泻、呕血等，腹痛的程度与体征不符。急性 MVT 最易发生肠坏死或腹膜炎，亚急性 MVT 突出的症状是腹痛但不伴有肠坏死或食管静脉曲张出血。慢性 MVT 的患者一般伴有广泛的静脉侧支循环，少见腹痛症状。疾病早期，肠管黏膜层坏死，肠壁出血，此时为内脏神经反射性疼痛，疼痛定位不准确；伴随疾病进展，肠管坏死、穿孔，导致腹膜炎、败血症和多脏器功能受损时，可出现发热、肌紧张、反跳痛，危及患者生命。

二、专科护理评估

（一）病史评估

详细询问病史，了解患者此次发病时间、诱因及诊治经过；询问既往疾病史、日常生活习惯、不良嗜好，尤其饮食、运动情况等。

（二）症状及体征评估

患者症状的严重程度取决于血栓大小、受累血管大小、肠壁缺血程度。MVT 形成起病较隐匿，常表现为一些非特异性前驱症状，如恶心、呕吐、腹胀、腹泻、便秘等。故应了解患者有无腹痛、腹胀等消化系统症状,观察呕吐物、排泄物的颜色、量、形状;评估腹痛的性质、部位、程度、伴随症状,有无腹膜刺激征、移动性浊音。出现发热与腹膜炎体征提示病情进一步恶化,出现腹水与收缩压 <90mmHg(1mmHg=0.133kPa)时,则提示患者预后较差。

(三)辅助检查评估

早期实验室检查也没有特殊阳性结果供参考,只是白细胞总数增高,多核细胞比例增高,一些患者血浆 D- 二聚体含量升高,约 50% 患者粪便潜血阳性。当发生肠坏死时可出现血磷、血清乳酸水平增高或发生代谢性酸中毒。

(四)护理评分

跌倒坠床评分、Braden 评分、Caprini 风险评估、Barthel 评分,身体约束评分(带管患者)、导管滑脱评分(带管患者)等,根据评分结果采取相应的预防措施。

三、护理诊断 / 问题

1. **疼痛**　与肠道缺血、腹膜刺激、手术有关。
2. **活动无耐力**　与出血、营养不良、腹水有关。
3. **有组织灌注量不足的危险**　与出血、禁食有关。
4. **营养失调低于机体需要量**　与禁食、消化吸收障碍、疾病消耗过多等有关。
5. **水、电解质代谢紊乱**　与禁食、消化吸收障碍有关。
6. **潜在并发症**　穿刺部位出血、假性动脉瘤或动静脉瘘形成。
7. **潜在并发症**　肠坏死、腹膜炎、败血症、感染性休克、心脑血管意外、多脏器功能衰竭等。

四、介入治疗方法 / 术中配合

急性 MVT 患者的处理应当根据病情症状体征的严重程度而定。

(一)一般治疗

急性 MVT 一般治疗措施包括禁食禁水、胃肠减压、静脉营养支持、抗感染治疗等。治理过程中,密切观察腹部体征,一旦出现腹膜炎、肠坏死征象应考虑外科治疗。

(二)抗凝治疗

急性 MVT 一经确诊,如无禁忌应立即抗凝治疗。抗凝剂以低分子肝素为首选,后期病情允许,可改为口服抗凝。

(三)介入血管腔内治疗

介入血管腔内治疗方法主要有 Angiojet 血栓清除术、经皮腔内导管溶栓治疗。腔内介入主要途径有:①经肠系膜上动脉置管溶栓;②经皮经肝穿刺门静脉置管溶栓;③经颈静脉途径经肝静脉向门静脉分支穿刺置管溶栓,其操作步骤及护理配合见表 19-3。

表 19-3　经皮经肝穿刺门静脉 AngioJet 血栓清除＋置管溶栓术操作步骤及护理配合

手术步骤	护理配合
①手术安全核查：核对患者信息、手术部位及手术名称	核对患者，心理护理，安置体位；吸氧，心电监护，建立静脉通路；用物及急救仪器准备；必要时，留置导尿管
②手术入路区域皮肤消毒、铺单：根据穿刺入路选择颈部、腹股沟部或者右侧胸壁皮肤消毒；局部麻醉	严格执行无菌操作，配合医生穿手术衣、消毒、铺巾、局麻；配制对比剂连接加压输注装置，排气
③超声引导下行门静脉穿刺，门静脉及肠系膜上静脉造影，明确血栓部位及程度	准确传递器械与物品；倾听主诉，观察患者生命体征
④交换导丝，经导管血栓抽吸，血栓内喷射溶栓药物局部接触性溶栓，15min 后 AngioJet 血栓抽吸，造影后若是血流通畅，更换导管	准确传递器械与物品；倾听主诉，观察患者生命体征；遵医嘱配制溶栓药物
⑤术毕，鞘管及导管应用肝素盐水脉冲式冲管、正压封管；妥善包扎固定	协助医生加压包扎；术后宣教；护送患者回室，与病房护士交接；病情观察，护理记录

五、护理措施

(一) 术前护理

1. **体位与休息**　患者绝对卧床休息，非休克患者取半卧位，有助于缓解腹痛。

2. **禁食与胃肠减压**　禁食禁水，静脉营养支持。胃肠减压期间妥善固定胃管，保持引流通畅；观察引流液颜色、性质和量；预防患者鼻部皮肤因受压而产生压疮；保持口腔清洁，每日晨晚间口腔护理。

3. **腹部体征观察**　详细记录腹痛、腹胀性质及持续时间，听诊肠蠕动情况，警惕肠梗阻的发生。如出现下列情况，立即汇报医生予以处理：①腹痛加重，由阵发性转成持续性绞痛；②出现腹部压痛、反跳痛腹肌紧张等腹膜刺激征症状，腹腔穿刺提示血性腹水；③出现寒战、发热、血压下降及心率增快等休克症状。

4. **术前护理**　根据手术入路完善术前皮肤准备；术晨排空大小便，更换洁净的病员服。

5. **心理护理**　患者常对预后无信心、紧张不安，应给予其足够的人文关怀与安慰，减轻患者的心理压力，增加疾病治疗的自信心。

(二) 术后护理

1. **卧位与休息**　卧床休息，经颈静脉或经下肢穿刺置管溶栓者，穿刺部位伸直、制动。帮助患者适应床上排便，鼓励其行踝泵运动，防止下肢深静脉血栓形成。

2. **病情观察**

(1)严密观察患者意识、体温、脉搏、呼吸、血压等生命体征变化，准确记录出入量。

(2)腹部症状和体征观察：同术前护理。

(3)血红蛋白尿的观察：AngioJet 血栓清除系统通过流体击碎血栓，造成大量红细胞的破坏,细胞内钾、腺苷酸等物质释放入血,可引起血红蛋白尿、肾功能损害,甚至肾衰竭。应密切观察尿色、尿量变化,监测尿常规和肾功能,遵医嘱增加水化补液量、碳酸氢钠碱化尿液保护肾脏。

(4)营养支持:禁食期间,遵医嘱全胃肠外营养支持。输注肠外营养液前评估全营养混合液的渗透压、预计的输注时间、静脉置管穿刺部位皮肤、血管通路情况、患者凝血功能等。输注时严格遵守无菌操作原则,观察肠外营养输注过程中的反应,及时处理并发症。患者无腹痛、腹胀,肠鸣音 4~5 次 /min,肛门正常排气等提示肠功能恢复,即可逐步给予肠内营养。肠内营养遵循少量多次,由稀到稠,循序渐进原则。

(5)溶栓导管的护理:见第七章第一节下肢深静脉血栓形成介入治疗护理规范专家共识。

(6)抗凝护理:见第七章第一节下肢深静脉血栓形成介入治疗护理规范专家共识和第二节抗凝剂皮下注射护理规范专家共识。

六、出院指导

1. 向患者讲解疾病相关知识,诱发因素。

2. 饮食以清淡为主,少食刺激性强的辛辣食物,宜进食营养丰富、高维生素、易消化饮食,避免暴饮暴食,保持大便通畅。

3. 适当活动,养成规律的生活习惯。

4. 遵医嘱至少维持抗凝治疗 3~6 个月,服用抗凝药期间注意观察有无牙龈出血、尿血、便血等出血倾向,发现出血后应立即停药就诊。

5. 定期复查,如出现腹胀、腹痛、恶心、呕吐、腹泻等情况立即复诊。

七、相关知识链接

(一) 病因与发病机制

1. **原发性因素** ①约半数患者有周围静脉血栓性静脉炎或者血栓栓塞家族史;②遗传性高凝状态:抗凝血酶Ⅲ缺乏,蛋白 C 缺乏,蛋白 S 缺乏,纤溶原激活因子缺乏,V 因子、Leiden 基因和凝血因子基因突变,凝血酶原基因变异等。

2. **继发性因素** ①血液高凝状态:长期口服避孕药、恶性肿瘤、真性红细胞增多症等;②门脉高压:包括肝硬化、充血性脾肿大,食管静脉硬化曲张等;③腹腔脏器的感染:包括腹膜炎、胰腺炎、肠管炎性疾病、腹腔或盆腔脓肿、肠管憩室等;④创伤和手术:包括腹部钝性损伤、脾切除术等。

3. **发病机制** 肠道静脉回流障碍造成肠淤血、肠黏膜水肿、黏膜下出血,肠黏膜微循环供血障碍致肠缺血,后期出现肠麻痹、肠缺血,严重肠缺血发展为肠麻痹、肠坏死,引起腹膜炎;此外,肠黏膜屏障破坏、消失、菌群移位、菌血症发生,胃肠道内大量渗出及毒素吸收,出现休克状态。轻度肠缺血恢复后,小范围的坏死肠管瘢痕愈合,可反复出现不全肠梗阻。

（二）解剖与病理生理

肠系膜上静脉(superior mesenteric vein,SMV)走行于小肠系膜内,与同名动脉伴行,收集十二指肠至结肠左曲以上肠管、部分胃和胰腺的静脉血,并与脾静脉一起构成门静脉。由于左侧结肠、直肠与脾静脉、肾静脉、奇静脉及半奇静脉间有丰富的侧支循环,血栓很少累及肠系膜下静脉,临床上以肠系膜上静脉缺血较为多见。血栓先由小分支向主干蔓延,随后血栓范围逐渐扩大,当累及肠系膜主干后,整段小肠缺血坏死。急性MVT最常累及的部位是回肠(64%~83%)和空肠(50%~81%),其次是结肠(14%)和十二指肠(4%~8%)。如血栓进一步蔓延,受累肠区静脉回流受阻,肠管充血水肿,浆膜下呈点、片状出血,以致肠坏死。

（三）疾病分型

1. **按病因学分类** 分为2类:①原发性或特发性MVT:不伴有任何其他疾病和致病因素的MVT;②继发性MVT:继发于血液高凝状态、门静脉高压症、外科手术的MVT。

2. **按病程分类** 分为3类:①急性MVT:临床症状<4周,易发生肠坏死;②亚急性MVT:临床症状>4周,未发生肠坏死,CT等影像学检查无侧支循环;③慢性MVT:无症状,影像学检查发现肠系膜静脉血栓,伴有侧支循环形成。

3. **按静脉受累部位分类** 分为3类:①中央型MVT:如继发于肝硬化、肿瘤或手术创伤的肠系膜上静脉血栓,常先在梗阻部位形成血栓,然后向外周蔓延;②外周型MVT:而由高凝状态导致的血栓形成,则由小分支向主干蔓延;③混合型MVT:由肠系膜静脉主干到外周小静脉的全程血栓形成。

（刘玲　林梅）

第二十章

门静脉血栓形成

一、疾病概述

（一）定义

门静脉血栓形成（portal vein thrombosis，PVT）是指发生于肝内门静脉、门静脉主干及其属支（肠系膜上静脉、肠系膜下静脉或脾静脉等）的血栓。

（二）临床表现

1. 门静脉主干血栓形成　临床表现差异较大，与血栓形成的速度、血栓部位、血栓累及的范围和栓塞的程度密切相关。慢性 PVT 表现为食欲缺乏、腹胀、便秘或腹泻等，甚至伴有门静脉高压的症状、体征。急性 PVT 常常表现为较为剧烈的腹胀、腹痛、脾大、顽固性腹水，甚至出现肠坏死、消化道出血及肝性脑病等，可因腹腔感染引起中毒性休克。

2. 脾静脉血栓形成　急性脾静脉血栓表现为脾脏迅速增大，脾区痛或发热。慢性脾静脉血栓形成造成区域性门静脉高压，可以表现为难治性上消化道大出血，脾功能亢进。

3. 肠系膜静脉血栓形成　慢性肠系膜上静脉血栓形成症状不典型，急性肠系膜上静脉血栓形成最典型的、最早出现的症状是突然发作的剧烈腹痛。具体临床表现见肠系膜静脉血栓形成。

二、专科护理评估

（一）一般评估

了解 PVT 发生的时间、程度、范围和部位，既往史和个人史，饮食习惯，食物的种类，对疾病和介入手术的了解和接受程度。

（二）症状 / 体征评估

神志、生命体征评估，注意有无肝性脑病；评估腹痛的程度、持续时间、性质、伴随症状；有无肝脾肿大、腹壁静脉曲张、肝掌、蜘蛛痣、黄疸；呕吐、呕血及黑便的次数、颜色、量；24h液体出入量等。

（三）辅助检查评估

评估凝血功能、影像学检查及生化检验指标结果等，了解患者是否合并电解质及酸碱平衡紊乱、贫血、感染、腹水等。

（四）护理评分

跌倒坠床评分、Braden 评分、Caprini 风险评估、Barthel 评分、身体约束评分（带管患者）、导管滑脱评分（带管患者）等，根据评分结果采取相应的预防措施。

三、护理诊断

1. **腹痛** 与门静脉高压、感染有关。
2. **腹泻** 与门静脉高压、肠系膜静脉血栓形成有关。
3. **体液过多** 与门静脉高压有关。
4. **活动无耐力** 与腹水、贫血、感染、水电解质丢失有关。
5. **营养失调低于机体需要量** 与摄入不足、丢失/排泄过多有关。
6. **有体液不足的危险** 与呕吐、呕血、腹泻有关。
7. **潜在并发症** 穿刺部位出血、假性动脉瘤或动静脉瘘形成。
8. **潜在并发症** 消化道出血、腹腔内出血、肝性脑病、感染性休克等。

四、介入治疗方法/术中配合

（一）一般治疗

积极治疗原发病、营养支持、维持水电解质平衡、纠正贫血。

（二）抗凝治疗

抗凝治疗可预防血栓蔓延，促进门静脉管腔完全性或广泛性再通，改善肠道缺血，预防肝外门静脉高压。抗凝治疗需至少维持半年。抗凝治疗指征：①急性门静脉血栓形成（特别是累及肠系膜静脉者）；②新近接受门体分流术者；③其他：存在血栓形成高危因素者，特别是脾切除术后及血液高凝状态者。

（三）介入治疗

PVT 介入治疗如下：经皮经肝或经颈静脉途径穿刺肝内门静脉碎栓术、取栓术、置管溶栓术；经皮经肝穿刺肝内门静脉球囊扩张、支架植入术；经颈静脉肝内门体静脉分流术（transjugular intrahepatic portosystemic shunt，TIPS）。

TIPS 操作步骤及护理配合见表 20-1。

表 20-1 TIPS 操作步骤及护理配合

手术步骤	护理配合
①手术安全核查：核对患者信息、手术部位及手术名称	核对患者，心理护理，安置体位：去枕平卧位；吸氧，心电监护，建立静脉通路；用物及急救仪器准备
②手术入路区域皮肤消毒、铺单：根据穿刺入路选择颈部、腹股沟部或者右侧腹壁皮肤消毒；局部麻醉	严格执行无菌操作，配合医生穿手术衣、消毒、铺巾、局麻；配制对比剂连接加压输注装置，排气

手术步骤	护理配合
③肝静脉置管：颈内静脉穿刺，导丝经下腔静脉、插入肝右静脉，测量游离肝静脉压，无可用肝静脉，可以直接经下腔静脉穿刺门静脉	准确传递手术器械；密切观察患者生命体征；认真倾听患者不适主诉
④门静脉穿刺：选择距离最短、弯曲角度最小的门静脉穿刺；肝静脉萎缩、闭塞或寻找困难的门静脉高压患者，可以选择第二肝门附近的下腔静脉肝后段进行门静脉穿刺	密切观察患者生命体征；调节高压注射器参数，并准确记录
⑤建立门腔通道：造影确认肝内门静脉分支，行脾静脉或肠系膜上静脉直接门静脉造影，测量基线水平的门静脉压力、下腔静脉压力，计算门静脉压力梯度	准确传递器械与物品；倾听主诉，观察患者生命体征；遵医嘱配制溶栓药物
⑥球囊导管扩张及血管内支架植入	
⑦撤出导管、鞘管，加压包扎；必要时，留置导管溶栓治疗	协助医生加压包扎；术后宣教；护送患者回室，与病房护士交接；病情观察，护理记录

五、护理措施

(一) 术前护理

1. **饮食与休息**　卧床休息。急性门静脉血栓形成或腹痛明显的患者禁食禁水；轻症患者可遵医嘱予以易消化食物，忌食辛辣、刺激、油炸、质硬及胆固醇高的食物；合并食管胃底静脉曲张的患者饮食宜细软，不宜进食高纤维素的食物；使用头孢类抗生素的患者，告知其禁烟禁酒，避免引起双硫仑样反应。

2. **病情观察及对症护理**

(1) 生命体征的观察：遵医嘱测量体温、脉搏、血压、呼吸，如体温升高，考虑是否腹腔感染。

(2) 腹痛观察与处理：观察腹痛的部位、性质、持续时间、伴随症状及肠鸣音情况，如出现持续性腹痛、腹胀加剧、血性腹水、肠鸣音减弱或消失，常提示肠坏死，应立即通知医师。

(3) 用药护理：遵医嘱给予抗凝、溶栓、抗感染、营养支持治疗，准确配制药液，现用现配。术前肝功能差者，应保肝治疗，纠正低蛋白血症。必要时备血、输血，给予新鲜冷冻血浆、血小板等纠正凝血机制。

(4) 术前护理：门静脉血栓形成介入治疗相关知识宣教，如：手术步骤与原理、疗效、风险、并发症及相应的预防措施；根据不同介入治疗方式，指导患者呼吸配合、合理卧位、翻身活动、有效咳嗽、卧床大小便及踝关节屈伸运动等与术中配合和术后康复有关的方法。

(二) 术后护理

1. **卧位与休息**　根据不同介入治疗方式，选择合适的体位。经皮经肝或经颈静脉途径穿刺肝内门静脉置管溶栓术后，留置管道期间穿刺部位制动；非置管溶栓患者术后穿刺部位制动 6h,卧床休息 24h,24h 后酌情床边活动。

2. 病情观察

(1)详细交接患者术中情况,术后遵医嘱吸氧、心电监护,密切观察生命体征变化,特别是呼吸、血氧饱和度情况,必要时备血。

(2)密切观察有无急腹症征象,术后突然发作的剧烈腹痛,伴有恶心、发热和腹泻,应警惕肠系膜上静脉及其静脉弓完全血栓形成,引起肠缺血和肠坏死;如腹痛伴有腹胀、头晕、面色苍白、尿量骤减等症状,考虑有腹腔内或胃肠道出血,应及时通知医生处理。

3. 排便护理 指导患者养成定时排便的习惯,保持大便通畅;便秘患者注意补充水分和维生素,必要时口服乳果糖口服液;观察排便性状,如持续稀黑便者,可能是分流道再阻塞,上消化道出血未控制所致,应及时处理,准确记录 24h 出入液量。

4. 用药护理

(1)肝功能异常的患者,遵医嘱保肝治疗,注意观察精神状态和排便情况,必要时口服乳果糖或灌肠,清除肠道内积血和含氮物质,防止肝性脑病的发生。

(2)肝内门静脉置管溶栓术后患者需妥善固定溶栓导管,维持导管通畅,保证药物按时、按量输入,严防药物外渗。用药期间需严密观察凝血功能及有无皮肤、黏膜、牙龈、内脏及颅内出血,观察大小便颜色。

(3)口服利尿剂的患者观察腹围、体重、血电解质及出入液量变化。

5. 饮食护理

(1)术后给予高热量、高维生素、少渣、半流质或软食,忌粗糙、辛辣、刺激的食物,少食多餐。

(2)术后应限制蛋白质的摄入,减少或停止蛋白质饮食,防止血氨浓度升高引起肝性脑病。

(3)腹腔积液和水肿患者给予低盐或无盐饮食,食欲不振、恶心、呕吐者给予静脉营养,以利肝细胞修复。

6. 心理护理 术后肝区、穿刺处疼痛以及卧床期间床上排便等因素,使患者容易焦虑、烦躁。护士应多与患者交流,了解其心理变化,消除其疑虑,提高患者的依从性。

7. 并发症护理

(1)出血:是溶栓治疗常见的并发症,尤其注意深部血管穿刺部位是否有血肿形成。严密观察患者神志和生命体征的变化,加强巡视,倾听患者主诉,观察患者腹部是否有压痛、反跳痛、肌紧张等情况,同时观察患者有无头晕、躁动不安、皮肤苍白或出冷汗,根据心率、血压、脉搏、红细胞、血红蛋白的变化判断出血量,做好对症及抢救准备。一旦出现颅内出血以及全身出血,应立即终止溶栓治疗,给予止血等对症治疗。

(2)肝功能衰竭:肝脏内大部分的血流是由门静脉供给,TIPS 分流了门静脉的血液汇入下腔静脉之后,肝脏只能由肝动脉供血,由于代偿不足就会造成肝脏的缺血性损害。尤其是术前胆红素和转氨酶显著升高或伴有右心衰竭、动脉硬化及肝内动静脉瘘的患者,术后极易发生肝功能衰竭。因此术后应严密监测胆红素,转氨酶、凝血功能等肝功能变化情况,给予保肝、营养支持治疗。

(3)肝性脑病:是 TIPS 术后最常见的并发症,与患者术前严重急性出血,TIPS 术后部分血液未经肝脏解毒直接进入体循环有关。观察患者神志变化,注意患者安全,限制蛋白质的摄入,保持大便通畅,必要时灌肠或导泻,以促进有毒物质的代谢清除。一旦出现肝性脑病先兆,应及时采取安全保护措施:专人不间断床边陪护,卧床患者加用床挡,必要时使用约束带,防止坠床等不良护理事件发生。

(4)肺动脉栓塞:观察患者有无胸痛、心悸、呼吸困难、大汗淋漓、氧饱和度下降等症状,如有上述症状提示可能发生肺动脉栓塞,立即给予高流量吸氧,配合医生积极抢救。

(5)急性心功能衰竭:术后大量静脉血回流,回心血量迅速增多,加重心脏负荷,容易诱发心力衰竭。术后患者取半卧位,卧床休息,吸氧,遵医嘱强心、利尿、扩血管药物。

六、出院指导

(一)生活指导

指导患者保持生活规律、心情愉快,避免久坐久站等不良生活习惯,避免受凉、劳累、感染,戒烟戒酒。

(二)饮食指导

指导患者进食高热量、高维生素、易消化的食物,多食蔬菜、水果,多饮水,保持大便通畅,勿用力排便。

(三)服药指导

指导患者遵医嘱服药,口服抗凝药物期间,密切观察有无出血倾向,定期复查凝血功能、血常规等指标;生活中避免碰撞,勿挖耳、抠鼻,使用软毛牙刷,如有异常及时就诊。

(四)随访指导

术后 1、3、6 及 12 个月复诊,此后每 6~12 个月复诊,评估门静脉血流情况;出现异常情况应及时就诊。

七、相关知识链接

(一)病因与发病机制

PVT 的病因复杂,原发性 PVT 尚无明确病因。全身因素(包括各种促血栓形成的危险因素)以及局部因素(包括肝硬化、腹腔创伤及感染、恶性肿瘤等)均可导致 PVT。

1. **门静脉高压症** 多因各种原因引起的肝硬化及充血性脾肿大所致。主要是由于门静脉压力升高,门静脉及其属支的向肝性血流减少和血流速度减慢,导致血小板聚集形成血栓。

2. **腹腔感染** 肠道感染性病灶的细菌侵入门静脉系统所致,成人常见的有急性阑尾炎、胰腺炎、胆囊炎、小肠炎性病变、腹腔盆腔脓肿及腹部术后感染。

3. **腹部手术及外伤** 各种腹腔手术均可导致门静脉系统血栓形成,以脾切除术后最常见,可能与术后门静脉血流量减少、血流缓慢、血小板增多和血液黏稠度升高有关。

4. **血液高凝状态** 腹部肿瘤患者,肝脏合成凝血因子受到影响,肝脏网状内皮系统对组织纤溶酶原激活物质的清除能力降低,抗凝系统功能降低,血液处于高凝状态容易发生PVT。某些遗传性凝血功能紊乱也参与门静脉血栓的形成,包括蛋白 C、蛋白 S 和抗凝血酶缺陷等。

5. **肿瘤等压迫、侵犯门静脉** 邻近部位肿瘤(如胰腺肿瘤、肝细胞癌)压迫、侵犯,肠扭转等导致门静脉系统血流受阻,引起 PVT。

6. **其他原因** 包括原发性小静脉硬化,脾静脉或肠系膜静脉血栓的蔓延,部分患者有长期服用避孕药史,少见的因素有各种充血性心力衰竭、红细胞增多症等。

（二）解剖与病理生理

成人门静脉及其分支没有瓣膜,来自脾脏、胰腺,以及消化道的血流,通过门静脉回流入肝,提供了大约 75% 的肝脏血流和 50% 的氧的输送。随着门静脉血流受阻,内脏及周身血流动力学均发生显著改变,肝脏失去 2/3 的血供,机体通过肝动脉扩张、静脉侧支循环的建立,代偿性弥补门静脉血流不足。栓塞的门静脉被侧支循环网所代替,即所谓的门静脉海绵样变,原本的门静脉变成一条纤细、致密的条索。

（三）疾病分期和分级

1. 根据血栓发生的时间及其影像学表现分为 2 期:①急性期:发病时间 <60d,门静脉系统(包括肠系膜静脉及脾静脉)突然血栓形成;②慢性期:急性期后,典型表现为门静脉海绵状血管瘤,其次为门静脉周围的侧支循环,对降低门静脉压力,维持肝内的血流灌注有积极作用。

2. PVT 分为 4 级:①Ⅰ级,PVT<50%,伴或不伴肠系膜上静脉小分支阻塞;②Ⅱ级,PVT>50%,伴或不伴肠系膜上静脉小分支阻塞;③Ⅲ级,门静脉完全阻塞伴肠系膜主干分支阻塞;④Ⅳ级,门静脉及肠系膜上静脉完全阻塞。

（龚漪娜 秦 瑶）

第二十一章

巴德 - 吉亚利综合征

一、疾病概述

(一) 定义

巴德 - 吉亚利综合征(Budd-Chiari syndrome, BCS)是由于肝静脉和 / 或肝静脉开口近端的下腔静脉狭窄或阻塞导致肝静脉和 / 或下腔静脉血液回流障碍而产生的门静脉高压和 / 或下腔静脉高压的一系列临床症状和体征。

(二) 临床表现

BCS 的临床表现与肝静脉和下腔静脉阻塞的部位、程度、数量、时间、侧支循环的建立和代偿能力之间存在着密切的关系,其典型表现包括:

1. 肝静脉回流障碍的临床表现 单纯肝静脉阻塞者,以门静脉高压症状为主,主要表现为腹胀、腹水、肝脾肿大、黄疸、脾功能亢进、食管胃底静脉曲张、上消化道出血等。晚期患者由于腹水严重,加之消化吸收功能低下,可表现为骨瘦如柴、腹大如鼓。最后患者常死于严重营养不良、感染、食管胃底曲张静脉破裂出血或肝肾功能衰竭。

2. 下腔静脉阻塞的临床表现 下腔静脉阻塞者,以下腔静脉高压症状为主,主要表现为双下肢肿胀、静脉曲张、色素沉着,甚至形成经久不愈的溃疡。

3. 侧支循环建立 胸、腹壁及腰背部表浅静脉扩张、扭曲,部分代偿下腔静脉的回流,血流方向向上为其特点。

二、专科护理评估

(一) 一般资料

包括年龄、性别、身高、体重、过敏史、既往史及有无烟酒嗜好等;本次发病的诱因、主要症状和体征;有无伴随其他系统疾病;有无手术史等。

(二) 专科症状及体征

1. 全身状态及生命体征 观察患者精神状态、表情、性格及行为,评估有无肝性脑病及前驱症状;评估患者营养状况,是否存在消瘦、皮下脂肪消失、肌肉萎缩;观察皮肤和黏膜,有无肝性病容、皮肤干枯、脱发,有无黄疸、肝掌、蜘蛛痣及皮下出血点等。

2. 腹部症状体征 评估患者有无腹部膨隆、腹壁静脉怒张;评估肝脏和脾脏的大小、程度、质地及有无压痛;评估有无腹水及其程度,腹围大小,有无移动性浊音;评估患者尿量情况。

3. **肢体评估** 评估下肢有无水肿、静脉曲张、色素沉着、溃疡及感染；评估皮肤颜色、温度及足背动脉搏动情况。

（三）辅助检查

了解各项实验室检查、影像学检查结果。B超早期可见肝脾肿大，特别是尾状叶的增大最为明显。晚期随着病情加重，可出现肝硬化的改变。肝静脉开口处或下腔静脉肝上段可见膜状或节段性阻塞，有的可伴有血栓，这些都是原发性BCS的特异性改变。血管造影仍然是BCS诊断的"金标准"，下腔静脉造影可见血流向上受阻、停止或向相反方向流动；下腔静脉局部的梭形扩张甚至静脉瘤的形成，并可见静脉内血栓形成。

（四）心理社会资料

全面评估患者的心理状况、对疾病相关知识的了解程度、家庭及社会支持系统等。

（五）护理评分

跌倒坠床评分、Braden评分、Caprini风险评估、Barthel评分，身体约束评分（带管患者）、导管滑脱评分（带管患者）等，根据评分结果采取相应的预防措施。

三、护理诊断/问题

1. **营养失调低于机体需要量** 与肝功能损害、营养摄入不足和消化吸收障碍等有关。

2. **体液过多** 与肝功能减退、门静脉高压引起钠水潴留有关。

3. **有导管滑脱的危险** 与置管溶栓有关。

4. **有感染的危险** 与置管溶栓有关。

5. **有皮肤完整性受损的危险** 与腹水及营养缺乏有关。

6. **潜在并发症** 穿刺部位出血、假性动脉瘤或动静脉瘘形成。

7. **潜在并发症** 消化道出血、肝性脑病、感染、水电解质紊乱。

四、介入治疗方法/术中配合

（一）一般治疗

主要适用于急性BCS下腔静脉血栓形成，肝静脉、腔静脉合并髂股静脉广泛血栓形成，慢性BCS引起门脉高压等患者的治疗。主要包括卧床休息、应用利尿、抗凝、祛聚、保肝、护胃药物，以及食管胃底静脉静脉曲张破裂出血时的止血治疗。

（二）介入治疗方法

介入治疗为BCS的首选治疗方法，具有安全、创伤小、疗效好、恢复快等优点，98%以上的BCS患者可经介入治疗技术根治，其治疗方法包括：

1. **球囊扩张术** 经颈内静脉或股静脉送入球囊导管至下腔静脉和/或肝静脉的狭窄或闭塞部位进行扩张，使其开通。适用于下腔静脉、肝静脉膜性狭窄或阻塞性病变。

2. **内支架置入术** 经球囊扩张后复查造影，如原狭窄或闭塞部位管腔回缩明显

（>50%），则应放置支架以达到改善血流阻碍的目的。适用于包括下腔静脉、肝静脉的膜性、节段性、外压性狭窄或血栓占位效应而影响血流者。其操作步骤及护理配合见表 21-1。

3. TIPS　是经颈内静脉途径，在肝静脉 / 下腔静脉与门静脉之间建立一条有效的分流通道，以达到降低门静脉压力、控制和防止食管胃底静脉曲张破裂出血和促进腹水吸收的目的。适用于肝静脉广泛性阻塞和重度肝硬化，尤其是伴有消化道出血或难治性腹腔积液者。其操作步骤及护理配合见第二十章门静脉血栓形成（表 20-1）。

4. 经导管内溶栓术　如下腔静脉或肝静脉合并血栓形成，可先插管溶栓治疗，待血栓完全溶解后再行球囊扩张治疗，必要时配合内支架置入治疗。其操作步骤及护理配合详见第七章第一节下肢深静脉血栓形成介入治疗护理规范专家共识（表 7-5）。

表 21-1　BCS 球囊成形术及支架置入术操作步骤及护理配合

手术步骤	护理配合
①手术安全核查：核对患者信息，手术部位及名称；妥善安置患者	核对患者，心理护理，吸氧，心电监护，建立静脉通路；用物及急救仪器准备；必要时，留置导尿管；体位安置：平卧位，颈静脉穿刺用无菌巾包裹头发，肩部垫一软枕，头偏向对侧，充分暴露颈静脉
②手术入路区域皮肤消毒、铺单；局部麻醉，消毒范围：上至耳垂，下至乳头连线（颈部）；上至脐部，下至大腿中部（腹股沟区）	严格执行无菌操作，配合医生穿手术衣、消毒、铺巾、局麻；抽取对比剂连接加压输注装置，排气
③经股静脉或颈内静脉穿刺，行下腔静脉单向或双向造影，选择性肝静脉造影，明确病变部位、类型和程度；测定下腔静脉及右房测压	准确传递器械与物品；密切观察患者生命体征；再次核对高压注射泵参数及药物，遵医嘱用药；指导患者术中配合，切勿乱动
④经股静脉行下腔静脉或肝静脉单纯狭窄球囊成形术；下腔静脉节段性闭塞或膜性病变，经下腔静脉向上或经颈静脉途径穿刺闭塞的下腔静脉或肝静脉，行球囊成形术	准确传递器械与物品；密切观察患者生命体征；心理护理
⑤置入下腔静脉支架或肝静脉支架，下腔静脉或肝静脉造影复查	准确传递器械与物品；密切观察患者生命体征；护理记录；耗材登记
⑥术毕拔除导管及鞘管，穿刺处加压包扎	协助医生加压包扎；术后宣教；护送患者回室，与病房护士交接；病情观察，护理记录

五、护理措施

（一）术前护理

1. **休息与体位**　根据病情指导患者合理休息与活动，避免过度劳累。合并门脉高压时，嘱患者避免引起腹压升高的因素，以免诱发曲张静脉破裂出血。

2. **饮食护理** 嘱患者进食清淡、易消化饮食;合并门脉高压、营养状况较差者给予高糖、高热量、高维生素、低脂肪、易消化饮食,饮食不宜过热,避免进食油炸、粗糙、干硬及辛辣刺激食物;肝功能受损者根据肝功能状态调整蛋白质的摄入量。

3. **病情观察及症状护理**

(1)密切监测脉搏、呼吸、血压等生命体征,及时发现病情变化。

(2)下肢并发症的观察及护理:①观察双下肢有无水肿、静脉曲张、小腿色素沉着、溃疡及感染;②休息时,抬高双下肢,以利静脉回流,增加回心血量,从而增加肾血流量,促进水钠排出;③注意保持局部皮肤清洁,避免用手抓挠,以免皮肤破溃继发感染;④如发生皮肤溃疡,应保持溃疡部位清洁、避免受压,加强创面换药,避免渗液污染周围皮肤,必要时遵医嘱应用抗生素。

(3)腹水的观察及护理:①指导患者卧床休息,取半卧位;②指导患者着宽松、柔软的棉制品衣物,保持床铺平整干燥,经常翻身,避免骨隆突部位皮肤受压;③补充营养,纠正低蛋白血症;④限制液体和钠的摄入,每日钠摄入量限制在 500~800mg(氯化钠 1.2~2.0g),少食咸肉、酱菜、罐头等含钠高的食物;⑤遵医嘱合理使用利尿剂,记录 24h 出入量,量出为入,观察有无低钾、低钠血症;⑥密切观察腹围、尿量和体重,每日定时间、定体位、定部位测量腹围,以减少误差。

(4)用药护理 溶栓及抗凝治疗期间应监测凝血功能和血常规,同时注意观察有无出血倾向,如鼻出血、牙龈出血、血尿、便血及皮肤黏膜出血点或瘀斑、注射部位出血等;有无剧烈头痛、呕吐、血压升高等颅内出血症状,如有出血立即停用溶栓药物并报告医生处理。

4. **术前准备**

(1)遵医嘱做好各项术前检查,包括实验室检查(血常规、出凝血时间、肝肾功能、血气分析等)、心电图、胸片及专科检查;特殊患者根据病情进行相应的风险评估后行必要的检查,如心、肺功能等;指导并告知患者及家属各项化验及检查的意义及注意事项。

(2)评估患者手术方式,如术后需卧床 24h 应向患者解释其意义并于术前一日训练患者卧床排尿、排便,以提高术后卧床的适应性。

(3)手术前晚保证充足睡眠,酌情使用镇静药物。

(4)采用局麻手术者,术前无需禁食,可酌情进食少量清淡、易消化饮食;采用全麻手术者,术前需禁食 8~12h,禁饮 4~6h。

(5)术前一般不需常规备皮,若穿刺处毛发较多,可在手术当天使用电动剃毛刀或脱毛膏,避免使用剃须刀,防止皮肤损伤而增加感染机会。

5. **心理护理**

(1)评估患者的文化水平、心理状态以及对介入治疗的认知程度。

(2)向患者及家属简要介绍介入治疗的目的、方法及常见并发症等;消除患者紧张心理,鼓励患者树立信心、积极配合手术。

（3）由于病程长、病情反复，加之丧失劳动、工作能力和经济来源，患者常常出现焦虑、紧张和抑郁心理，应密切关注患者心理变化，及时安慰、鼓励并做好心理疏导。

（二）术后护理

1. 体位与活动 经股静脉路径穿刺者，术后取平卧位，穿刺处加压包扎 4~6h，穿刺侧肢体制动 8~12h，卧床休息 24h；经颈静脉路径穿刺者，术后卧床休息，取舒适卧位，穿刺处继续压迫 30min 直至无出血，敷料于 24h 后去除；特殊情况下遵医嘱延长加压包扎及卧床制动时间。

2. 饮食与营养支持 嘱患者进食低盐、低脂、高热量、富含维生素软食。发现肝性脑病先兆时，急性期首日应禁食蛋白质，慢性患者无需禁食蛋白质。蛋白质每日摄入 20g，每 3~5d 增加 10g，逐渐增加至每日 40~60g，以植物蛋白质为主。

3. 病情观察

（1）生命体征观察：密切监测生命体征，及时发现病情变化。

（2）穿刺部位观察：密切观察穿刺部位情况，如有活动性出血应立即给予手法按压并重新加压包扎；如有皮下出血或血肿，应做好标记，延长加压包扎及制动时间，动态观察出血进展情况并严格交接班；如出现持续性低血压、腹胀、腹痛、面色苍白、出冷汗等，应警惕腹腔内出血或腹膜后出血，立即通知医师并做好急救准备。

（3）留置导管及鞘管的观察与护理：术后如留置溶栓导管及鞘管，应观察导管是否在位通畅，妥善固定，防止扭曲、打折或脱出；妥善固定导管及鞘管并做好标志。对腹股沟处留置溶栓导管者，告知患者及家属穿刺侧肢体应限制活动(屈膝屈髋角度 <30°)至导管拔除；颈部留置溶栓导管者，告知患者头部不可过度活动。

（4）症状观察及处理：观察腹水消退情况及尿量；观察下肢溃疡的愈合情况；观察有无腹痛等。

4. 并发症的观察与处理

（1）肺动脉栓塞：表现为呼吸困难、胸痛、气促、心率加快等，如出现上述症状，嘱患者绝对卧床休息，抬高床头，指导患者深而缓地呼吸，给予吸氧，通知医师并做好急救准备。

（2）出血：密切观察患者有无腹部压痛、反跳痛、肌紧张、血压下降、烦躁不安、皮肤湿冷等腹腔出血征象；有无呕血、黑便等消化道出血征象；行抗凝、溶栓治疗期间，密切观察有无出血倾向，发现异常立即报告医师并协助处理。

（3）肝性脑病：观察患者意识状态，有无嗜睡、定向力障碍、性格、行为改变或查体时可引出扑翼样震颤等肝性脑病前驱症状。术后早期限制高蛋白饮食、保持大便通畅等可起到一定的预防作用。

（4）心功能不全：表现为腹胀、恶心、呕吐、劳力性呼吸困难、水肿等，限制液体的量及速度,发生心力衰竭立即氧气吸入、半卧位,遵医嘱给予强心、利尿、扩血管药物并密切观察病情变化。

5. **用药护理** 同本节护理措施之术前护理。

六、出院指导

(一)疾病及预防知识

向患者及家属介绍疾病相关知识;鼓励患者积极治疗原发病,避免诱因;合理摄入均衡饮食,避免辛辣刺激性食物;劳逸结合,保证充足睡眠,保持积极的心态。

(二)用药指导

遵医嘱坚持服用抗凝药物,以防止血管狭窄或闭塞,服药期间定期复查凝血功能,观察有无出血倾向,如有异常及时就诊。

(三)康复指导

告知患者康复锻炼的知识,指导术后康复锻炼的具体方法。

(四)随访指导

嘱患者术后 1、3、6、12 个月复查肝静脉、下腔静脉彩超;第 2、3 年每 6 个月复查一次;3 年后每年复查一次,以了解疾病恢复情况;出现异常情况应立即到医院就诊。

七、相关知识链接

(一)病因与发病机制

1. **小肝静脉阻塞** 常见于土三七等中药、苯类化学物质等对肝细胞和肝小静脉的损伤;肝区放射治疗亦可造成小肝静脉闭塞。

2. **大肝静脉阻塞** 常由肝静脉血栓或肝静脉开口处的膜性病变引起。病因包括骨髓异常增生症、口服避孕药、肿瘤、妊娠等。

3. **下腔静脉阻塞** 主要由于下腔静脉膜性狭窄或闭塞、血栓形成等因素造成。

(二)解剖与病理生理

肝静脉作为下腔静脉的属支,是肝血液回流的主要通道。肝静脉可单独发生阻塞,也可因下腔静脉阻塞影响肝静脉血液回流。下腔静脉或肝静脉回流受阻,临床表现为肝淤血、肝大,肝静脉和肝窦内压力增高,肝小叶中央广泛性充血,随后肝小叶中央坏死,实质细胞消失,受损肝实质将由纤维组织、再生结节替代形成。肝纤维化和肝硬化则导致门静脉压力增高,脾大、脾功能亢进;此外门静脉高压还将导致胃底、食管静脉曲张。胃底和食管静脉曲张破裂出血和肝性脑病等是导致患者死亡的主要原因。

(三)疾病分型

BCS 的分型与亚型

(1)肝静脉阻塞型,亚型:①肝静脉 / 副肝静脉膜性阻塞;②肝静脉节段性阻塞;③肝静脉广泛性阻塞;④肝静脉阻塞伴血栓形成。

（2）下腔静脉阻塞型,亚型:①下腔静脉膜性带孔阻塞;②下腔静脉膜性阻塞;③下腔静脉节段性阻塞;④下腔静脉阻塞伴血栓形成。

（3）混合型,亚型:①肝静脉和下腔静脉阻塞;②肝静脉和下腔静脉阻塞伴血栓形成。

（郑 雯　陈媛媛）

第二十二章

肝小静脉闭塞病

一、疾病概述

(一) 定义

肝小静脉闭塞病(Hepatic Veno-occlusive disease,HVOD),又称肝窦阻塞综合征(hepatic sinusoidal obstruction syndrome,HSOS),是以肝血窦、肝小静脉和小叶间静脉内皮细胞水肿、坏死、脱落进而形成微血栓,引起肝内淤血、肝功能损伤和急性门静脉高压为特点的一种肝脏血管性疾病。

(二) 临床表现

HVOD 主要临床表现为腹胀、肝区疼痛、腹水、黄疸、肝大。最常见的临床症状为腹胀、肝区疼痛及食欲缺乏。重症患者并发感染(以呼吸系统为主)和 / 或肝肾功能衰竭,并可导致死亡。慢性期患者缺少部分典型表现,或仅表现为顽固性腹水和门静脉高压相关并发症。HVOD 病程分为三期:急性期、亚急性期、慢性期,临床表现各有不同。

1. **急性期** 早期出现体重增加、肝大、触痛,伴有肝功能异常,随后有腹胀、腹水。黄疸和脾肿大较少见或多呈轻度肿大。

2. **亚急性期** 持续性肝大,反复出现腹水,肝功能损害时轻时重或急性发作。有时病情起病隐匿,病程持续可达数月以上。

3. **慢性期** 疾病进展为肝硬化,脾脏肿大日渐明显,出现脾功能亢进表现,腹水难以消退。少数患者可出现食管胃底静脉曲张或破裂出血、肝性脑病、肝肾综合征等并发症。

二、专科护理评估

(一) 一般评估

了解 PVT 发生的时间、程度、范围和部位,既往史和个人史,尤其注意是否服用过含吡咯生物碱(pyrrolidine alkaloid,PA)的植物,特别是土三七(或称菊三七)最多。

(二) 全身状态及生命体征

1. 评估患者的生命体征、意识、面色及皮肤色泽、尿量、全身营养状况及肝性脑病等先兆症状。

2. **门静脉高压相关评估**

(1)评估患者肝、脾大小和质地,有无移动性浊音,有无黏膜下出血及皮下出血。评估凝血功能、血常规情况,病情严重患者可表现为血小板计数进行性降低;凝血功能大都正常或仅有 PT 和活化部分凝血酶时间的轻度延长,但 D- 二聚体升高较常见。

(2)评估患者有无呕血或黑便,呕吐物及排泄物的颜色、性状及量。

(3)评估患者腹胀、腹水情况,有无腹部膨隆、腹壁静脉曲张的表现,每日定时定部位定体位测量腹围的变化。

(4)评估双下肢皮肤颜色、温度、感觉、运动功能、足背动脉搏动情况,有无下肢水肿及水肿程度。

（三）护理评分

跌倒坠床评分、Braden 评分、Caprini 风险评估、Barthel 评分,身体约束评分(带管患者)、导管滑脱评分(带管患者)等,根据评分结果采取相应的预防措施。

三、护理诊断 / 问题

1. **舒适度的改变**　与门静脉高压、腹水有关。
2. **体液过多**　与门静脉高压、低蛋白血症有关。
3. **活动无耐力**　与腹水、贫血、感染、水电解质丢失有关。
4. **营养失调低于机体需要量**　与摄入不足、丢失 / 排泄过多有关。
5. **睡眠形态紊乱**　与疾病引起的不适,肝性脑病有关。
6. **有皮肤完整性受损的危险**　与皮肤瘙痒抓挠、营养不良有关。
7. **潜在并发症**　穿刺部位出血、假性动脉瘤或动静脉瘘形成。
8. **潜在并发症**　消化道出血、腹腔内出血、肝性脑病、感染性休克等。
9. **焦虑**　与知识缺乏有关。

四、介入治疗方法 / 术中配合

（一）病因治疗

对所有有 PA 服用史,疑诊 PA 相关 HSOS 的患者,首先立即停止 PA 的摄入,以免持续加重肝脏损伤。

（二）对症支持治疗

包括保肝、利尿、改善微循环等治疗。通过保肝治疗使肝脏得以休息、对抗炎症反应、解毒、抗过氧化及促进肝细胞再生;利尿治疗可减轻急性门静脉高压,促进腹水排出,减轻水钠潴留,改善患者症状。

（三）抗凝治疗

存在腹水、黄疸等表现的急性期 / 亚急性期患者是抗凝治疗的主要人群,并应尽早开始。抗凝禁忌证主要是合并严重出血疾病或出血倾向。抗凝药物首选低分子肝素,亦可联合或序贯口服维生素 K 拮抗剂(华法林)。

（四）TIPS

TIPS 是通过肝实质内肝静脉与门静脉间建立起人工分流通道,降低门静脉压力,是缓解门静脉高压与难治性腹水的主要治疗方法。

TIPS 操作步骤及护理配合见第十九章门静脉血栓形成。

五、护理措施

（一）术前护理

1. **活动与体位** 急性期卧床休息,协助患者取舒适体位并定时更换卧位,病情稳定后,逐渐增加运动量。卧床期间,指导患者行踝泵运动,预防下肢深静脉血栓形成;坐起、站起时动作缓慢,避免直立性低血压。保持大便通畅,避免突然腹压增高诱发曲张静脉的破裂出血。

2. **饮食** 严格控制动物蛋白摄入,蛋白质的供应以植物蛋白为主;进食高热量、高维生素、易消化饮食,以精细、含膳食纤维少、产气少的碳水化合物为主;绝对禁酒,避免食用油炸、粗糙、辛辣的食物;少量多餐,不宜过热,以免损伤食管黏膜诱发出血;合并腹水者,进食低钠饮食,含钠量应限制在 400~800mg/d;限制液体入量 1 500ml/d,或在前 1 天尿量基础上加 500ml,量入为出。

3. **腹水的护理** 大量腹水者,取半坐卧位,使膈肌下降,有利于呼吸运动,减轻呼吸困难。腹腔穿刺放腹水时,术前解释操作目的及注意事项,术中及术后监测生命体征的变化,观察有无不适,并记录腹水的颜色、性状及量,及时送检。每日清晨空腹状态下称体重,测量腹围,注意首次测量时应做好标记线,定体位,以观察腹水消长情况。遵医嘱应用利尿剂,观察疗效及不良反应,定时监测电解质变化,如有水电解质失衡,及时纠正。准确记录 24h 出入液量。

4. **疼痛的护理** 评估疼痛的强度、性质、部位及伴随症状,教会患者一些放松与转移注意力的技巧,如深呼吸等。保持病室环境安静,减少对患者的不良刺激和心理压力。遵医嘱使用镇痛药物,观察用药效果及持续时间。

5. **心理护理** 观察患者情绪变化,及时疏导负面情绪,提供家庭和社会支持,做好睡眠指导及护理。

6. **术前准备** 积极完善术前准备及相关检查,训练患者床上排便,建立静脉通路;遵医嘱术前用药,减少门静脉血流量,降低门静脉压力;凝血机制较差的患者术前肌注维生素 K_1 或血凝酶;血小板过低的患者酌情输注血小板,降低出血的发生率。

（二）术后护理

1. **体位与活动** 术后需要绝对卧床 24h,同时注意预防相关并发症,24h 后病情允许即可下床活动,但应注意活动量不宜过大,循序渐进。

2. **饮食** 同术前;以精细粮食、含膳食纤维少、产气少的碳水化合物为主,低盐、低油

（植物油较好）、清淡饮食；严格控制猪肉、牛肉、羊肉等动物蛋白摄入；多食用新鲜蔬菜、水果，补充足量的维生素。

3. **病情观察** 动态监测神志、生命体征的变化；观察穿刺部位渗出血情况；监测腹围、体重、24h 出入液量；密切观察尿色、皮肤及巩膜黄染的情况；观察血常规、凝血常规、肝功能的变化。

4. **皮肤护理** 胆红素升高，胆汁酸的沉积引起皮肤瘙痒，导致皮肤完整性受损。向患者宣教皮肤瘙痒的原因，告知其不可抓挠皮肤，以免引起感染；定期修剪指甲；保持皮肤清洁、干燥；内衣以宽大、棉制品为主，避免对皮肤的刺激与摩擦；床铺保持清洁、柔软、平整；洗澡不宜过频，每周两次左右，水温保持在 41~46℃；可使用拍打或用无菌纱布擦拭患者皮肤缓解瘙痒症状，瘙痒严重者可涂抹甘油、冰霜等润肤剂。

5. **并发症的观察与护理**

（1）腹腔内出血：主要与术中穿破肝被膜、误穿或损伤肝外门脉等有关，是 TIPS 最严重和最危险的并发症。术后密切观察腹部是否有压痛、反跳痛、肌紧张等情况，根据临床表现判断出血量，通知医生及时给予处理。

（2）胆道损伤：主要因为穿刺损伤肝内胆管或分流道阻塞肝内胆管，多为细小的胆道损伤，可有一过性轻度黄疸，一般无需特殊处理。若黄疸加重，伴有发热、腹痛、便血等症状，应立即告知医生，行造影检查，给予及时处理。

（3）穿刺部位感染：感染的原因主要包括伤口敷料渗湿未及时处理、患者体质差或本身存在感染。术后应保持穿刺部位敷料干燥，注意观察伤口有无潮湿、污染，有无红、肿、热、痛等局部感染征象；监测体温变化，有无畏寒、发热等全身感染征象，密切监测血常规变化。

（4）肝性脑病：是术后最常见的并发症。发生机制主要与年龄、肝功能分级、分流道直径和门体压力梯度密切相关。患者绝对卧床，并安排专人护理患者的生活起居。去除义齿，加床栏，必要时使用约束带，加强保护，防止发生坠床及撞伤。常规吸氧、保肝、纠正水、电解质及酸碱平衡失调，预防和控制上消化道出血的诱因，避免快速利尿和大量放腹水。保持大便通畅，遵医嘱给予乳果糖口服，保持大便 1~2 次 /d。密切观察患者有无嗜睡、烦躁、谵妄、视力模糊或复视、定向力障碍、性格和行为的改变、扑翼样震颤等先兆表现，同时监测患者的血氨变化。

六、出院指导

（一）休息与锻炼

保持情绪稳定，注意休息，避免劳累和重体力劳动，术后短期不宜驾驶或从事高空、精细作业。不去人多拥挤的场所，注意避免感冒，预防感染。

（二）饮食指导

热量供给主要以糖类食物为主，进食无渣的食物，忌暴饮暴食，以及进食粗糙、坚硬、油炸、辛辣等食物,避免造成食管黏膜损伤。肝性脑病患者,酌情进食低蛋白饮食或限制蛋白饮食。便秘的患者适当增加饮水量,多食新鲜蔬菜、水果,促进排便,家中预备"乳果糖""开塞露"等通便药物,保持大便1~2次/d。终身禁酒。

（三）用药指导

出院后遵医嘱按时、按量服用保肝、抗凝、抑制血小板积聚的药物。服药期间,每周监测凝血指标和电解质的变化。使用软毛牙刷刷牙,以免诱发牙龈出血。如出现黑便、呕血、腹水等症状应及时就诊。

（四）定期复查

术后第一年每隔3个月复查,以后每隔半年复查;复查内容主要包括:血常规、肝功能、肾功能、血氨、甲胎蛋白检查,B超评估分流道血流状况,门静脉主干及分支血流以及有无血栓形成,肝内有无占位性病变、有无腹水。

七、相关知识链接

（一）病因与发病机制

HVOD的主要病因如下:①服用含PA植物(国内多见);②应用造血干细胞移植相关的化疗药物(国外多见);③应用免疫抑制剂,如环磷酰胺;④与毒性药物有关的其他肝脏疾病,如砷剂、汞等有毒物质。

HVOD的发病机制尚不完全清楚。PA属于双环氨基醇衍生物,可分为饱和型和不饱和型,其中饱和型无明显毒性或具有低毒性,不饱和型则具有极强的肝毒性。不饱和型PA进入肝脏后,在细胞色素P450酶(CYP3A)的催化下,生成有反应活性的中间代谢物脱氢吡咯,再被水解为脱氢倒千里光裂碱,其与蛋白质结合形成吡咯蛋白加合物,从而损伤肝窦内皮细胞。CYP3A的基因多态性、诱导剂和抑制剂均会影响PA的细胞毒性。

（二）解剖与病理生理

HVOD属于肝小静脉阻塞致肝静脉血循环障碍的一类疾病。肝静脉阻塞分为2类:一类为肝静脉干和/或下腔静脉的肝静脉入口处有完全或不完全的阻塞,称Budd-Chiari综合征;另一类为肝内静脉的小分支阻塞,称VOD,它的病变部位是在肝小叶中央静脉和小叶下静脉等小静脉分支内非血栓性阻塞,也就是肝脏血液循环的流出道受阻。终末肝小静脉和肝窦内皮细胞、中央静脉周围第三带肝细胞损伤是VOD的病理基础,其特征为肝小叶内直径 <300μm 的中央静脉和小叶下静脉内皮损伤、内膜肿胀、内膜增生增厚和结缔组织增生纤维化。

（三）疾病分期和分级

HVOD可分为3期:

1. **急性期** 光镜下见中央静脉及小叶下静脉内膜肿胀明显,血流受阻,中央静脉周围肝窦明显扩张、淤血伴有不同程度肝细胞坏死。坏死区肝细胞消失,网状纤维支架残留,红细胞外渗进入肝窦或 Disse 间隙,不伴炎性细胞浸润。免疫组化提示纤维蛋白原、Ⅷ因子、yon-Willebrand 因子沉积在中央静脉周围及静脉内膜下,静脉腔内未见沉积。电镜提示肝窦内皮细胞窗闭塞,细胞外胶原、纤维蛋白聚集。

2. **亚急性期**　仍有肝窦扩张、淤血、肝细胞坏死,中央静脉周围纤维化,尚未形成假小叶。免疫组化提示星状细胞增生,肝窦内Ⅰ、Ⅲ、Ⅳ型胶原沉积。

3. **慢性期**　呈心源性肝硬化改变。

(袁又圆　王雪琦)

一、疾病概述

（一）定义

肝血管瘤（hepatic hemangioma，HH）是一种较为常见的肝脏良性肿瘤，可发生于各个年龄段，40~60岁为高发期，男女比例为1∶5~6，临床上以海绵状血管瘤最多见，极少数为毛细血管瘤或血管内皮瘤。绝大多数患者无症状，常在体检或腹部手术中发现。

（二）临床表现

1. 肝血管瘤临床表现与肿瘤直径和部位相关。血管瘤直径<5cm，绝大多数无明显不适症状，肝功能大多无异常；直径>5cm，对邻近组织和脏器的压迫出现相应的临床症状。

2. 腹部症状主要表现为右季肋区不适感或胀痛，偶有因左肝巨大血管瘤压迫胃肠道产生消化不良、恶心、呕吐等，少数可压迫胆道引起胆道梗阻，出现黄疸；或压迫肝静脉和/或下腔静脉导致巴德-吉亚利综合征。

3. 肝血管瘤因自发破裂或外伤情况下破裂并发腹腔出血，出现严重腹部体征及休克症状。

4. 肿瘤内若有血栓形成或坏死可致发热及全身消耗性凝血等严重并发症。

5. 游离在肝外生长的带蒂血管瘤发生扭转时，可发生坏死，出现腹部剧痛、发热和虚脱。

6. 巨大血管瘤伴有动静脉瘘形成，回心血量增多，导致心力衰竭。

二、专科护理评估

（一）一般资料

1. 年龄、性别、身高、体重、过敏史、既往史及有无烟酒嗜好等；本次发病的诱因、主要症状和体征；有无伴随其他系统疾病；有无手术史等。

2. 本次发病的原因、主要症状和体征，有无伴随其他系统疾病；诊治经过，有无外科手术。

（二）专科症状及体征

1. **神志、生命体征** 患者的体温、脉搏、血压、呼吸以及精神状态。

2. **腹部体征** 腹部形态、有无膨隆和移动性浊音等。大的病变右上腹可触及大的肝脏或质韧、光滑、有囊性感的包块,少数呈坚硬结感。

3. **压迫症状** 巨大的血管瘤可对周围组织和器官产生推挤和压迫:压迫肝外胆道,可出现阻塞性黄疸和胆囊积液;压迫门静脉系统,可出现脾大和腹水;压迫胸腔,可出现呼吸困难和肺不张;压迫胃和十二指肠,可出现消化道症状。

4. **其他伴随症状及并发症** 有无恶心、呕吐及胆囊炎、肝坏死等并发症,有无发绀、胸闷、憋气、胸部疼痛等症状。

(三)辅助检查评估

1. **实验室检查** 血常规、肝功能一般正常,AFP 阴性,偶见血红蛋白及血小板减少者。

2. **影像学检查** ①B 超:显示肝内均质、强回声病变,边界大多清楚,或病变区内强回声伴不规则低回声,病变内可显示扩张的血窦;②CT:增强扫描是诊断肝海绵状血管瘤的重要方法,典型表现出现在动脉早期,即注药后 30~60s,早期呈高密度强化,延迟扫描病灶呈等密度充填;③磁共振:T1 图像呈均匀低信号,T2 图像表现为均匀的显著高信号,即"灯泡征"。

(四)护理评分

跌倒坠床评分、Braden 评分、Caprini 风险评估、Barthel 评分,身体约束评分(带管患者)、导管滑脱评分(带管患者)等,根据评分结果采取相应的预防措施。

三、护理诊断/问题

1. **疼痛** 与血管瘤刺激肝包膜、术后瘤体缺血有关。
2. **体温过高** 与肝动脉栓塞后坏死组织吸收有关。
3. **舒适改变** 与术后体位受限有关。
4. **自理能力缺陷** 与术后制动有关。
5. **潜在并发症** 肝功能受损、血管瘤破裂出血、远端组织误栓等。
6. **潜在并发症** 穿刺部位出血、假性动脉瘤或动静脉瘘形成。
7. **知识缺乏** 缺乏疾病相关知识,与患者或家属知识来源受限有关。
8. **焦虑** 与环境改变及担心疾病预后有关。

四、介入治疗方法/术中配合

HH 作为一种良性肿瘤,大多无症状,且无恶变倾向,原则上以随访观察为主。肝动脉化疗栓塞术(transcatheter arterial chemoembolization,TACE)指征包括:①血管瘤较大且合并前述的明显症状;②有手术切除指征但肿瘤巨大,可经 TACE 缩小瘤体为二期手术切除创造条件;③肿瘤周围有重要结构,手术切除风险较大;④不能耐受手术或不愿接受外科手术。TACE 操作步骤及护理配合见表 23-1。

表 23-1 TACE 操作步骤及护理配合

手术步骤	护理配合
①手术安全核查:核对患者的基本信息、介入手术部位和手术名称	核对患者,心理护理,安置体位;吸氧,心电监护,建立静脉通路;用物及急救仪器准备
②手术入路区域皮肤消毒、铺单;局部麻醉	严格执行无菌操作,配合医生穿手术衣、消毒、铺巾、局麻;配制对比剂连接加压输注装置,排气
③股动脉穿刺行肠系膜上动脉和腹腔干动脉造影,观察肝内血管瘤的位置、大小、数目及供血情况	准确传递手术用药及耗材;询问并听取主诉;密切观察生命体征;注意有无对比剂不良反应
④微导管超选至供瘤动脉,造影确认后,经微导管缓慢注入碘化油＋博来霉素(或平阳霉素)混合乳剂,至瘤体周边碘油沉积良好,血流速度明显减慢或停滞时停止栓塞	严格无菌操作,遵医嘱配制栓塞剂;病情观察;护理记录;粘贴耗材条码单
⑤术毕拔除导管和导管鞘,有效按压穿刺点10~15min;加压包扎	协助医生加压包扎;术后宣教;护送患者回室,与病房护士交接;病情观察,护理记录

五、护理措施

（一）术前护理

1. **休息与体位** 卧床休息,适量床边活动,有利于促进血液循环,保护肝细胞;避免剧烈运动以及腹部受到外力作用。

2. **饮食护理** 进食富含优质蛋白、易消化饮食;适量补充维生素、矿物质和膳食纤维;控制油脂类食物的摄入量。

3. **术前准备**

（1）术前进行 B 超或 CT 检查,明确病灶大小、数目及位置,完善实验室检查(血常规、出凝血时间、肝肾功能等),以掌握患者基本情况。

（2）训练患者呼吸及屏气(平静呼吸时吸一口气后,屏气 10~15s,然后缓慢呼出)、床上排尿和排便。

（3）询问患者有无过敏史,术前晚清洁手术区域皮肤。

（4）术晨更换清洁病员服,术前 30min 排空膀胱,必要时,建立静脉通路,遵医嘱术前用药。

（二）术后护理

1. **休息与体位** 术侧肢体伸直制动 12h,12h 后可以在床上翻身活动,24h 后可以下床增加活动量。卧床期间进行踝泵运动 5min/ 次,5~8 次 /d,防止深静脉血栓形成。

2. **饮食** 术后 4h 无恶心、呕吐,即可进食,选择高热量、高维生素、优质蛋白质食物,控制动物脂肪及胆固醇的摄入,如动物内脏、猪油、蛋黄、鱼籽等,注意补充对止血有利的维生素 A、E、C,如新鲜水果、蔬菜、苹果、柑橘等。鼓励患者多饮水,饮水量为 2 000ml/d,以减轻对比剂对肾脏的损害。

3. 病情观察 术后心电监护 4~6h,监测血压、呼吸、脉搏变化;必要时吸氧。注意观察术侧肢体的足背动脉搏动、皮温、感觉、运动、皮肤颜色情况,指导患者相关的注意事项。

4. 并发症的观察与护理

(1)栓塞后综合征:①发热:由于术后瘤体组织坏死、水肿、炎症以及栓塞剂的使用等,大部分患者出现不同程度的发热症状,体温 <38.5℃,发热持续一周左右,物理降温后可缓解。如果发热持续 >39℃以上,应查找原因,如存在细菌感染遵医嘱使用抗生素治疗。②疼痛:术后血管瘤组织缺血、缺氧可引起肝区疼痛,疼痛程度与栓塞面积以及患者的耐受程度有关,一般术后当天最为严重,3~5d 后逐渐缓解。术后应协助患者取舒适体位,并密切观察腹部症状、体征,辅以心理安慰,保持病房舒适、安静,减少不良刺激。剧烈疼痛给予药物止痛。③胃肠道不适:最常见症状为恶心、呕吐,维持 1~2d 后可缓解,可给予护胃、止吐等对症治疗。饮食宜清淡、易消化、富含营养的食物为主。

(2)细菌性肝脓肿:TACE 术后合并肝脓肿的原因如下:① 肿瘤组织栓塞后液化性坏死,导致脓肿形成;②术者为追求肿瘤的完全栓塞,加大栓塞剂用量导致肿瘤组织及肿瘤周围组织完全栓塞,易诱发肝脓肿的发生;③合并贫血和低蛋白血症等营养不良的患者,机体免疫力下降,极易诱发肝脓肿发生;④术者操作时无菌观念不强,将体外的细菌带入体内;⑤有胃肠道或胆道外科手术史的患者,因 Oddis 括约肌失去功能,肠道细菌逆行进入肝脏,而 TACE 造成的肝缺血、乏氧,则为细菌生长提供了良好的生长环境。术后患者持续高热,伴有乏力、腹痛,甚至血压下降等感染性休克先兆,应警惕肝脓肿,遵医嘱抗感染治疗,必要时 B 超引导下肝穿刺引流。

(3)异位栓塞:异位栓塞是动脉栓塞术后严重的并发症,术后观察术侧肢体皮肤颜色、温度、感觉、足趾运动及足背动脉搏动,对比观察;并观察内脏动脉,比如肠道、肾脏等器官的是否存在异位栓塞表现,关注患者的腹部疼痛症状和体征。若发现患者肢体苍白、小腿疼痛剧烈、皮肤温度下降、感觉迟钝,腹部疼痛征象应立即告知医师,给予解痉及扩血管的药物。

六、出院指导

1. 保持心情舒畅,注意休息和劳逸结合,切忌大怒、暴怒。

2. 改变不良的饮食习惯和生活习惯,不刻意节食;多吃富含纤维素、营养丰富的食物,如玉米、麦片、燕麦片等杂粮;保持大便通畅,避免用力排便。

3. 定期随访,术后 3 个月复查腹部 CT,出现异常及时就诊。

七、相关知识链接

(一)病因与发病机制

1. 先天性发育异常 先天性肝脏末梢血管畸形所致,在胚胎发育过程中由于肝血管发育异常,引起血管内皮细胞异常增生形成肝血管瘤。

2. **激素刺激** 女性在青春期、怀孕、口服避孕药等可使血管瘤的生长速度加快。

3. **肝内毛细血管组织感染** 肝内毛细血管组织感染导致毛细血管扩张,肝组织局部坏死后血管扩张形成空泡状,其周围血管充血扩张;肝内区域性血液循环停滞,致使血管形成海绵状扩张。

（二）解剖与病理生理

肝海绵状血管瘤是最常见的肝血管瘤类型,常为单发,两侧肝叶发生率相仿,瘤体直径在数毫米至数十厘米不等,巨大 IHH 可占据绝大部分肝叶。瘤体主要由大量血管组织构成,病理可见大小不等的血管腔隙,腔内充满新鲜血液,间质中有中等量的结缔组织,肿瘤周边血管较多,动静脉结构共存,与正常肝脏实质间仅由一层纤维鞘分隔,通常由肝动脉供血,部分患者伴有动静脉瘘,海绵状血管瘤的形态学表现多样,规则圆形和卵圆形与不规则病灶之比约 2:1,后者可呈大片状或分叶状外观表面不平或有脐凹,若同时并存皮肤及其他器官多发血管瘤则称为血管瘤病,绝大部分 IHH 因无恶变倾向可终身与瘤共存。

（三）疾病分型

1. **按病理分为 4 型** ①海绵状血管瘤;②硬化性血管瘤;③血管内皮细胞瘤;④毛细血管瘤。

2. **IHH 分为 3 级** ①肝小血管瘤:直径 <5cm;②肝大血管瘤 5~9.9cm;③肝巨大血管瘤 ≥ 10cm。

3. 根据临床表现及特点、肿瘤直径、肿瘤数目、病理学类型,IHH 的临床分型详见表 23-2。

表 23-2　IHH 的临床分型

临床分型	表现形式	肿瘤数目（个）	肿瘤直径或直径之和或肿瘤体积
Ⅰa 型	单个	1	<5cm
Ⅰb 型	单个	1	5~10cm
Ⅰc 型	单个	1	>10cm
Ⅱa 型	多个	2~5	<10cm
Ⅱb 型	多个	2~5	10~20cm
Ⅱc 型	多个	2~5	>20cm
Ⅲa 型	弥漫	>5	≤ 50% 肝体积
Ⅲb 型	弥漫	>5	>50% 肝体积

（钱　多）

第二十四章
胡桃夹综合征

一、疾病概述

(一) 定义

胡桃夹综合征(nutcracker syndrome,NCS),即左肾静脉压迫综合征(left renal vein entrapment syndrome,LRVES),是由于左肾静脉穿行于腹主动脉与肠系膜上动脉之间或腹主动脉与脊柱之间受压导致回流受阻,使左肾静脉压力增高而产生血尿、直立性蛋白尿、腹部或腰部疼痛、生殖静脉曲张等一系列临床表现的综合征。

胡桃夹现象(nutcracker phenomenon,NCP)是指腹主动脉和肠系膜上动脉之间的左肾静脉管腔狭窄而远端部分管腔扩张的现象。NCS 与 NCP 易于混淆,但 NCP 并非总是引起临床症状,故两者不等同。

(二) 临床表现

1. **血尿**　NCS 最常见的症状,患者可反复出现无症状肉眼血尿或镜下血尿。由于左肾静脉压力增高,超过 3mmHg 时可引起肾内小静脉与肾脏集合系统之间的薄壁隔膜破裂而导致血尿,为非肾小球源性血尿。

2. **直立性蛋白尿**　具体发病机制尚不明确,可能是左肾静脉受压促使肾小球对蛋白的滤过率增加,超过肾小管重吸收能力引起的。

3. **腹部或腰部疼痛**　疼痛是生殖腺静脉系统疼痛综合征的一种表现,主要表现为腹痛或腰部疼痛,同时可以放射到大腿中后部。其发病机制尚不明确,可能是左肾静脉压力增高,静脉回流受阻,引起血管炎性反应所致。

4. **生殖静脉曲张**　左肾静脉受压致回流障碍,引起生殖静脉压力升高。男性通常表现为左侧精索静脉曲张;女性主要表现为以痛经、盆腔不适等临床症状的盆腔淤血综合征。

5. **慢性疲劳综合征**　表现为全身乏力、头疼、头晕、注意力下降等,疲劳症状休息后不能缓解,严重者可有个人活动能力下降。可能为左肾静脉高压影响肾素 - 血管紧张素 - 醛固酮系统所致,也可能与肾上腺髓质充血对中枢神经系统及交感神经的影响有关。

二、专科护理评估

(一) 一般资料

1. 年龄、性别、身高、体重、过敏史、既往史及有无烟酒嗜好等。

2. 评估骨骼生长发育情况、既往手术史等,腹部、盆腔手术摘除某些脏器后,后腹膜及肠系膜脂肪组织减少,以及脊柱畸形和手术等造成长期躯体过后伸位等,可使夹角变窄。

(二) 专科症状及体征

1. **生命体征的观察** 关注血压变化,由于左肾静脉受压,肾相对缺血,肾素 - 血管紧张素 - 醛固酮系统分泌增加,可导致患者血压增高,应做好血压的监测,服用降压药物患者观察有无药物不良反应。

2. **疼痛的评估** 询问有无腹痛或者腰部疼痛,评估疼痛的性质、伴随症状和持续时间,必要时遵医嘱予以止痛药物缓解疼痛,并做好疼痛的复评与记录。

3. **肾功能的评估** 观察尿液的颜色、性质、量,有无血尿、蛋白尿的发生,查看尿液、血液相关检验指标。

4. **营养支持** 反复血尿、蛋白尿,会导致营养不良,入院时做好营养评估,指导患者补充优质蛋白食物,增强体质。

(三) 辅助检查评估

1. **实验室检查** ①尿常规:尿红细胞形态为非肾小球源性(即尿中红细胞形态正常 >90%);②尿钙排泄量比正常 (Ca/Cr<0.20)。

2. **影像学检查** ①腹部 B 超、CT 和 MRI 表现为左肾静脉受压、扩张;B 超检查在仰卧位、直立位、左侧卧位、右侧卧位时,受压的左肾静脉内径扩张 3 倍以上即可确诊;②下腔静脉和左肾静脉测压证实左肾回流障碍,左肾静脉压与下腔静脉压力差 >4mmHg 以上;③左肾静脉造影:其远端与下腔静脉的压力差 >0.49kPa。

(四) 护理评分

跌倒坠床评分、Braden 评分、Caprini 风险评估、Barthel 评分、身体约束评分(带管患者)、导管滑脱评分(带管患者)等,根据评分结果采取相应的预防措施。

三、护理诊断 / 问题

1. **舒适度的改变** 与疾病引起的腰痛、腹痛以及术后穿刺部位疼痛有关。

2. **活动无耐力** 与营养不良、贫血有关。

3. **营养失调低于机体需要量** 与蛋白尿、血尿有关。

4. **自理能力受限** 与疾病本身、术后制动有关。

5. **潜在并发症** 穿刺部位出血、假性动脉瘤或动静脉瘘形成。

6. **潜在并发症** 静脉血栓形成、支架移位、再狭窄。

四、介入治疗方法/术中配合

(一)一般治疗

儿童、青少年患者,随着年龄增长,左肾静脉受压情况可随着侧支循环的建立及肠系膜上动脉起始部周围脂肪等结缔组织的增加得到缓解,无需任何治疗,定期复查。部分合并肾脏疾病的患者,针对肾脏疾病制定相应的治疗方案。

(二)介入治疗

介入治疗为 NCS 首选治疗方法,左肾静脉支架植入术是通过腹股沟穿刺经股静脉放置血管内支架,从而达到解除左肾静脉受压的目的。指征包括:①随访观察 2 年以上或经内科对症治疗症状无缓解或加重;②出现腰酸、头晕、乏力、贫血等并发症,且并发症之间相互影响或恶化;③出现肾功能损害者。其具体操作步骤及护理配合见表 24-1。

表 24-1　左肾静脉支架植入术操作步骤及护理配合

手术步骤	护理配合
①手术安全核查:核对患者手腕识别带信息、手术交接核查表、术中用药、手术部位标记及备皮	核对患者,心理护理,安置体位;吸氧,心电监护,建立静脉通路;用物及急救仪器准备
②手术入路区域皮肤消毒、铺巾、局部麻醉	严格执行无菌操作,配合医生穿手术衣、消毒、铺巾、局麻;配制对比剂连接加压输注装置,排气
③经股静脉穿刺,行下腔静脉造影,明确左肾静脉位置并造影,观察左肾静脉受压程度	准确传递器械与物品;密切观察生命体征;指导患者术中配合
④置入左肾静脉支架,下腔静脉造影复查	密切观察生命体征;护理记录;耗材登记;心理护理
⑤术毕拔管,穿刺处加压包扎	协助医生加压包扎;术后宣教;护送患者回室,与病房护士交接;病情观察,护理记录

五、护理措施

(一)术前护理

1. **病情观察**　定时监测患者体温、脉搏、血压;关注患者肾功能指标,如肌酐、尿素等;高血压患者监测血压;加强巡视,做好家属陪护宣教,避免跌倒、坠床等安全隐患事件的发生。

2. **营养支持**　患者长期反复出现血尿、蛋白尿,往往伴有贫血,食欲不佳。

指导患者合理饮食,先以清淡饮食刺激其食欲,再补充优质蛋白质,如鸡蛋、瘦肉、牛奶等。必要时予以输血和人血白蛋白,纠正贫血及低蛋白血症状态,提高患者手术耐受性。

3. **疼痛护理** 及时做好疼痛评估,必要时,遵医嘱予以镇痛药物缓解疼痛。

4. **术前护理** ①完善术前评估、检查;②皮肤准备:检查穿刺部位皮肤有无感染、破损,清洁手术区皮肤;③术侧肢体观察:触摸足背动脉搏动强度,标记足背动脉搏动点,以便术后观察比较;④术前更换清洁病员服。

（二）术后护理

1. **体位** 经股静脉穿刺患者,卧床休息24h,术侧肢体伸直制动6h,卧床期间指导患者踝泵运动。

2. **病情观察** 观察患者神志、生命体征的变化;关注患者尿液颜色和量,了解术后血尿、蛋白尿症状有无缓解。

3. **术侧肢体的观察与护理** ①观察穿刺部位有无出血、渗血;②观察双下肢皮肤颜色、温度、感觉情况,足背动脉搏动情况。

4. **并发症的观察与护理**

（1）肾静脉血栓形成:术中由于各种原因导致血管内皮损伤、血流速度减慢,或者患者术前存在血液高凝状态,均可导致静脉血栓形成,主要表现为静脉回流受阻而出现肾淤血、肾功能异常等。术后注意观察有无腰痛、血尿持续加重、尿量减少,血尿素氮、血肌酐异常等症状。

（2）支架移位:常与手术中选择支架直径较小有关,甚至有可能脱落至右心房。术后认真听取患者主诉,观察患者有无异常疼痛、胸闷、心悸等特殊症状,及时告知医师。

（3）再狭窄:术后再狭窄常与局部血栓形成或支架被周围组织压迫所致,患者往往没明显症状,影像学检查常可确诊。故术后需遵医嘱定时复查。

六、出院指导

（一）行为指导

劳逸结合,注意休息,避免剧烈运动,活动量宜循序渐进,以不感到劳累为宜。避免突然下蹲、弯腰及变换体位的动作,半年内避免重体力劳动。

（二）饮食指导

加强营养,进食低盐、低脂、高蛋白、高维生素、易消化的食物,多饮水。

（三）药物指导

遵医嘱服用药物,切勿随意停药或自行增减药物剂量,服药期间如有不适,及时门诊复诊。

（四）复查指导

定期复查腹部CT或B超,了解血管支架位置及左肾静脉血流情况。复查肾功能、尿常规,以监测血尿、蛋白尿变化。嘱患者放松心情,消除疑虑。如出现腰、腹部疼痛等情况,及时就诊。

七、相关知识链接

（一）病因与发病机制

NCS 主要由肠系膜上动脉及腹主动脉间夹角减小所致，左肾静脉受压的解剖学原因主要如下：

1. **肠系膜上动脉与腹主动脉夹角或间距太小**　正常间距为 10~20mm，夹角或间距太小，使左肾静脉受压，导致肾充血，肾小球对蛋白的滤过增加，并影响肾小球重吸收能力而产生蛋白尿。

2. **肠系膜上动脉起源位置过低**　肠系膜上动脉在相当于 L1 平面由腹主动脉分出后向下走行，与腹主动脉间形成 25°~60° 夹角。如果该动脉起源位置过低，就可能使该夹角变小，致左肾静脉受到挤压，回流受阻，肾静脉内压增高、扩张，形成左肾淤血。

3. **Treitz 韧带过短，悬吊位置过高**　十二指肠横段位于肠系膜上动脉与腹主动脉之间的夹角中，并被 Treitz 韧带固定，并在 L3 前面横过。韧带过短，悬吊位置过高，使该夹角内器官的压力增大，即可引起左肾静脉压迫的症状。

4. **获得性肾静脉压迫综合征**　表现为消瘦、体重迅速下降等。腹部、盆腔手术摘除某些脏器后，造成后腹膜及肠系膜脂肪组织减少，内脏下垂腹壁松弛。腰椎前突过度，多见于脊柱畸形和手术等造成长期躯体过后伸位，可使夹角变窄，左肾静脉受压。

5. **青春期肾静脉压迫综合征**　当青春期身高速增、椎体过度伸展、体型急剧变化时，可使夹角变窄，左肾静脉受压，淤积的静脉血在静脉窦与肾盏之间形成异常交通或因肾盏穹隆部静脉窦壁变薄破裂而引起相应的临床表现。

（二）解剖与病理生理

左肾静脉在腹主动脉和肠系膜上动脉之间穿行注入下腔静脉，见图 24-1。正常情况下，肠系膜上动脉和腹主动脉之间会形成一个 45°~ 60° 的夹角，间隙填充着肠系膜脂肪、淋巴结和腹膜后组织、神经纤维丛等组织，因此左肾静脉并不受挤压，但若在某些因素的影响下两者间的夹角变小，可导致 NCS 的发生。

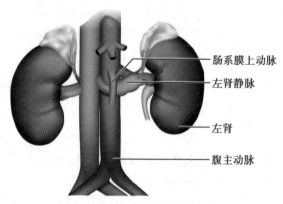

图 24-1　左肾静脉正常解剖结构

（三）疾病分型

根据挤压位置的不同,可分 2 型:①前胡桃夹综合征:左肾静脉从腹主动脉和肠系膜上动脉之间穿过,此类型最常见;②后胡桃夹综合征:左肾静脉从腹主动脉和脊柱之间穿过,多为左肾静脉走行变异所致,临床较为罕见,发生率仅占人群的 1.0%~3.2%。

（植艳茹　李海燕）

第二十五章

盆腔淤血综合征

一、疾病概述

（一）定义

盆腔淤血综合征（pelvic congestion syndrome，PCS）又称卵巢静脉综合征（ovarian vein syndrome，OVS），是盆腔静脉或静脉丛充血、曲张及淤血导致的以慢性下腹部疼痛、低位腰痛为主要症状的综合征，是引起育龄妇女慢性盆腔疼痛的原因之一。

（二）临床表现

PCS 患者多为 25~40 岁的经产妇，很少见于未生产的年轻女性，主要临床症状为"三痛两多一少"，即下腹坠痛、腰背部疼痛、深部性交痛；月经量多、白带增多；妇科检查阳性体征少。

1. **盆腔深部慢性疼痛** 多数为程度不同的慢性广泛性盆腔或下腹部、腰骶部疼痛，多为坠痛或酸痛，定位不准确，常是一侧较重，并可累及同侧下肢，出现大腿根部酸痛乏力等不适。在月经期前和第 1 天症状最明显，也可存在于整个月经周期，症状每天可持续数小时，少数甚至为持续性疼痛。

2. **盆腔沉重感** 表现为下腹坠胀、钝痛，可累及髋部、下肢及腰骶部，引起全身乏力，影响患者生活质量。盆腔沉重感与体位有关，如长时间站立、蹲或屈伸，盆腔压力持续升高导致盆腔淤血，症状明显加重。反之，如侧卧、抬高腿部及臀部、胸膝位时，盆腔静脉压力降低，症状可减轻。

3. **性交痛或性交困难** 性交痛甚至由此引起性交困难，约半数患者对性生活产生厌烦感，但患者常羞于启齿。当患者合并出现外阴部和腿部静脉曲张时，这种症状就更加明显。原因可能与性交时触动淤血的宫颈、后穹隆，牵动整个子宫甚至淤血的卵巢有关。

4. **膀胱刺激症状** 该症状是盆腔淤血患者常见的症状。当合并有排尿困难时症状可能加重，易被误诊为尿路感染，但尿常规检查常为正常。少数膀胱症状严重的患者行膀胱镜检查，可发现膀胱三角区充血、水肿。膀胱刺激症状的出现可能与膀胱周围的静脉曲张有关。

5. **直肠坠痛** 少部分患者有不同程度的直肠坠痛、肛门坠胀感或排便时肛周疼痛，当患者存在Ⅲ度子宫后倾时症状较明显。

6. **外阴、阴道肿胀、坠痛** PCS 患者常有外阴和阴道肿胀、坠痛或外阴烧灼、瘙痒感，部分患者可出现外阴部浅表静脉迂曲扩张。

7. 痛经 多为淤血性痛经，可存在于半数以上患者。月经前数日即出现下腹疼痛、盆腔内坠痛，部分可发展为严重的痉挛性疼痛，至月经前 1 天或第 1 天最严重，月经第 2 天后可自行减轻。

8. 月经改变 部分患者出现月经增多，多数患者同时合并白带增多。

9. 乳房胀痛 患者多伴有淤血性乳房疼痛、肿胀。患者自己常能触摸到乳房硬结，并有压痛，多在月经前 1 天或月经第 1 天最为明显，也有少部分患者以乳房疼痛为主要表现。

10. 自主神经系统功能紊乱 约半数以上患者有自主神经系统功能紊乱的症状，如心悸、气促、食欲不振、心情烦躁、易怒、易激动、失眠、多梦、头痛等非特异性症状。

二、专科护理评估

（一）一般资料

1. 年龄、性别、身高、体重、过敏史；本次发病的主要症状和体征，诊治经过。

2. 既往疾病史、过敏史、手术史、生育史，有无早婚、早孕、孕产频繁、便秘、重体力劳动、长期忧郁失眠病史。

（二）专科评估

1. 症状体征评估 评估腹痛的部位、性质、程度、持续时间、缓解形式、对生活质量的影响度等；阴道分泌物的量、颜色、性状；行经周期及月经量、颜色；有无发热、乳房胀痛、膀胱刺激症状；有无心悸、心情烦躁等自主神经功能紊乱的征兆。

2. 体位实验 当患者取胸膝卧位时，盆腔静脉压力减低，淤血症状减轻，盆腔疼痛感和沉重感减轻；之后，让患者迅速将臀部向后紧坐在足跟部，并使头部和胸部略高于盆腔的位置，由于腹股沟区受压，髂外动脉 - 股动脉血流受阻，从而导致髂内动脉血流增多，使盆腔静脉压力升高，PCS 患者可出现淤血症状，当患者再回到胸膝卧位时，淤血症状再次减轻，这称为体位试验阳性。

3. 辅助检查评估

(1) 实验室检查：如血常规、肝肾功能、凝血功能、输血前常规、心电图、胸片等。

(2) 辅助检查：经腹或经阴道的彩色多普勒超声检查、CT 或 MRI、盆腔静脉造影、腹腔镜检查等。

（三）护理评分

跌倒坠床评分、Braden 评分、Caprini 风险评估、Barthel 评分，身体约束评分（带管患儿）、导管滑脱评分（带管患儿）等，根据评分结果采取相应的预防措施。

三、护理诊断／问题

1. 舒适的改变 与疾病引起下腹坠痛、腰背部疼痛、深部性交痛有关。

2. **焦虑** 与担心疾病的预后有关。

3. **自理能力受限** 与术后制动有关。

4. **潜在并发症** 穿刺部位出血、假性动脉瘤或动静脉瘘形成。

5. **潜在并发症** 阴部和下肢静脉曲张、子宫静脉功能不全、异位栓塞、血管破裂。

6. **知识缺乏** 与缺乏 PCS 相关知识有关。

四、介入治疗方法／术中配合

（一）一般治疗

充分与患者沟通,减轻患者的恐惧心理,使其保持良好的心理状态,必要时遵医嘱配合适当药物治疗,如谷维素、维生素、地西泮等。

（二）介入治疗方法

PCS 常见的介入治疗方法为卵巢静脉栓塞术,栓塞时间通常选择月经前 1~2 周,栓塞卵巢静脉的节段要足够长,上达左肾静脉开口下方水平,下达卵巢静脉起始部,避免残留侧支反流。其具体操作步骤及护理配合见表 25-1。

表 25-1　经股静脉卵巢静脉栓塞术操作步骤及护理配合

手术步骤	护理配合
①手术安全核查:核对患者信息,手术部位及名称	核对患者信息,心理护理,安置体位;用物及急救仪器准备;合理摆放手术显示屏角度及放射线脚踏板;心电监护,建立静脉通路,必要时予以吸氧
②手术入路区域皮肤消毒、铺巾、局部麻醉	严格执行无菌操作,协助医生穿手术衣、消毒、铺巾、局麻;配制对比剂连接加压输注装置,排气
③经右侧股静脉穿刺,行卵巢静脉造影明确盆腔静脉扩张的程度,以及髂内静脉、外阴静脉、直肠或下肢静脉是否受累	准确传递器械与物品;密切观察生命体征;指导患者术中配合
④栓塞卵巢静脉(关键步骤):导管超选至卵巢静脉的远端,接近曲张静脉团,释放栓塞材料;栓塞后造影复查	密切观察生命体征,观察有无胸闷、心慌、咳嗽、呼吸困难等肺部异位栓塞症状;护理记录;耗材登记;心理护理
⑤术毕拔管,局部按压,加压包扎	协助医生加压包扎;完善术中护理记录单、手术登记表和高值耗材登记本,核对耗材管理码、溯源码,根据手术中所用的耗材,登录收费系统进行计费;术后宣教;护送患者回室,与病房护士交接

五、护理措施

（一）术前护理

1. **休息与运动** 注意休息,适当床边活动,避免劳累;保持情绪平稳,避免情绪激动。

2. **卧位** 每日中午、晚上休息时,改仰卧位为侧卧位;晚上休息前,坚持先做 10min 膝胸卧位,再取侧俯卧位休息。如为两侧下腹部疼痛,可左右交替侧卧,长期坚持,可取得明显效果;长期站立或静坐工作的患者要定时休息、调节体位,以利于盆腔血液循环,减轻盆腔静脉淤滞。

3. **饮食** 进食清淡、易消化的饮食,术前不需禁食(特殊要求除外)。

4. **术前护理** ①备皮:检查拟手术入路区域皮肤有无瘢痕、感染等,若穿刺点毛发较多,在手术当天使用电动剃毛刀或脱毛膏备皮,避免使用剃须刀,防止剃须刀损伤皮肤而增加感染机会;②指导患者练习床上大小便,以提高其术后卧床的适应性;③术前晚沐浴或擦浴,保证充足睡眠;④术前更换清洁病员服。

(二)术后护理

1. **体位与活动** 术肢伸直制动 4~6h,卧床休息 24h。指导患者卧床期间踝泵运动,24h 后如无禁忌,早日床边活动。

2. **病情观察** 观察患者神志、生命体征变化;听取患者主诉,评估有无胸闷、咳嗽、呼吸困难等肺栓塞表现;观察双下肢皮肤颜色、感觉、温度及足背动脉搏动情况;观察穿刺部位有无出血及下腹部疼痛情况,必要时遵医嘱给予药物止痛。

3. **心理护理** 给予心理安慰和支持,教会患者放松的技巧,如听音乐、聊天等。

六、出院指导

(一)一般指导

合理安排生活、工作和学习,注意劳逸结合。长期从事站立工作的妇女,盆腔静脉压力持续增高,易引起盆腔淤血,故更要注意休息,减少负重劳动,不要做跳跃运动。

(二)饮食指导

鼓励其进低盐、低脂的食物,多饮水,多食新鲜蔬菜、水果等食物,保持大便通畅。

(三)活动指导

适当进行体育锻炼,如慢跑、游泳、仰卧起坐和提肛运动等,锻炼腹肌和盆底肌,增强盆腔肌张力并促进血液循环,症状在运动后一般都有所减轻。

(四)定期复查

术后 1 个月、3 个月、6 个月来院复诊,复诊内容为月经变化、疼痛分度、女性激素测定及彩超等,此后有条件者每年复查。

七、相关知识链接

(一)病因与发病机制

任何使盆腔静脉血流不畅或受阻的因素均可能导致盆腔静脉淤血。相对男性而言,女性在解剖学、循环动力学等方面有很大区别,这是女性易患盆腔静脉淤血综合征的重要因素。

1. **解剖学因素**　①盆腔静脉数量较动脉多,且静脉血流缓慢;②大的静脉干之间往往有较大吻合支,形成静脉交通网;③盆腔静脉壁较身体其他部位的静脉壁薄,缺乏四肢静脉那样由筋膜组成的外鞘,弹性相对差。易于扩张并形成众多弯曲的静脉丛;④盆腔中小静脉在进入大静脉前均无瓣膜。

2. **体质因素**　部分患者血管壁组织显著薄弱,弹力纤维明显减少,静脉血管弹性差,易于导致血流淤滞和静脉迂曲、扩张。

3. **力学因素**　力学因素能影响盆腔血液流速,从而改变局部血管压力,静脉更易受影响,如长期站立体位、子宫后倾、早婚、早孕、孕产频繁、阔韧带裂伤、卵巢静脉受压、便秘。

4. **输卵管结扎术**　术中损伤输卵管系膜内的静脉网、频频钳夹止血、过多缝扎静脉网,将使子宫、卵巢血液循环受阻,造成静脉曲张。

5. **其他因素**　自主神经功能紊乱、子宫肌瘤、慢性盆腔炎、产褥期长期仰卧等可导致PCS。

(二) 解剖与病理生理

正常盆腔静脉丛为 1~2 条平直管状血管结构,直径 <4mm。子宫下段和阴道的静脉引流至子宫静脉,然后汇入髂内静脉;子宫体部及底部的静脉在阔韧带内回流至子宫或卵巢静脉丛。左侧卵巢静脉丛汇入左侧卵巢静脉,最终流入左肾静脉;右侧卵巢静脉丛流入右侧卵巢静脉,在右肾静脉的下方汇入下腔静脉前侧壁。极少数右侧卵巢静脉引流至右肾静脉。会阴外阴静脉引流至阴部内静脉后汇入臀下静脉,再至阴部外静脉,然后回流至隐静脉或者入股静脉回旋支,最终入股静脉。盆腔各脏器之间,膀胱、生殖器官和直肠的静脉丛形成丰富交通支,三者间任何一个循环障碍皆可影响盆腔静脉。

PCS 的基本病理变化是静脉淤血。上述种种原因使得解剖结构薄弱的一部分盆腔静脉血流出盆腔受阻、血管过度充盈、发生淤滞。又通过神经、血管、内因子等相互关联,影响整个盆腔器官以及乳房。随着静脉压升高导致组织间质水肿,会逐渐由暂时性改变转换为永久性病变。子宫一般呈后位,子宫体均匀增大、充血水肿,表面呈紫色或可见淤血斑点,子宫静脉丛充盈,曲张静脉形如蚯蚓。输卵管系膜内的静脉也明显增粗、充盈,直径甚至可达0.8~1.0cm,有的呈静脉瘤样。卵巢一般较大,表面呈水肿样,有时呈囊状。乳房腺体水肿、充血,导致乳房胀痛。

（李琴　莫伟）

第二十六章

K-T 综合征

一、疾病概述

(一) 定义

Klipple-Trenaunay 综合征(Klipple-Trenaunay syndrome, KTS) 又称为先天性静脉畸形骨肥大综合征,是一种复杂而又少见,以先天性血管发育异常为表现的周围血管疾病,包括毛细血管畸形、静脉畸形、淋巴管畸形,简称 K-T 综合征。

(二) 临床表现

患者多为年轻人,主要表现在四肢,尤以下肢多见。部分病例累及臀部、腰部、下腹部和肩部。KTS 具有典型三联征:①毛细血管畸形(葡萄酒色斑);②肢体过度生长;③非典型性外侧浅静脉曲张。

1. **毛细血管畸形(葡萄酒色斑)** 俗称胎记。表现为患肢、臀部或其他部位皮肤有成片的地图形血管痣,呈粉红色或紫红色,突出于体表,压之褪色,故称为葡萄酒色斑。其病理基础是毛细血管的异常增生,出生时或幼年期即可出现。一些患者的血管痣可向深层发展,侵及肌肉甚至胸、腹腔脏器。

2. **肢体过度生长** 累及单个肢体的所有骨组织或仅累及一处或两处骨组织。患侧较健侧明显增粗、增长,在青春期前后加重,可伴有巨趾(指)症、并趾(指)、趾(指)弯曲、多趾(指)、手裂畸形、跗骨或趾(指)发育不全、骨质溶解、先天性髋关节脱位和外周神经病变,肢体肥大可引起步态异常及继发性脊柱侧弯。由慢性静脉功能不全引起的水肿、淋巴管性水肿共同存在,足背可呈典型驼峰样隆起。患肢皮肤温度增高,可同时合并肢体动静脉瘘,听诊可闻及血管杂音。

3. **浅静脉曲张和静脉畸形** 浅静脉曲张主要发生在肢体外侧,浅静脉异常增多,曲张成团或呈网状;同时有相当部分患者伴有深静脉发育异常。患肢静脉回流障碍、肿胀、疼痛,足踝部皮肤营养不良,表现为皮肤色素沉着、淤滞性皮炎和淤血性溃疡,溃疡经久不愈可致活动受限。

4. **淋巴系统异常** 许多 KTS 患者有淋巴系统异常,主要表现为淋巴管性水肿、囊状淋巴管瘤、淋巴管扩张合并乳糜液反流。

二、专科护理评估

(一) 一般评估

评估神志、生命体征、心肺功能、既往史、过敏史(是否为过敏体质、是否碘过敏)、营养状态、心理状态。

(二)专科评估

1. 症状体征评估

(1)患者骨骼生长发育、步态情况,患肢增长、增粗的程度,是否有跛行、足背驼峰样隆起、脊柱侧弯及髋关节劳损。

(2)双下肢皮肤颜色、温度、感觉、运动、足背动脉搏动情况,有无下肢水肿及水肿程度。

(3)葡萄酒色斑的部位、颜色、大小、出现时间等。

(4)静脉畸形的部位及伴随症状,有无出血。

2. 辅助检查评估

(1)实验室检查:如血常规、肝肾功能、凝血功能等。

(2)影像学检查:①B超为KTS首选检查方法,可了解患肢深静脉畸形、发育不全、血栓、闭锁、缺如、静脉瓣膜功能、深静脉反流及通畅情况;②CTA和CTV为最常用的检查方法;③磁共振扫描和磁共振血管造影术,可区分高血流量瘘和低血流量瘘以及淋巴管性水肿情况,KTS多为低流量的小动静脉瘘;④血管造影为KTS诊断"金标准",动脉造影可见静脉回流提前或呈现密集的血管树样改变。

(三)护理评分

跌倒坠床评分、Braden评分、Caprini风险评估、Barthel评分,身体约束评分(带管患者)、导管滑脱评分(带管患者)等,根据评分结果采取相应的预防措施。

三、护理诊断／问题

1. **组织灌注量改变**　与静脉回流障碍有关。

2. **舒适的改变**　与慢性静脉功能不全有关。

3. **社交孤立**　与肢体过度生长、骨骼畸形有关。

4. **自我形象紊乱**　与肢体过度生长、骨骼畸形有关。

5. **自理能力受限**　与术后制动有关。

6. **焦虑**　与疾病影响形象和生活质量有关。

7. **潜在并发症**　穿刺部位出血、假性动脉瘤或动静脉瘘形成。

8. **潜在并发症**　慢性静脉功能不全、皮肤感染、静脉血栓栓塞症等。

四、介入治疗方法／术中配合

(一)一般治疗

1. 淋巴管水肿和慢性静脉功能不全的患者采用穿梯度压力袜和间歇气压治疗。

2. 双侧肢体长度差<1cm的患者可以不做特殊处理;>1.5cm者,可垫高健侧鞋跟,以免长期跛行导致继发性脊柱侧弯;>2cm者须手术矫正畸形。

（二）介入治疗方法

介入栓塞治疗用以破坏和栓塞患肢畸形的毛细血管网、静脉血窦和淋巴管,使病变血管床闭塞和纤维化,最终造成血管痣或色素斑减少或消失,病变区软组织萎缩,延缓肢体肥大或使肥大肢体回缩,达到治疗 KTS 的目的。其具体操作步骤及护理配合见表 26-1。

表 26-1　KTS 介入栓塞术操作步骤及护理配合

手术步骤	术中配合
①手术安全核查:核对患者信息,手术部位及名称	核对患者,心理护理,安置体位;用物及急救仪器准备;摆放合适手术显示屏角度及放射线脚踏板;必要时吸氧,心电监护,建立静脉通路(首选左手)
②手术入路区域皮肤消毒、铺巾、局部麻醉	严格执行无菌操作,配合医生穿手术衣、消毒、铺巾、局麻;按要求配制对比剂、肝素盐水,连接高压注射器,排气;准备术中脱敏药、硬化剂、栓塞材料;术前遵医嘱给予地塞米松等抗过敏药物
③经股动脉穿刺行动脉造影明确血管畸形的部位及程度,导管超选至靶血管及其畸形血管后分别进行栓塞;栓塞后造影复查	准确传递器械与物品;密切观察生命体征观察有无胸闷、心慌、咳嗽、呼吸困难等肺部异位栓塞症状;指导患者术中配合
④血管内硬化治疗:造影确定动静脉畸形血管,特别是早显的引流静脉;局部经皮穿刺注射硬化剂至靶血管	严格执行无菌原则,规范配制硬化剂;密切观察生命体征;护理记录;耗材登记;心理护理
⑤术毕拔管(针),局部按压,加压包扎	协助医生加压包扎;完善术中护理记录单、手术登记表和高值耗材登记;术后宣教;护送患者回病房,与病房护士交接

五、护理措施

（一）术前护理

1. 心理护理　年龄较小的患儿表现为依赖家人,对周围事物敏感,女性患者表现为烦躁、易怒,有时沮丧、忧伤,应针对不同的心理特点给予不同的心理疏导。

2. 患肢的护理

(1)评估患肢增长的程度,指导患者垫高健侧鞋跟,避免跛行导致脊柱侧弯和髋关节劳损。

(2)浅静脉曲张的患者,休息时抬高患肢,避免长时间站立或行走、双膝交叉;观察患肢浅静脉曲张范围及程度,避免抓挠曲张静脉;小腿下段皮肤营养障碍性病变者避免衣物太紧,以免曲张静脉破裂出血及形成难治性溃疡,若已形成溃疡,遵医嘱用药,促进溃疡早日愈合。

3. 术前准备

(1)指导患者在床上大小便,以提高其术后卧床的适应性。

（2）术前 1d 常规备皮；术前晚沐浴或擦浴，清洁手术区皮肤；术前有义齿应取下；更换清洁病员服。

（二）术后护理

1. 体位与活动 术侧肢体伸直制动 6h，卧床休息 24h。指导患者卧床期间踝泵运动，24h 后如无禁忌，早日床边活动。

2. 病情观察

（1）遵医嘱给予心电监护、氧气吸入，密切观察生命体征的变化，如有异常立即报告医生。

（2）穿刺点加压包扎，保持局部清洁、干燥，密切观察局部渗血情况。

（3）术后密切观察术侧肢体足背动脉搏动、皮肤颜色、温度及感觉，如有异常及时通知医生。

（4）如无禁忌，术后鼓励患者多饮水，以促进对比剂排出。正确饮水方法为：术后第 1h、第 2h、第 3h 每小时饮水 400~500ml，以后正常饮水，24h 总饮水量不少于 2 000ml；准确记录尿量，以早期发现对比剂所致的肾功能损伤；观察有无皮肤瘙痒、荨麻疹等对比剂过敏反应。

（5）如使用低分子肝素钠预防血栓形成，应指导患者压迫进针点 5~10min，以免局部形成淤青。如使用前列地尔扩血管、抑制血小板聚集，注意现配现用，并于 2h 内使用完毕，避免变质。

（6）指导患者及家属观察其他出血情况，如皮肤出血点、牙龈出血、血尿等。

六、出院指导

1. 遵医嘱服药，不可自行更改或停药。

2. 遵医嘱穿弹力袜，长期坚持可有效解决肢体增长、增粗的问题，避免血栓、溃疡等并发症。

3. 弹力袜清洗时应用冷水和中性肥皂轻柔搓洗，将水挤出，平摊在毛巾上晾干，避免将水拧出、烘烤和暴晒，以延长使用寿命。

4. 患肢适当活动，逐渐增加活动量。如肢体长度差超过 1.5cm，可垫高健侧鞋底，以防长期跛行引起继发病变。避免长久站立及重体力劳动，卧床时仍需抬高患肢。

5. 定期复查，分别为出院后第 1 个月、第 3 个月复查，半年后改为每半年 1 次，如出现伤口有分泌物或红、肿，发热，患肢肿胀等情况，需马上就诊。

七、相关知识链接

（一）病因与发病机制

KTS 病因及发病机制目前尚不清楚，多认为与先天性局部血管发育异常有关。Baskervick 等提出 KTS 是由于胎儿时期发育成血管和软组织的中胚层发育异常所致。此学说已得到大多数学者的支持。中胚层发育异常造成肢体浅静脉数量增多、管径扩大和血流增加;深静脉发育细小、闭塞或瓣膜缺如,从而引起患肢一系列临床表现。

(二)病理生理与分型

KTS 肢体血管畸形可分为 4 型:

1. **Ⅰ型(单纯浅静脉异常型)** 常表现为肢体外侧浅静脉曲张,深静脉正常。

2. **Ⅱ型(深静脉异常型)** 可表现为深静脉缺如、受压狭窄或闭塞,瓣膜缺如或功能不全等。

3. **Ⅲ型(海绵状血管瘤样扩张型)** 表现为局限分布或广泛分布的血管瘤组织。

4. **Ⅳ型(混合型)** 兼有上述 3 型表现。

(荆 霞 刘 敏)

第二十七章

儿童头颈部静脉疾病

第一节　儿童颅内静脉窦血栓形成

一、疾病概述

（一）定义

颅内静脉窦血栓形成（cerebral venous sinus thrombosis，CVST）是由多种病因引起的颅内静脉系统血栓形成，导致脑静脉窦窦腔狭窄和闭塞，脑静脉回流受阻，脑脊液吸收障碍，导致颅内高压及一系列并发症的疾病。儿童CVST病例报道较少，诊治标准基本参考成人CVST的相关指南及共识。

（二）临床表现

由于脑静脉与静脉窦之间、静脉窦与静脉窦之间，以及静脉窦与颅外静脉在解剖上存在吻合、彼此沟通，当静脉窦血栓形成时，血栓累积部位、范围、血栓形成的速度、侧支循环的差异等因素导致临床表现复杂多样，缺乏特异性，容易误诊、漏诊，延误治疗，导致预后不良，轻者继发癫痫、失明、瘫痪，严重者意识障碍、甚至死亡。

1. 一般临床表现　大多为亚急性（48h~30d）或慢性（≥ 30d 以上）起病，临床表现为急性或反复发作的头痛、视物模糊、视乳头水肿、一侧肢体无力和感觉障碍、失语、偏盲、癫痫发作、孤立性颅内压增高综合征，或不同程度的意识障碍或精神障碍。其中头痛是CVST的最常见症状，癫痫发作和意识改变是新生儿CVST的常见症状。儿童（尤其是新生儿）的主要临床表现为弥漫性脑损伤的体征、昏迷和癫痫发作，年龄较大的儿童临床表现类似于成人，有头痛和轻度偏瘫。

2. 局灶部位临床表现是CVST的常见表现，可单侧或双侧，或左右交替出现。

（1）上矢状窦血栓形成：大多为非炎性，以婴幼儿居多。临床表现与血栓形成部位、引流区受累范围以及基础病变有关。常为急性或亚急性起病，婴幼儿可见喷射状呕吐，颅骨缝分离，囟门隆起，面、颈、枕静脉怒张。

（2）海绵窦血栓形成：急性起病，多为炎性，常继发于鼻窦炎、鼻旁及上面部皮肤的化脓性感染，临床表现具有一定特异性，表现为眼部组织、瞳孔、视力等的改变。

（3）横窦、乙状窦血栓形成：多为炎性，常继发于化脓性中耳炎、乳突炎。除原发疾病特点外,主要表现为头痛、呕吐、视乳头水肿等颅内高压症状和体征,也可伴有精神症状。

(4)直窦血栓形成:多为非炎性,病情进展快,迅速累及大脑大静脉和基底静脉。多为急性起病,主要表现为无感染征象的高热、意识障碍、颅内高压、癫痫发作、脑疝等,常很快进入深昏迷、去大脑强直、去皮质状态甚至死亡,部分以突发幻觉、精神行为异常为首发症状。

(5)单纯脑静脉血栓形成:单纯大脑皮质静脉血栓形成在临床中少见,多表现为皮质局部水肿或出血,导致局灶性神经功能障碍(如癫痫),临床易误诊为肿瘤等占位病变。

影像学检查 MRI/CT 符合《中国颅内静脉系统血栓形成诊断与治疗指南 2015 年版》的诊断标准。实验室指标:D-二聚体升高、脑脊液压力升高、凝血功能异常等。

二、专科护理评估

(一)神经系统症状和体征

1. 意识和神志状态,有无意识水平低下、谵妄、情感淡漠、昏迷等。

2. 有无孤立性颅内压增高综合征的表现,如头痛的部位、性质、程度,伴或不伴呕吐,视乳头水肿,视觉障碍。

3. 评估有无视觉障碍、认知功能障碍、运动障碍、沟通障碍、感觉障碍等。

(二)局灶部位临床表现评估

1. 有无局灶性综合征,如运动无力,表现为单侧肢体轻瘫或轻偏瘫,有时为双侧受累;失语、感觉障碍和视野缺损;局灶性或全面性癫痫发作(包括癫痫持续状态)等。

2. 眼部体征,如眼眶疼痛、结膜水肿、眼球突出和动眼神经麻痹。

(三)护理评分

跌倒坠床评分、Braden 评分、Caprini 风险评估、Barthel 评分,身体约束评分(带管患者)、导管滑脱评分(带管患者)等,根据评分结果采取相应的预防措施。

三、护理诊断／问题

1. **有猝死的危险**　与颅内压增高引起脑疝有关。

2. **急性疼痛(头痛)**　与脑组织的受压／移位以及颅内压增压有关。

3. **有受伤的危险**　与由脑组织受压／移位引起的步态异常、眩晕或视觉障碍有关。

4. **感知改变**　与缺氧及脑组织的受压或移位有关。

5. **躯体移动障碍**　与感觉或运动功能受损有关。

6. **沟通障碍**　与发音困难或失语有关。

7. **有体液不足的危险**　与颅内压增高引起的呕吐有关。

8. **自我概念紊乱**　与不能达到正常发育指标有关。

9. **焦虑**　与担心疾病的预后有关。

四、介入治疗方法／术中配合

经导管血管内机械取栓术和／或接触性溶栓术操作步骤及护理配合见表 27-1。

表 27-1　经导管血管内机械取栓术和／或接触性溶栓术操作步骤及护理配合

手术步骤	护理配合
①手术安全核查：核对患儿信息、手术部位及名称	核对患儿；心理护理和体位准备；心电监护、吸氧、建立静脉通道；必要时留置尿管
②全身麻醉，手术入路区域皮肤消毒、铺治疗巾	准备用物；严格执行无菌操作，配合医生穿手术衣、消毒、铺巾
③选择股静脉穿刺，置入合适型号的血管鞘	准确配合传递用物并记录；严密观察患儿生命体征
④在导丝、导管配合下将导管插至颅内静脉窦血栓处，造影	准确配合传递用物并记录；严密观察患儿生命体征
⑤导引导管置于 CVST 处抽吸血栓，或将支架置于闭塞段取栓，再次造影复查；视造影结果，交换导丝，置入溶栓导管，经溶栓导管再次造影明确血栓情况及导管位置是否合适	选择合适的导引导管、支架或溶栓导管；严密观察患儿生命体征
⑥经导管行术中接触溶栓治疗	准确配制溶栓药物，连接延长管、注射泵，遵医嘱设定注射泵参数并用药；严密观察患儿生命体征
⑦术毕经鞘管旁路和导管尾端注射肝素生理盐水先行脉冲式冲管，再行正压封管，妥善包扎并固定导管／鞘管	协助医生加压包扎及妥善固定导管／鞘管，正确书写标识；观察患儿有无对比剂不良反应；做好记录
⑧术毕复苏后转运回病房；必要时，根据医嘱继续经导管行灌注溶栓治疗	填写手术交接单；正确转运患儿，与病房护士详细交接

五、护理措施

（一）术前护理

详见第八章第一节颅内静脉和静脉窦血栓形成。

（二）术后护理

1. 体位　全麻未清醒患儿，去枕平卧位，头偏向一侧，保持呼吸道的畅通；术后 6h 意识清醒血压平稳者取平卧位，抬高头部 20°~30°，有利于静脉回流，减轻脑水肿。

2. 饮食护理　全麻术后 6h，评估患儿的吞咽功能，吞咽功能正常可以流质饮食过渡到术前饮食。

3. 病情观察

（1）意识和生命体征状态：严密监测患儿生命体征、血压、血氧饱和度和瞳孔大小及对光反射，注意有无不同程度的意识障碍或精神障碍等情况。

（2）严密观察病情变化，有无头痛、视物模糊、视乳头水肿、一侧肢体的无力和感觉障碍、失语、偏盲、癫痫发作、孤立性颅内压增高综合征等。

（3）穿刺点的观察与护理：术侧肢体制动 6h，卧床休息 24h；穿刺点可给予沙袋压迫 6h，注意翻身时避免沙袋移位。指导患者避免剧烈咳嗽、打喷嚏和用力排大便，以免腹压骤增而导致穿刺点出血。观察绷带松紧是否适宜，穿刺点有无出血、渗血、血肿形成及红、肿、热、痛等症状；注意用手触摸局部有无肿胀，尤其大腿根部内侧，如局部有瘀斑，用无菌记号笔标记范围，密切观察并做好交接。

（4）术侧肢体的观察：密切观察术侧肢体末梢循环及动脉搏动情况，做好记录，并予以相关健康宣教。

4. **对症护理**

（1）疼痛：①根据患儿年龄和表达能力选择合适的疼痛评估量表。儿童常用疼痛评估量表包括 CRIES 评分表、FLACC 评分表、数字评分表、脸谱评分表；②评分频率：0 分，72h 后再评估；1~3 分，每日评估一次；4~6 分，每 8h 评估一次；≥ 7 分，至少每小时评估一次；③根据评估的结果，采取相应的措施，如安慰患儿、分散注意力、卧床休息、调节患儿肢体摆放、冷热敷、理疗等；如果评分 ≥ 4 分应通知医生进行处理，注射止痛药物 30min 内、口服止痛药物或物理治疗的患儿 1h 内再次评估。

（2）呕吐：①观察并记录患儿呕吐的次数、量、呕吐物的性质，尤其注意有无喷射样呕吐；②呕吐时将患儿头偏向一侧，及时清理呕吐物，预防窒息；③评估患儿有无因呕吐引起的体液不足，如无泪、前囟凹陷、眼窝凹陷、皮肤无弹性等；④观察患儿水电解质平衡情况，保证患儿的入量，意识清醒且无吞咽障碍者鼓励其进食，意识不清和 / 或吞咽障碍者可通过胃管喂养。

（3）视觉障碍：评估患儿视力情况，有无视物模糊或视野缺如等；保证病房环境安全，教育家长时刻看护好患儿。

（4）运动障碍：评估患儿四肢的肌力、肌张力和活动能力；根据患儿活动能力制订适合患儿的活动方案，预防跌倒及坠落；清除病房的障碍物，保证环境安全。

（5）沟通障碍：按各年龄段标准评估患儿的表达能力，有无失语等；多与患儿家长沟通，鼓励家长多与患儿聊天、讲故事。

5. **经导管抗凝 / 溶栓的护理**　详见第八章第一节颅内静脉和静脉窦血栓形成。

六、出院指导

详见第八章第一节颅内静脉和静脉窦血栓形成。

七、相关知识链接

（一）病因与发病机制

1. **儿童 CSVT 常见病因**　①遗传性或获得性促血栓形成疾病（如抗磷脂综合征、红细胞增多症、血小板增多症、或炎症性肠病）、恶性肿瘤、感染、头部损伤及机械诱因等。②CSVT 的风险也受个体遗传因素所影响，存在一些促血栓形成疾病的背景下，当患儿暴露于某种诱因(如头部创伤、腰椎穿刺、颈静脉置管、手术、感染和药物)时,CSVT 的发病风险增加。这些促血栓形成疾病包括:抗凝血酶缺乏症、蛋白 C 缺乏症或蛋白 S 缺乏症、因子 V Leiden 突变、凝血酶原基因 G20210 A 突变、高同型半胱氨酸血症。③新生儿期一些生理因素,如产程出现的颅骨塑形、出生后头部位置及外部压力的变化也可能诱发 CSVT,最常见的易感因素为围生期并发症(如出生时缺氧、胎膜早破、母体感染)和脱水,还有头颈部疾病、促血栓形成性疾病等;4 周岁以上的儿童中,头颈部疾病(主要是感染)和慢性全身性疾病(如结缔组织病、血液学疾病和癌症)较常见。

2. **发病机制** 发病机制仍不完全清楚。然而,至少有两种不同机制可能促成 CVST 的临床特征:

(1)脑静脉或硬脑膜窦血栓形成导致脑实质病变或功能障碍。

(2)硬脑膜窦闭塞导致脑脊液(cerebrospinal fluid,CSF)吸收降低和颅内压增高。

（二）解剖与病理生理

静脉结构的阻塞可导致静脉压增高、毛细血管灌注压降低以及脑血容量增加,导致血脑屏障破坏,血管源性水肿伴血浆渗漏进入间质间隙。随着静脉压继续增加,静脉或毛细血管破裂可能引发轻度脑实质变化、严重脑水肿和静脉出血。静脉压增加可能导致血管内压增加及脑灌注压降低,从而引起脑血流量(cerebral blood flow,CBF)减少和能量代谢障碍,进而使得 Na^+/K^+ ATP 酶泵衰竭,从而水分子进入细胞内,发生细胞毒性水肿。

静脉血栓形成的另一个影响是 CSF 吸收减少。正常情况下,CSF 的吸收发生于蛛网膜颗粒,后者可引流 CSF 进入上矢状窦。因此,上矢状窦血栓形成时,颅内压增高更常见,但是颅内压增高也可能发生于颈静脉窦或侧窦血栓形成时,因为后两者也能引起上矢状窦压力升高。

（三）疾病分型

根据临床上出现首发症状到入院的时间,将病程分为 3 期:急性期(<1 周),亚急性期(1 周~1 个月),慢性期(>1 个月)。

(刘佩莹　王远玲)

第二节　儿童颅内动静脉畸形

一、疾病概述

（一）定义

儿童颅内动静脉畸形(arteriovenous malformation,AVM)是一种胚胎早期脑血管原始胚芽发育分化异常所致的先天性脑血管疾病。该病发病年龄轻,致残率和死亡率较高,颅内AVM 首次出血的病死率为 10%,再次出血的病死率将会增加,每次出血后神经功能缺损的发生率约为 50%。

(二) 临床表现

临床表现受患儿年龄及 AVM 的病灶大小、位置和血管特征的影响,通常分为 5 类:

1. **颅内出血**(40%~60%)　与成人相比,儿童初始表现为出血的可能性更大。颅内出血可表现为孤立或合并脑实质出血、脑室内出血或蛛网膜下腔出血,具体取决于 AVM 的位置。蛛网膜下腔出血在表浅 AVM 中很常见。

2. **癫痫发作**(10%~30%)　约有 15% 的患儿有癫痫发作,发作形式依病灶部位可有运动性、感觉性和精神运动性。大多数表现为癫痫大发作,小部分为小发作或精神运动性发作。癫痫发作的原因有:①病灶周围脑组织缺氧导致神经元功能障碍;②病灶对周围脑组织神经元的直接刺激;③病灶出血。发作间歇期不规律,从数周、数月到数年不等。每次发作前患者可有不同的先兆症状。

3. **头痛**　除去颅内出血造成的剧烈头痛外,约有 20% 的患儿在发病前有长期头痛史。头痛性质多表现为阵发性非典型偏头痛,少部分患儿偏头痛与病灶在同侧,多数头痛侧与病灶侧无明显关系。头痛发生原因可以是硬脑膜上神经感受器受刺激。头痛在未确诊颅内AVM 前,用药和休息后多能有所缓解。

4. **进行性神经功能障碍**　除去颅内出血造成的运动和感觉障碍外,约有 7% 的患儿有进行性运动或感觉障碍,依病灶部位可有不同的表现。多为一侧肢体进行性肌力减弱,伴有不同程度的感觉障碍;也可仅表现为单侧肢体麻木和浅感觉减退。造成神经功能障碍的原因有:①病灶位于或邻近功能区;②盗血导致脑组织长期缺血、缺氧,脑组织萎缩;③出血引起的脑损害和脑受压。

5. **其他病症**　由于严重盗血导致脑组织广泛性萎缩、变性和脑发育障碍,可表现为智力障碍和精神症状;由于异常血流造成的颅内血管杂音,多见于有颈外动脉供血的大型表浅AVM;枕叶或颞叶 AVM 可有偏盲;海绵窦引流的 AVM 可有眼球突出。其他可有耳鸣、复视、视力下降或语言障碍。

二、专科护理评估

(一) 神志和生命体征

评估患儿神志、双侧瞳孔大小和对光反射、生命体征、血氧饱和度等情况。

(二) 神经系统症状和体征

1. 评估有无头痛及头痛的部位、性质、程度、持续时间、诱发或缓解因素,有无伴随症状。

2. 评估患儿有无恶心、呕吐、颈僵硬、面瘫或面肌无力、偏瘫、感觉障碍或偏身感觉缺失、失语或构音障碍、同向偏盲、凝视麻痹、眼球浮动、眼球偏斜或朝向轻偏瘫侧的"错位眼（wrong way eyes）"（与大脑半球皮层损伤时眼睛偏离轻偏瘫侧相反）、耳聋等。≤ 3 岁的儿童有无哭闹、睡眠增多、易激惹、喂养困难、呕吐及脓毒血症样症状伴肢体发冷等。

3. 有无局灶性或全面性痫性发作，是简单发作还是复杂部分性发作，甚至癫痫发作。

4. 有无局灶性神经功能障碍。

（三）护理评分

跌倒坠床风险评分、Braden 评分、Caprini 风险评估、Barthel 评分，身体约束风险评分（带管患儿）、导管滑脱风险评分（带管患儿）等，根据评分结果采取相应的预防措施。

三、护理诊断 / 问题

1. **感知改变** 与缺氧及脑组织的受压或移位有关。

2. **躯体移动障碍** 与感觉或运动功能受损有关。

3. **沟通障碍** 与构音障碍或失语有关。

4. **吞咽障碍** 与上位运动神经元受损引起的肌肉麻痹或轻瘫有关。

5. **急性疼痛（头痛）** 与脑组织的受压 / 移位以及颅内压增高有关。

6. **有受伤的危险** 与视野、运动及感知缺失有关。

7. **有猝死的危险** 与颅内压增高引起脑疝有关。

8. **有体液不足的危险** 与吞咽困难引起的摄入不足有关。

9. **有自我概念紊乱的危险** 与长期虚弱状态而影响达到预期的发展任务和生活方式有关。

10. **潜在并发症** 穿刺部位感染和出血、假性动脉瘤或动静脉瘘形成。

11. **焦虑** 与担心疾病的预后有关。

12. **知识缺乏** 缺乏本病相关知识。

四、介入治疗方法 / 术中配合

经导管血管腔内栓塞术操作步骤及护理配合见表 27-2。

表 27-2　经导管血管腔内栓塞术操作步骤及护理配合

手术步骤	护理配合
①手术安全核查：核对患儿信息、手术部位及名称	核对患儿；心理护理和体位准备；心电监护、吸氧、建立静脉通道；患儿敏感部位的辐射防护；必要时留置尿管
②全身麻醉，手术入路区域皮肤消毒、铺巾	准备用物；严格执行无菌操作；配合医生穿手术衣、消毒、铺巾
③选择股动脉穿刺，置入合适型号的血管鞘；术中全身肝素化	准确配合传递用物并记录；严密观察患儿生命体征

手术步骤	护理配合
④在导丝、导管、微导管配合下将微导管插至颅内病变处,脑血管造影确定畸形血管团的部位、大小、引流静脉大小、引流方向等	准确配合传递用物并记录;严密观察患儿生命体征;Onyx 胶装机摇匀
⑤经微导管缓慢注射栓塞剂	准确配制栓塞药物和栓塞材料;严密观察患儿生命体征
⑥再次脑血管造影,确定栓塞效果	协助医师进行穿刺部位加压包扎;观察患儿有无对比剂不良反应
⑦拔除导管;穿刺部位压迫止血、加压包扎	协助医生加压包扎;完善术中护理记录单、手术登记表和高值耗材登记本;术后宣教;护送患者回室,与病房护士交接

五、护理措施

(一) 术前护理

详见第二十七章第一节儿童颅内静脉窦血栓形成。

(二) 术后护理

1. **体位** 全麻未清醒患儿,去枕平卧 6h,头偏向一侧,保持呼吸道畅通;术后 6h 意识清醒、血压平稳者取平卧位,抬高头部 20°~30°,有利于静脉回流,减轻脑水肿。

2. **呼吸道的护理** 垫高患儿颈肩部使头轻微后仰,保持呼吸道开放;注意观察患儿有无呼吸异常,及时清除口腔呕吐物及分泌物,预防误吸。

3. **饮食护理** 全麻术后禁食 6h,6h 后评估患儿的吞咽功能,吞咽功能正常者,可以少量进食高热量、高维生素、高蛋白流质饮食,第二天过渡到术前饮食。多饮水,勤排尿,促进对比剂排出,预防对比剂肾病。

4. **神志和生命体征的观察** 术后密切监测患儿的生命体征,24h 内动态监测心率、呼吸、血压及血氧饱和度,严密观察意识、瞳孔变化,以及肢体活动情况。

5. **术侧肢体的观察与护理** 术后术侧肢体制动 6h,卧床休息 24h;术后 6h 后可坐起或被抱起,但不能剧烈活动。穿刺部位及时给予换药,预防感染。观察穿刺部位有无渗血、渗液,以及穿刺侧肢体皮肤温度、感觉、运动、足背动脉搏动情况,与对侧肢体对比观察。

6. **并发症的观察与护理**

(1)脑血管痉挛:最常见,与术中反复刺激血管壁和患儿精神紧张有关。表现为一过性神经功能障碍,如头痛、短暂的意识丧失、肢体瘫痪(多在术后 12~24h 内发生)。早期发现并及时处理可避免因脑缺血、缺氧而出现不可逆的神经功能障碍。术后应严密观察病情变化,如发现有意识障碍、轻瘫等表现,应及时报告医师。

(2)颅内出血:与损伤血管壁有关。术后 24h 之内,应严密观察患儿神志、瞳孔、肢体活动及生命体征的变化。注意患者有无头痛、恶心、呕吐等颅内压增高症状,发现异常及时报告医师;护理操作动作应轻柔,尽量集中进行;积极控制血压;保持大便通畅,避免腹内压增加;预防感冒。

(3)正常灌注压突破综合征:巨大的、高血流量低阻力型伴有明显动静脉分流的颅内AVM,其周围脑血管长期处于窃血状态,失去正常调节功能,栓塞、阻断供血动脉后,脑血管自动调节功能不能适应,引起急性血管扩张、渗血、脑肿胀,发生颅内压升高,出现头痛、呕吐,甚至意识障碍。术中和术后遵医嘱使用硝普钠将血压降至原来水平的2/3,维持血压稳定24~72h。

(4)癫痫:与原发病灶及栓塞刺激有关(如对比剂的毒性导致脑血管痉挛、颅内出血及脑缺血等)。术后密切观察患者癫痫发作的先兆症状,去除诱因,加床栏,防止外伤;一旦癫痫发作,遵医嘱及时进行抗癫痫治疗;及时清理患者呼吸道内的分泌物,确保呼吸道通畅;用缠绕纱布的压舌板垫于上、下牙齿之间,防止舌咬伤。

(5)高热:婴儿期颅内AVM术后常伴有高热,可增加脑细胞耗氧量而加重脑组织缺氧。及时做好头部降温能减少耗氧量,保护脑细胞及防止脑血管痉挛。密切监测体温变化,出现高热时,应行头部降温(如头枕冰袋、头戴冰帽)及大动脉冷敷,并适当降低室温,必要时使用药物降温。

7. 肢体运动功能的护理 将患儿的患肢保持在功能位,防止压疮和关节变形。对完全或大部分栓塞的患儿,鼓励其增加康复训练的强度和频率,通常在床上进行关节活动、肢体运动,并辅助站立、慢走等。

六、出院指导

(一) 一般指导

保持良好的心情,避免情绪激动、精神紧张和剧烈活动,保证充足的睡眠时间与良好的睡眠质量。

(二) 饮食指导

鼓励患儿多喝水,多吃蔬菜、水果,养成良好的饮食习惯;予低盐、低胆固醇、低脂饮食,避免辛辣、刺激的食物,保持大便通畅。

(三) 用药指导

遵医嘱服用降压药、抗癫痫药、营养神经药,切勿擅自更改剂量或停药,用药期间定期复查。

(四) 康复训练指导

肢体功能障碍的患儿,指导患儿及家属出院后继续遵医嘱康复训练,避免突然加大训练量及暂停训练。

(五) 定期随访

患儿出院前建立完整的健康档案,纳入随访范畴。专科门诊随访,3~6个月后再次脑血管造影。

七、相关知识链接

(一)病因与发病机制

颅内 AVM 的发病机制尚未明确,该病一直被视为散发的先天性发育性血管疾病,但这一观点目前仍存有争议。颅内 AVM 最常见的遗传原因是遗传性出血性毛细血管扩张症(hereditary hemorrhagic telangiectasia,HHT),又称为 Osler-Weber-Rendu 综合征,是一种常染色体显性遗传疾病。

(二)解剖与病理生理

颅内 AVM 的血管结构为动脉与静脉直接相连,其间缺乏毛细血管网,供血动脉和引流静脉均可能为单血管或多血管。常见胶质增生的脑组织与异常血管团混合,血管病灶内和周围脑组织可见钙化。高血流的动静脉交通使多种血流相关现象加强,如20%~25%的患儿可见动静脉畸形流入和流出血管的蒂动脉瘤,以及静脉支动脉化等。动脉瘤可造成颅内 AVM 患儿的出血,并可使预后恶化。血流异常和血管盗血现象被认为是造成颅内 AVM 部分临床症状的原因,组织病理学研究也证实,血管畸形区有慢性缺血和神经胶质增生区域。

(三)疾病分型

1. **根据 AVM 在脑部的深浅程度分2型** ①浅部 AVM:位于大脑凸面,多为较大型的 AVM;②深部 AVM:位于大脑内侧面、大脑底面、侧裂区、侧脑室周围及小脑,多为轻小的病灶。

2. **根据 AVM 在脑部具体位置分2型** ①幕上 AVM:发生率为90%;②幕下 AVM:发生率为10%,以额叶和顶叶为 AVM 最常见部位。

3. **根据 AVM 的大小分为3型** ①小型 AVM:畸形团直径 <3cm;②中型 AVM:畸形团直径为 3~6cm;③大型 AVM:畸形团直径 >6cm。

(刘佩莹 王远玲)

第二十八章
儿童血管畸形

第一节　儿童静脉畸形

一、疾病概述

（一）定义

儿童静脉畸形（venous malformation，VM）又称海绵状血管瘤，是儿童最常见的先天性低流量脉管畸形，属于一种良性病变，是淋巴管、静脉、动静脉、毛细管在胚胎时期发育异常引起，主要表现为异常扩张的静脉，其内皮是完整的，但有不规则的管壁平滑肌的缺失，无细胞增殖特点，病变与身体成比例生长，不会自行消退。该病发生率约为 1：5 000~10 000，男女发生率近似。

（二）临床表现

静脉畸形出生时即存在，头、颈、颌面为好发部位，四肢躯干次之。其生长速度与身体生长基本同步，不会自行退化。病灶位置表浅时表现为蓝紫色，肿物质地柔软、可压缩，病灶区皮温不高、无震颤，体位试验阳性。

1. **头颈部 VM**　可见于皮肤、口腔黏膜、唾液腺、面颈部肌肉、颌骨、呼吸道及消化道起始部等部位。面颈部 VM，在低头、屏气或压迫颈浅静脉时充盈增大；小儿表现为哭闹或用力挣扎时膨大。位于眼睑、口唇、舌、咽壁等部位的瘤体，常影响外观，并可引起视力、吞咽、语言、呼吸等功能障碍。

2. **四肢 VM**　肢体抬高时病灶缩小，低垂或上止血带时则充盈增大。有时可触及瘤体内有颗粒状静脉石。静脉血栓形成，表现为反复的局部疼痛和触痛，也可因血液淤滞于扩张的静脉腔内造成消耗性凝血性疾病。瘤体逐渐增大后，可引起沉重感和隐痛。侵及关节腔可引起局部酸痛、屈伸异常。

二、专科护理评估

（一）一般情况
评估患儿的性别、年龄、身高、体重、临床诊断和主要临床表现等。

（二）健康史
评估患儿预防接种史、过敏史、既往史、手术史、遗传病史和家族史等。

（三）心理社会状态

了解患儿及家属的心理状态、对疾病认知；家庭亲子关系，家庭经济状况及父母角色是否称职；患儿及其家庭对疾病及治疗相关知识的了解，是否能积极配合治疗。

（四）症状和体征

VM 患儿就诊的主要症状是局部组织肿胀、变形、疼痛、出血。应注意评估患儿生命体征，病变部位皮肤黏膜颜色、温度、感知觉，局部有无破溃、出血、感染、疼痛和肿胀，是否引起外貌及器官功能改变等情况。

（五）辅助检查

评估术前心、肺、肝、肾功能，血常规，出、凝血时间，甲胎蛋白（AFP）等；VM 影像学检查首选超声，表现为可压缩的低回声病变，少数表现为等回声或高回声病变。大多数表现为单向低流速病变，少数表现为双向低流速或无流速病变。约 20%VM 会有静脉石，作为 VM 的特异性表现，在超声下表现为强回声团伴后方声影。

（六）护理评分

跌倒坠床评分、Braden 评分、Caprini 风险评估、Barthel 评分，身体约束评分（带管患者）、导管滑脱评分（带管患者）等，根据评分结果采取相应的预防措施。

三、护理诊断／问题

1. **组织灌注量改变**　与静脉发育异常有关。
2. **舒适度改变**　与静脉发育异常、术后局部疼痛肿胀有关。
3. **自我形象紊乱**　与面颈部 VM 有关。
4. **社交孤立**　与面颈部 VM 有关。
5. **潜在并发症**　穿刺部位感染、出血。
6. **潜在并发症**　慢性静脉功能不全、皮肤感染、静脉血栓栓塞症等。
7. **有皮肤完整性受损的危险**　与病变的破溃、出血和感染及术后的并发症等有关。
8. **恐惧、焦虑**　与担心预后及缺乏疾病相关知识有关。

四、介入治疗方法／术中配合

VM 的治疗方法包括硬化治疗、手术切除、激光治疗、射频消融、微波热凝等。根据国际静脉协会的推荐，硬化治疗是目前治疗静脉畸形最主要的方法。其基本原理是通过向静脉畸形异常瘤腔内注射化学物质，损伤血管内皮细胞，血栓形成，使畸形血管纤维化、闭锁并最终达到治愈的效果，常见的介入硬化剂有平阳霉素／博来霉素、聚多卡醇／聚桂醇和无水乙醇等，其操作步骤及护理配合见表 28-1。Ⅲ、Ⅳ型静脉畸形或存在动静脉瘘的患者，病变回流静脉流速较快，单纯硬化治疗往往效果不佳；此外，由于硬化剂伴随回流静脉快速回流至体循环，易导致硬化剂诱发的全身并发症。因此，这类患儿可先行血管腔内栓塞术，栓塞病变的回流静脉,降低静脉回流速度后再行硬化治疗,往往会提高治疗效果,降低并发症发生。其操作步骤及护理配合见第二十七章第二节儿童颅内动静脉畸形(表27-2)。

硬化剂的配制:①平阳霉素+地塞米松:用4ml对比剂溶解8mg平阳霉素,根据体表面积按$10mg/m^2$计算平阳霉素用量,加地塞米松1~2mg。②聚多卡醇泡沫硬化剂:用2支10ml的螺口注射器,1支抽取3%聚多卡醇注射液2ml,另1支抽取8ml CO_2,液气比为1:4,2支注射器端口与三通开关连接呈90°快速来回推送两注射器内药液20次,使液体湍流而形成泡沫硬化剂。每次3%聚多卡醇注射液不超过10ml。③无水乙醇乳化剂:无水乙醇和碘化油按5:1的比例充分混合成乳状,无水乙醇单次治疗剂量不超过0.2ml/kg。

表28-1　VM经皮硬化治疗术操作步骤及护理配合

手术步骤	护理配合
①手术安全核查:核对患儿信息、手术部位及名称	核对患儿;心理护理和体位准备;心电监护、吸氧、建立静脉通道;患儿敏感部位的辐射防护;必要时留置尿管
②静脉-吸入复合全身麻醉、手术区域皮肤消毒、铺治疗巾	准备用物;协助麻醉师插管,备好吸引器;严格执行无菌操作
③用4.5号头皮针经皮穿刺病灶,回抽见静脉血,注入对比剂造影评估畸形血管团形态、范围和引流静脉回流情况	准确传递用物;遵医嘱配制硬化剂;密切观察生命体征;观察静脉通路是否通畅;记录对比剂的用量
④DSA导引下经皮缓慢注入硬化剂,畸形血管团被硬化剂完全填充时停止注射;较大病灶,采取多点多角度注射	观察心率、血压及血氧饱和度,病灶皮肤颜色、温度等变化;观察患儿有无对比剂不良反应
⑤拔除穿刺针;点式按压穿刺处;消毒、加压包扎、固定	协助医师进行穿刺部位加压包扎
⑥注意观察穿刺部位,预防并发症	协助医生加压包扎;术中护理记录;术后宣教;护送患儿回病室,与病房护士交接

五、护理措施

(一)术前护理

1. **心理护理**　儿童VM好发于头、颈、颌面部,影响患儿外貌,甚至压迫或侵及邻近器官,影响语言、吞咽及呼吸功能,甚至危及生命,对患儿和家属的心理造成负面影响。护士应准确评估患儿及家属的心理状态,针对不同的心理问题耐心疏导,通过图片、宣传资料等信息介绍以往成功病例,帮助患儿及家属树立战胜疾病的信心,积极配合治疗。

2. **皮肤护理**　指导患儿穿着宽松衣裤,剪短指甲,避免挠抓病变部位皮肤,以免皮肤黏膜破溃、出血及形成难治性溃疡。已形成溃疡者,遵医嘱用药,促进溃疡愈合。

3. **术前准备** ①术前完善各项常规检查；②皮肤准备：检查术区皮肤有无感染、破损，术前1日清洁皮肤、备皮，术晨更换清洁病员服；③胃肠道准备：避免术中发生误吸，落实患儿的禁食禁饮，加强健康教育，向家属说明禁食禁饮的重要性；④建立静脉通道，必要时留置胃管和导尿管。

（二）术后护理

1. **体位与休息** 给患儿提供整洁、安静、舒适的治疗及休养环境，保证充足的睡眠。根据不同的麻醉方式，选择合适的体位。颌面部 VM 患儿抬高床头 20°~30°，四肢 VM 患儿抬高患肢 20°~30°，促进血液回流。

2. **饮食护理** 全麻术后 6h，评估患儿的吞咽功能，吞咽功能正常可以流质饮食过渡到术前饮食。局麻术后无呕吐及禁忌证者可恢复正常饮食。鼓励患儿进食高蛋白、高热量、高维生素的饮食，宜以清淡饮食为主。病变位于口腔者，术后肠内营养治疗，向患儿和家属讲明鼻饲的作用和重要性，防止堵管和脱管，并做好口腔护理。

3. **神志和生命体征的观察** 术后 24h 严密监测患儿的神志、心率、血压、呼吸及血氧饱和度，根据血氧饱和度调节给氧流量。

4. **局部观察与护理** ①硬化治疗术后局部均有不同程度的肿胀和 / 或疼痛，可局部冰袋冷敷 4~6h 缓解肿胀，严重者可遵医嘱给予地塞米松 1~5mg 静脉滴注，疼痛不能耐受者遵医嘱给予镇痛药物治疗；②密切观察病灶局部皮肤颜色、温度、感觉情况，如颜色发白，出现水疱样改变，可能是皮肤黏膜坏死的初期表现，遵医嘱给予局部碘伏消毒、外用贝复舒等药物促进组织修复；③口腔内及邻近组织 VM 患儿，术后黏膜缺血可产生溃疡，应加强口腔护理，发现黏膜糜烂者，局部涂抹金霉素甘油，如黏膜表面溃疡结痂时，应待其自然脱落，勿强行撕揭；④会阴部及肛周病变表浅，术后尤其要注意保持局部洁净，便后及时清洗会阴部，局部如有潮湿、污染及时换药防止感染；⑤神经损伤：硬化治疗后可能出现一过性的神经损伤，如面瘫、感觉障碍、肌力下降、运动障碍等症状，应向患儿和家属解释这是暂时出现的并发症，以消除其紧张与焦虑的心理，遵医嘱给予营养神经治疗，密切观察病情变化。

5. **术侧肢体的观察与护理** 血管腔内栓塞术后，术侧肢体的观察与护理见第二十七章第二节儿童颅内动静脉畸形。

六、出院指导

1. 按需喂养患儿，合理进食富含足够热量、蛋白质和维生素的饮食，保证儿童生长发育所需。

2. 指导患儿保持手术部位清洁干燥，避免剧烈运动，防止碰撞，以防出血、感染。

3. 术后继续用药者，向患儿及家属交代按时服药的重要性及药物的作用、不良反应、药物和食物的相互作用及注意事项，嘱其按时按量用药。

4. 根据病情及疾病性质制订患者的复诊计划,告知患儿及家属定期复查,发现异常及时就诊。

七、相关知识链接

(一) 病因与发病机制

VM 的病因和发病机制尚不明确。已有研究显示,TIE2、PIK3CA、MAP3K3 等基因的体细胞突变可导致静脉畸形发生。在一些伴静脉畸形的综合征患者(如蓝色橡皮泡痣综合征)以及多发性皮肤黏膜静脉畸形患者中,均发现 TIE2 受体基因突变;促血管生成素受体 TEK 体细胞突变,其他血管生长因子如 βTGF 和 βFGF 表达上调,可导致 TIE_2 受体功能丧失,加重病情。家族性静脉畸形临床罕见,属于常染色体显性遗传,与 9P 位点突变有关。

(二) 解剖与病理生理

VM 是儿童最常见的良性低流量脉管畸形,起源于静脉的异常形态发生和原始静脉的吸收不完全,肉眼标本为海绵状纤维组织,内含大小不等形状不一的腔隙,镜下为相互连接的裂隙样管腔,有扁平的内皮细胞(无分裂活性),管壁血管平滑肌细胞稀少并呈斑片状分布,无弹力内膜。血液流速缓慢可形成血栓,血栓钙化后形成静脉石。

(三) 疾病分型

根据 VM 回流静脉影像学特点分为 4 型:

1. Ⅰ型　孤立的畸形静脉团,无引流静脉。
2. Ⅱ型　畸形静脉团引流入正常回流静脉。
3. Ⅲ型　畸形静脉团引流入扩张回流静脉。
4. Ⅳ型　发育不良性静脉扩张。

(罗　丽)

第二节　儿童动静脉畸形

一、疾病概述

(一) 定义

儿童动静脉畸形(arteriovenous malformation,AVM)是一种高流量的先天性血管畸形,以往称为蔓状血管瘤,是由于胚胎期脉管系统发育异常而导致动脉和静脉直接吻合所形成的血管团块。

（二）临床表现

AVM 常见于头颈部或四肢，既可以发生在软组织，又可以侵犯骨组织，还可以两者同时发生。头颈部软组织 AVM 主要表现为界限不清的局部膨隆，质地较硬，表面皮肤颜色正常，或呈暗红色，可伴毛细血管扩张。病灶及周围区域内可见念珠状或条索状迂曲的粗大而带搏动的血管，表面温度明显高于正常皮肤，可扪及持续性震颤，局部可闻及连续性吹风样杂音。AVM 病灶组织可明显扩张增大，少数患者的耳、鼻、唇或四肢累及后体积逐渐增大，甚至扩大为原来的数倍，影响颜面部外观。

颌骨是全身唯一可以发生骨内高流速血管畸形的骨骼，颌骨内 AVM 是发生在颌骨骨髓的中央性病变，以往被称为颌骨中心性血管瘤。女性多见，多为先天性病变，也可继发于颌骨外伤之后。主要危害是反复、少量的自发性出血或难以控制的急性出血。急性出血主要发生在儿童替牙期；也可发生在颌骨、牙发育完成之后。急性出血前多有反复牙周渗血的先兆，也可以大出血为首发症状，多伴有出血牙的松动。

二、专科护理评估

（一）一般情况

评估患儿的性别、年龄、身高、体重、既往疾病史、手术史、药物过敏史、患儿及家属的心理状态和生活习惯等。

（二）专科评估

1. 评估患儿神志及生命体征情况。

2. 评估病灶局部的情况，如病灶大小、质地、表面皮肤温度、颜色、活动度情况；局部触诊、听诊情况；有无局部破溃及肢体活动受限；有无疼痛等伴随症状；头面颈部 AVM 有无局部压迫症状；患肢远端动脉搏动情况等。

（三）护理评分

跌倒坠床评分、Braden 评分、Caprini 风险评估、Barthel 评分，身体约束评分（带管患儿）、导管滑脱评分（带管患儿）等，根据评分结果采取相应的预防措施。

（四）其他评估

评估患儿的认知程度及学习能力，根据评估结果予以个性化宣教，使患儿尽快适应环境变化。

三、护理诊断 / 问题

1. **组织灌注量改变**　与血管发育畸形有关。

2. **舒适度改变**　与术后疼痛有关。

3. **自我形象紊乱**　与面颈部 AVM 有关。

4. **社交孤立** 与面颈部 AVM 有关。

5. **潜在并发症** 穿刺部位感染、出血、栓塞后综合征。

6. **潜在并发症** 硬化剂过敏、神经损伤、血栓性静脉炎、肌肉挛缩、肺栓塞等。

7. **有皮肤完整性受损的危险** 与卧床、疾病影响与术后皮肤坏死有关。

8. **恐惧、焦虑** 与担心预后及缺乏疾病相关知识有关。

四、介入治疗方法 / 术中配合

由于栓塞材料的完善和介入放射学的不断发展，血管腔内栓塞术已成为治疗儿童动静脉畸形的重要手段，其操作步骤及护理配合见表 28-2。

表 28-2　经导管动脉造影术 + 栓塞术操作步骤及护理配合

手术步骤	护理配合
①手术安全核查：核对患儿信息、手术部位及名称	核对患儿；心理护理和体位准备，约束带固定患儿；心电监护、吸氧、建立静脉通道；准备急救物品及仪器；必要时留置尿管
②全身麻醉；手术入路区域皮肤消毒、铺巾	协助麻醉师插管；调整手术床的高度；传递器械；用物准备
③根据病变的部位选择股动脉穿刺，置入 4F 动脉鞘，常规肝素化	准确传递用物，严格无菌观念，使用前和医生核对产品的型号、用途、有效期，确保产品的外包装完好，双人核对肝素的药名、剂量、配制方法、给药剂量和给药途径
④插管及造影：DSA 透视引导在黑泥鳅导丝引导下插 4F Cobra 导管至病灶供血动脉，行动脉造影，仔细观察病灶供血动脉及静脉情况	遵医嘱调节高压注射器设置参数并记录；观察生命体征，准确传递微导管、微导丝
⑤栓塞根据动静脉畸形不同分型选择动脉端栓塞或经皮置入弹簧圈或栓塞剂	粘贴高值耗材及植入物条形码以备溯源，观察生命体征；保持输液通畅，准确配合传递用物；严格遵守无菌操作规程
⑥造影复查：再次行至供血动脉主干造影了解栓塞情况	遵医嘱调节、核对高压注射器设置参数并记录，观察生命体征，观察有无对比剂不良反应
⑦拔动脉鞘，穿刺点压迫止血，无菌纱布和弹力胶布加压包扎	协助医生加压包扎；填写手术护理交接单，正确转运患儿；术后宣教；与病房护士进行详细交接

五、护理措施

（一）术前护理措施

1. **完善术前检查** 术前完善检查，如血、尿、大便常规，输血前四项，凝血功能五项，血型鉴定,血肝肾功能,心电图,胸片等。

2. **饮食准备**　为了避免全麻后胃内容物反流致误吸、窒息,术前严格禁食、禁饮 6h,必要时遵医嘱静脉补液。

3. **皮肤准备**　①兜尿布的婴儿,检查腹股沟处皮肤有无尿布疹、破损、感染;②备皮范围:经皮硬化治疗术:以病灶为中心 15cm 以内;经导管血管腔内栓塞术:上方平脐,下方至大腿下三分之一处,左右至腋中线,包括会阴部;③术前尽量沐浴清洁手术部位皮肤,不能沐浴者局部擦浴,避免使用油类的乳膏。

4. **输液准备**　静脉输液穿刺需避开下肢及有病灶的肢体或部位。术前避免在股动脉或股静脉处抽血或输液,以免影响术中穿刺。小婴儿及肥胖婴儿术前禁食常会导致浅静脉塌陷,难于穿刺,必要时禁食前穿刺留置针。

5. **对比剂过敏试验**　小儿介入治疗需使用非离子等渗含碘造影剂。没有药物过敏史的患儿常规不需皮试,碘过敏或甲亢的患儿禁用对比剂。

6. **术晨准备**　排空大小便,更换手术衣,婴幼儿应更换纸尿裤,注意保暖。

(二) 术后护理措施

1. **体位与休息**　①提供整洁、安静、舒适的休息环境,保证充足的睡眠;②术后去枕平卧 6h,头偏向一侧,术侧肢体伸直并制动 6h,卧床休息 24h;③术后 24h 病情允许可床边活动,避免下蹲及增加腹压的动作;④术后 24h 可淋浴,避免盆浴。

2. **营养与饮食指导**　术后禁食、禁水 6h,术后 6h 无呕吐者,可试饮少量水,无呛咳者可进少量清淡、易消化的流质饮食,少吃多餐。根据病情逐渐过渡到半流质或普通饮食。指导患儿多喝水,促进对比剂、栓塞剂及毒素的排泄。

3. **神志和生命体征的观察**　①术后 24h 内严密观察体温、脉搏、呼吸、血压变化,并注意意识、瞳孔变化,如出现表情淡漠、言语迟钝,一侧肢体活动受限、失语、失明等,提示栓塞剂误入颈内动脉;②术后可伴有发热,37.5~38.5℃,予以物理降温,≥ 38.5℃遵医嘱药物降温。

4. **穿刺部位的观察与护理**　①穿刺部位加压包扎 48h,保持局部清洁、干燥,防止感染;②卧床期间排便、剧烈咳嗽时,需按压穿刺部位,防止因腹压过大诱发出血;③密切观察穿刺部位有无渗血、出血及皮下血肿形成;④术后 48h 可拆除绷带;下床活动应注意逐渐增加活动量,避免运动量过大、过猛诱发出血。

5. **病灶局部的观察与护理**　①严密观察病灶局部有无活动性出血,局部渗出血严重时立即协助医生局部纱布填塞、压迫止血,重新加压包扎,必要时遵医嘱药物止血治疗;②卧位时,避免病灶局部受压影响创面愈合,四肢 AVM 可抬高患肢 20°~30°;③头颈部 AVM 可抬高床头,根据病灶部位,床边酌情准备抢救设备,如吸痰、气管插管、吸氧等装置,若有窒息等意外发生时应立即抢救;④硬化治疗术后病灶会较前肿胀,无需特殊处理,如果肿胀导致疼痛难忍,需予止痛对症处理。

6. 术侧肢体的观察与护理 详见第二十八章第二节儿童颅内动静脉畸形。

7. 并发症的观察

(1)栓塞综合征:多发生于术后 3~7d,主要表现为恶心、呕吐、疼痛、发热、腹泻、肠麻痹及局部脓肿等,给予对症处理,同时密切观察病情变化。

(2)异位栓塞:由于栓塞剂反流,或者随血流冲至远端,造成非靶血管的误栓。术中注意注射栓塞剂的速度和压力适宜,尽量超选性插管,严格控制栓塞范围,能使异位栓塞降低到最低程度。误栓轻者,可通过血管再通,侧支循环建立,满足器官、组织的正常血液供应,无需特殊处理。严重者给予溶栓、吸氧、静脉应用激素和扩张血管的药物,以减轻组织梗死的程度和范围。

(3)组织坏死:无水乙醇的注射剂量需严格控制,每次注射后需等待 10~15min 后造影,再决定是否再次注射。一旦发生组织坏死,坏死区组织的颜色首先变暗、然后变黑,最后脱落。这时,可进行局部热敷和使用血管扩张剂,以减少坏死的面积,酌情局部清创和二期修复。

(4)暂时性血红蛋白尿:多见于大剂量使用无水乙醇栓塞的患儿。无水乙醇进入血液循环系统后直接破坏红细胞、血小板等。导致大量血红蛋白入血,并通过肾脏排泄,尿液呈深红色或酱油色。无水乙醇注射剂量超过 0.8mg/kg 时,血红蛋白尿出现的概率几乎达到 100%,术后应注意加大补液量并碱化尿液。

六、出院指导

(一)病灶局部的护理

AVM 由异常血管形成,对于位置比较特殊的部位,若经常摩擦或受到外伤,容易出血,且不易止血。故应保护好患处,保持局部清洁、干燥,减少摩擦,避免外伤,尤其是婴幼儿应避免跌倒、磕碰。

(二)营养与饮食指导

忌强刺激性、过热及坚硬食物,尤其是口腔内有病变的患儿刷牙时注意使用软毛牙刷,避免干果、骨头、鱼刺等较硬食物对局部造成损伤。

(三)活动指导

一般不限制活动,根据病情选择合适的活动方式及活动量。

(四)心理护理与健康教育

对患儿及其家长进行心理支持,告知本病的慢性特征,使其树立战胜疾病的信心,讲解动静脉畸形相关知识,以便继续配合治疗。

(五)定期随访

注意观察病灶局部症状,如有加重及时就诊,若无变化可 1 个月后复诊或遵医嘱按时复查。

七、相关知识链接

（一）病因与发病机制

AVM 为血管发育障碍：胚胎第 4~6W 时，原始血管网开始分化为动脉和静脉及动静脉之间的毛细血管网。原始动静脉并行排列，紧密邻接，如果此时血管正常发育受阻，动静脉之间形成直接沟通，其间无毛细血管网相隔，即形成动静脉畸形。AVM 是由一团动脉、静脉及动脉化的静脉（动静脉瘘）样血管组成，动脉直接与静脉交通，其间无毛细血管，动脉已发育成熟，而静脉内皮细胞在形态上停留于胚胎时期的水平。

（二）病理生理与疾病分型

瘘口较大的 AVM，病灶内血流阻力降低，血流量增大，供血动脉增粗、增多、扭曲，并窃取大量邻近正常组织供血（即为"盗血"现象），以满足病灶的高流量血供。

动静脉畸形的 Yakes 分型分为 4 型：

1. **Ⅰ型** 动静脉直接沟通。

2. **Ⅱa型** 多条动脉或小动脉通过典型的病灶巢与引流静脉相连接；Ⅱb型：与Ⅱa型类似，不同之处在于缺乏病灶巢，代之以单独的瘤样静脉引流通路。

3. **Ⅲa型** 多条供血动脉流入单一的瘤样扩张性引流静脉，病灶巢位于静脉壁；Ⅲb型：多条供血动脉流入多条扩张性引流静脉。

4. **Ⅳ型** 浸润性，多条动脉或微动脉不断分支，形成众多的细小动静脉瘘，局部弥散影响周围组织。

（刘 婷 张 雷）

第三节 儿童微静脉畸形

一、疾病概述

（一）定义

微静脉畸形又称毛细血管畸形，过去被称为毛细血管瘤、葡萄酒色斑或鲜红斑痣，是一种先天性以血管扩张为主的毛细血管畸形，通常发生在头颈部等暴露部位的表层皮肤，新生儿发病率约 0.3%~0.5%。该病进展相对缓慢，出生时即发现，随着年龄增长逐渐发展为紫红色增厚型及离散型结节。

（二）临床表现

微静脉畸形在患儿出生时即出现，好发于头颈部等皮肤暴露部位，也可发生于四肢及躯干，大多数为单侧，偶见双侧。早期不明显，临床表现为不规则的红斑，边缘较清楚，由于扩张的毛细血管中血红蛋白含量较高，微静脉畸形在新生儿中呈鲜红色，因婴儿生理性贫血可褪色至粉红色，但病变不会消失。随着病情的进展，病变处皮肤颜色逐渐加深呈紫红色，并逐渐隆起增厚或呈结节状鹅卵石样增生，病灶处皮肤无明显皮温升高及搏动震颤。病程晚期病灶处可出现溃疡、糜烂等炎性改变。面部病变经常连续性累及牙龈、舌、颚及颊黏膜，通常伴有病变部位深部软组织及面部骨骼肥大。当病变位于上、下唇时，组织过度生长尤其常见。微静脉畸形平于皮面，边界清晰，随患儿生长发育成比例增长，病变颜色从粉红色到深红色不等，当患儿大哭、发热或周围温度变化时，病变颜色加深。增厚型病变常常导致患者颜面畸形和外表异常，给患者造成极大的心理障碍，严重影响其身心健康和社交活动。

二、专科护理评估

（一）一般情况

评估患儿的性别、年龄、身高、体重、临床诊断和主要临床表现等。

（二）健康史

评估患儿预防接种史、过敏史、既往史、手术史、遗传病史和家族史等。

（三）心理社会状态

了解患儿及家属的心理状态、社交活动情况；家庭亲子关系，家庭经济状况及父母角色是否称职；患儿及其家庭对疾病及治疗相关知识的了解，是否能积极配合治疗。

（四）症状和体征

评估病变部位、范围，皮肤黏膜颜色、温度、感知觉，局部有无破溃、出血、感染、疼痛和肿胀，是否引起外貌及器官功能改变等情况。

（五）护理评分

跌倒坠床评分、Braden 评分、Caprini 风险评估、Barthel 评分，身体约束评分（带管患者）、导管滑脱评分（带管患者）等，根据评分结果采取相应的预防措施。

三、护理诊断/问题

1. **组织灌注量改变**　与血管发育畸形有关。
2. **舒适度改变**　与微静脉畸形破溃、术后疼痛有关。
3. **自我形象紊乱**　与疾病引起外貌及器官功能改变有关。
4. **社交孤立**　与面颈部微静脉畸形有关。
5. **潜在并发症**　局部出血、破溃、感染、色素沉着。

6. **恐惧、焦虑** 与担心预后及缺乏疾病相关知识有关。

7. **知识缺乏** 缺乏疾病护理相关知识。

四、介入治疗方法/术中配合

激光治疗是微静脉畸形的主要方法,用于疾病早期,对于晚期及难治性激光治疗,可考虑联合外科手术治疗。激光治疗操作步骤及护理配合见表28-3。

表28-3 激光治疗操作步骤及护理配合

手术步骤	护理配合
①医生评估病情,家长签署知情同意书	协助医生测量病灶范围,收取治疗费
②医患双方带好护目镜后,使用美国 Candela 公司生产的 Vbeam 595nm 脉冲染料激光系统,波长595nm,光斑大小 10mm,能量密度(6~8)J/cm²,脉冲持续时间 1.5~40ms,动态冷却系统固定喷雾时间为40ms;根据年龄调节脉宽、波长	交代术中注意事项,选取护目镜并协助家长佩戴
③进行激光治疗操作	摆放合适体位,与患儿家长共同固定患儿
④解答病情相关问题与复诊时间	给予冰袋冷敷 15min,交代注意事项

五、护理措施

(一)术前护理

详见第二十八章第一节儿童静脉畸形。治疗前患儿禁饮禁食 1~2h,避免术中呕吐、窒息。

(二)术后护理

1. **体位与休息** 详见第二十八章第一节儿童静脉畸形。

2. **饮食护理** 术后无呕吐及禁忌证者可恢复正常饮食。鼓励患儿进食高蛋白、高热量、高维生素的饮食,宜以清淡饮食为主,避免进食色素较深的食物。

3. **病灶局部的观察与护理**

(1)激光术后有可能出现红肿、水泡、渗液等情况,一般无需特殊处理,加强观察;如若水泡较大或渗出较多,应立即告知医生。

(2)治疗后即刻冷敷治疗部位 20~30min,冷敷温度为 4~5℃;治疗区域较大的病灶,如颊部或颈后,可用冰块冷敷,直至疼痛或红肿缓解。目的在于缓解激光对皮肤产生的热损伤和疼痛感。冷敷完毕,可遵医嘱局部用药,促进皮肤组织再生修复。

(3)眼周皮损治疗后易产生水肿,这种水肿可持续 1~2d,建议患儿睡觉时垫高枕头,通过重力作用减轻水肿。

(4)局部保持清洁、干燥,避免潮湿,若有结痂应待其自然脱落,切勿强行揭除。

(5)病灶局部痂皮脱落之后,3个月内注意防晒。因为皮肤经激光治疗后对日光的敏感度增加,长时间日晒可引起皮肤灼痛感或出现色素沉着。

4. 心理护理　儿童患者围手术期应给予语言及肢体安慰,如握住患儿的双手,给予鼓励、安慰、夸奖等,减轻紧张情绪。头颈部等皮肤暴露部位的微静脉畸形患儿往往因为疾病导致自信心不足、社交障碍等,应关注患儿的恢复情况和心理状况,对情绪不稳定者及时干预。若患者首次治疗后病灶颜色无明显改变,可能会对再次治疗缺乏信心,应耐心劝导,分析疗效不明显的原因,鼓励患儿坚持治疗并积极与人交流。

六、出院指导

1. 合理进食富含足够热量、蛋白质和维生素的饮食,保证儿童生长发育及病灶修复营养所需。

2. 病灶局部如有瘙痒避免抓挠。注意安全,避免剧烈运动、局部受外力碰撞,以防出血。

3. 指导患儿保持局部清洁干燥,术后7~10d内遵医嘱外用抗生素软膏,避免继发感染。

4. 指导患儿避免日晒,使用SPF30+的防晒霜,以防局部发生炎症后色素沉着。

5. 治疗后可淋浴,选用温和、无刺激性的肥皂沐浴,建议不要进行长时间盆浴或桑拿。创面愈合前,避免游泳和可能接触治疗区的运动。

七、相关知识链接

(一)病因与发病机制

微静脉畸形的发病机制尚不明确,研究表明其可能的发病机制为:遗传学上,可能与鸟嘌呤核苷酸结合蛋白q多肽及Ras p21蛋白活化子1等基因突变相关;也有报道显示可能与先天性神经调节缺陷所致的皮肤异常小血管扩张,或畸形血管周围神经支配的减少等有关。

(二)解剖与病理生理

微静脉畸形在临床和组织学都属于真性畸形,不是增生性病变,光学显微镜下显示,这些病变由真皮上层扩张的毛细血管到微静脉大小的血管组成,大部分扩张的血管是毛细血管后微静脉,管内壁为单层血管内皮细胞,表皮及畸形管壁周围组织正常。

(三)疾病分型

根据静脉扩张程度将病变分为4型:

1. **I型**　早期病变,血管直径50~80μm,临床是浅或深粉红色斑,在强光6倍透射电镜下观察可看到血管。

2. **Ⅱ型** 脉管直径 80~120μm,临床呈现浅红色斑。

3. **Ⅲ型** 脉管直径 120~150μm,病变呈深红色斑。

4. **Ⅳ型** 脉管直径 >150μm,病变常呈紫色、深紫色,并出现鹅卵石样结节。

(刘 婷 张 雷)

第二十九章
儿童静脉血栓栓塞性疾病

一、疾病概述

（一）定义

静脉血栓栓塞性疾病：即静脉血栓栓塞症（venous thromboembolism，VTE），是一种由于静脉内血栓形成引起静脉阻塞性回流障碍及其一系列相关病理生理改变的临床常见病，包括肺血栓栓塞症（pulmonary thromboembolism，PTE）和深静脉血栓形成（deep vein thrombosis，DVT）。

儿童 VTE 患者相对于成人发病率低得多，但时有出现，并且症状比成年人更加严重。

（二）临床表现

新生儿 DVT 发生的主要部位是肾静脉、肾上腺静脉、上下腔静脉、门静脉及肝静脉，以肾静脉血栓形成多见，其临床表现包括血尿、少尿或无尿、代谢性酸中毒、肾脏肿大及硬化，有些患者表现血小板减少、溶血性贫血，血中的纤维蛋白裂解产物升高、纤维蛋白溶酶原水平降低。肾静脉血栓形成的新生儿死亡率约 12%，在成活的患儿中，长期合并症包括高血压、肾小管功能障碍、肾纤维化伴肾功能不全、肾萎缩及肾钙化。肾静脉血栓形成也可在产前发生，因此第一天出生的小儿即可有肾钙化的合并症。

新生儿门静脉及肝静脉血栓形成可发生于应用脐静脉管或患脐炎之后，临床上有门静脉高压的表现。

儿童 DVT 多见于导管相关性血栓形成，主要表现为置管侧肢体肿胀、末梢循环不良、导管不畅或阻塞。

VTE 累及中枢神经静脉系统，新生儿往往会出现嗜睡、抽搐，而年龄较大的儿童通常会出现头痛或肢体无力，甚至出现脱水症状。

儿童下肢 DVT 的症状和体征与成年人一样，通常没有意义上的严格区分，详见第十五章第一节急性、亚急性下肢深静脉血栓形成和第二节下肢深静脉血栓形成后综合征。

二、专科护理评估

（一）一般情况

1. 患儿年龄、性别、发病时间、原发病诊断情况、预防接种史、过敏史、手术史、传染病史和家族史等。

2. **孕期及分娩情况** 凡母亲或新生儿本身有容易导致血液呈现高凝状态的病史,如母亲是糖尿病患者,高血压患者,新生儿患红细胞增多症,新生儿感染所致酸中毒等。新生儿及儿童在进行疾病诊断或治疗过程中,使用过某些促进血栓形成的措施,如置管史,存在某些严重的原发病,如房室分流性疾病。

3. **高危风险因素评估** 评估患儿是否存在DVT高风险因素,如近期深静脉静脉置管、制动、长期卧床、大剂量激素治疗等。

(二)症状/体征评估

1. **下肢DVT** 详见第十五章第一节急性、亚急性下肢深静脉血栓形成和第二节下肢深静脉血栓形成后综合征。

2. **肾静脉血栓形成** 详见第十九章第一节肾静脉血栓形成。注意评估患儿有无血尿、少尿或无尿、代谢性酸中毒、肾脏肿大及硬化、血小板减少、溶血性贫血、高血压、肾小管功能障碍、肾纤维化伴肾功能不全、肾萎缩及肾钙化等。

3. **门静脉血栓形成** 详见第二十章门静脉血栓形成。

4. **中枢神经静脉系统血栓形成** 详见第八章第一节颅内静脉和静脉窦血栓形成。评估患儿肢体活动情况、肌张力、步态、听力、语言和排便生活自理程度等。

(三)营养情况和生长发育情况

评估患儿身高、体重、食欲、吞咽功能、营养情况、饮食习惯等。

(四)家庭社会经济情况

评估患儿生活需求、居住环境、居住状态,监护人的文化程度、宗教信仰和费用来源。

(五)患儿及家属的心理状态

评估患儿的心理状态、语言沟通与理解能力,患儿及家属对疾病认识、学习意愿、接受程度等。

(六)护理评分

跌倒坠床评分、Braden评分、Caprini风险评估、Barthel评分,身体约束评分(带管患者)、导管滑脱评分(带管患者)等,根据评分结果采取相应的预防措施。

三、护理诊断/问题

1. **体液过多** 与肾静脉血栓形成致肾功能受损、肾小球滤过率减少有关。

2. **舒适度的改变** 与疾病引起的腰痛、高热、肢体肿胀有关。

3. **组织灌注量改变** 与静脉回流障碍有关。

4. **活动无耐力** 与营养不良、贫血、肢体肿胀有关。

5. **水电解质紊乱** 与摄入不足、丢失过多有关。

6. **营养失调低于机体需要量** 与门静脉、肾静脉血栓形成有关。

7. **自理能力受限** 与置管溶栓有关。

8. **有感染的危险** 与机体抵抗力低下,应用激素、免疫抑制剂有关。

9. **潜在并发症** 穿刺部位出血、假性动脉瘤或动静脉瘘形成。

10. **潜在并发症** 肺栓塞、肾病综合征、急性肾衰竭、肝功能衰竭等。

11. **潜在并发症** 下腔静脉滤器移位、断裂、滤器内血栓形成等。

12. **恐惧** 与担心疾病预后有关。

四、介入治疗方法 / 术中配合

儿童 VTE 的治疗取决于血栓形成的类型。尽管成人和儿童在血栓形成、病理生理学、凝血系统的生理以及对抗血栓形成药物药理学的影响方面存在重大差异,大多数治疗证据都是从成人实践中推断出来的,但经过儿童临床证实安全可行有效。

（一）抗凝治疗

抗凝治疗是儿童 VTE 的主要治疗手段。常用的抗凝药物包括低分子肝素(low molecular weight heparin,LMWH)、普通肝素(unfractionated heparin,UFH)、维生素 K 拮抗剂(vitamin K antagonist,VKA)(如华法林)。其他抗凝药,例如 X α 因子抑制剂(磺达肝葵、利伐沙班和阿哌沙班)和直接凝血酶抑制剂(阿加曲班、比伐卢丁和达比加群)缺乏安全性数据支撑,不推荐在儿童使用。儿童抗凝治疗首选 LMWH。

（二）溶栓治疗

病程 <14d 的急性血栓形成,单靠抗凝不能迅速将闭塞血管恢复通畅、VTE 复发、PTS 高风险的患儿,可考虑溶栓治疗。溶栓的适应证:①广泛静脉血栓形成,静脉血流完全阻塞;②肺栓塞伴低血压或休克,或肺栓塞导致右心功能不全或心肌坏死;③上腔静脉综合征;④双侧肾静脉血栓形成;⑤先天性心脏病伴分流血栓形成;⑥血栓 >2cm 及活动性右心房血栓;⑦川崎病合并冠状动脉血栓形成;⑧脑静脉血栓形成伴神经功能损害,抗凝失败或进展性血栓无改善;⑨闭塞性、有症状的髂股静脉或下腔静脉 DVT;⑩静脉压迫综合征,如梅 - 瑟纳综合征等。其操作步骤及护理配合见第七章第一节下肢深静脉血栓形成介入治疗护理规范专家共识(表 7-4、表 7-5)。

下腔静脉滤器置入术适用于复发性 DVT 和 PE 风险的患儿,由于解剖学限制,下腔静脉滤器通常仅限于体重超过 10kg 的儿童使用,其操作步骤及护理配合见第七章第一节下肢深静脉血栓形成介入治疗护理规范专家共识(表 7-2)。

五、护理措施

（一）术前护理

详见第十五章第一节急性、亚急性下肢深静脉血栓形成和第二节下肢深静脉血栓形成后综合征。

（二）术后护理

1. **体位与活动** 术侧肢体制动 6h,急性期绝对卧床休息,根据手术入路选择合适的体位。四肢 DVT 患儿抬高患肢高于心脏水平 20~30cm。卧床期间床上排便,应保持大便通畅,避免用力大便,腹内压突然增高致血栓脱落。患处严禁按摩、推拿、热敷。

2. **饮食护理** 术后可给予患儿高蛋白、低脂、高维生素、易消化的饮食。鼓励患儿多饮水,以利于对比剂排出。

3. **病情观察** 观察患儿生命体征;观察穿刺部位有无出血、渗血及皮下血肿形成,敷料如有渗血应及时更换;观察术侧肢体及患肢的皮肤温度、颜色、感觉、运动、足背动脉搏动等情况,以判断术后血管通畅程度、肢体肿胀消退情况等。

4. **疼痛的护理** 术后常见的疼痛可分为三种:①穿刺处皮肤扩张性疼痛,疼痛一般较轻,因导管鞘扩张皮肤所致,疼痛时间短,待患儿机体适应后疼痛即可缓解,持续时间 <1d;②腰背部疼痛,多数原因为下腔静脉置入滤器所致,疼痛可持续 1~2d,多数患儿可以耐受,无需特殊处理,应观察患儿排尿情况,警惕有无肾脏出血的可能;③腹部疼痛,应警惕是否出现腹腔脏器出血,观察患儿腹部体征,有无压痛反跳痛及肌紧张,出现异常应及时通知医生进行腹部 CT 检查。

5. **经足背静脉溶栓治疗与护理** 下肢 DVT 患儿经足背静脉溶栓治疗溶栓期间,在患肢踝关节上方 10cm 处定时、间歇使用气囊压力带阻断浅静脉血流(或止血带),可使溶栓药物通过交通支直接进入深静脉,增加深静脉内药物浓度,充分发挥局部溶栓的疗效.以此促进阻塞的血管通畅。注意观察气囊压力带或止血带接触部位皮肤情况以及肢体末梢循环情况。

6. **经导管抗凝溶栓的护理** 详见第七章第一节下肢深静脉血栓形成介入治疗护理规范专家共识。

7. **并发症的观察及护理** 详见第十五章第一节急性、亚急性下肢深静脉血栓形成和第十八章肺栓塞。

六、出院指导

(一)疾病预防指导

DVT 高风险患儿,应指导其避免可能增加静脉血流瘀滞的行为:如长时间保持坐位(特别是跷二郎腿);长时间卧床、饮水量过少等。

(二)用药指导

告知患儿及家属坚持服用抗凝药的重要意义,以及擅自停药或更改剂量带来的风险;叮嘱患儿及家属严格遵医嘱按时服药,定期监测凝血酶原时间。华法林治疗的患儿在用药期间避免进食菠菜、动物肝脏等食物,以免降低药效。

(三)复诊指导

出院后 2 周、1 个月、3 个月、6 个月、1 年门诊复诊,若有不适及时就诊。

七、相关知识链接

（一）病因与发病机制

1. VTE 的主要原因是静脉壁损伤、血流缓慢和血液高凝状态。

2. 儿童 DVT 最常见的 VTE 危险因素是中心静脉置管，约 1/3~2/3 的儿童 VTE 与中心静脉置管有关。也可见于具有较高 VTE 发病率的儿童亚群，包括危重儿童、肿瘤、肾病综合征、先天性心脏病、感染、肥胖症和新生儿等。

（二）解剖与病理生理

儿童的 VTE 发病率显著低于成人，其发病年龄呈双峰状分布，即新生儿期和青春期。小儿半岁以前，体内促凝物质（纤维蛋白原、凝血因子 V、Ⅷ 因子、血管性假血友病因子和因子 Ⅻ）高于成人水平的 70%。伴随着儿童的成长，体内所产生的止血因子在数量和质量上也在不断发生着变化，0.5 岁以后，无论是早产儿还是足月儿，体内的凝血系统的发育程度已经与成人类似。

（刘 景　王丽娟）

第三十章

儿童淋巴管静脉畸形

一、疾病概述

（一）定义

淋巴管静脉畸形（lymphatic and venous mafformation, LVM）属先天性混合型脉管畸形，以往称为海绵型淋巴血管瘤。1995 年国际脉管性疾病研究学会将其称为 LVM。LVM 主要累及软组织，好发于头颈颌面部，主要集中于舌体、唇、颊、口底及颈等部位，病灶在黏膜层及黏膜下层形成大量微囊及海绵状结构，为衬有扁平内皮细胞的淋巴管与静脉扩张而成，囊内可包含淋巴液和血液成分。

（二）临床表现

LVM 好发于儿童，可发生于出生时或儿童期各阶段，以青春期多见。因大部分 LVM 生长缓慢，故多无明显临床症状，局部可触及包块，质软，边界不清，活动欠佳，无压痛，局部皮温正常。

LVM 以头颈颌面部居多，舌体部位病变可因上呼吸道感染导致病灶迅速弥漫性增大，舌根部及舌体明显肿胀形成巨舌症，舌体突出口腔外，口唇不能闭合伴有流涎，舌体质地僵硬，舌体运动受限，患儿吞咽、发音功能受限，严重时可引起气道梗阻并影响呼吸。

二、专科护理评估

（一）术前评估

1. **一般评估**　患儿年龄、性别、生长发育情况，此次发病时间、原发病诊断情况，既往预防接种史、过敏史、手术史、传染病史和家族史等。

2. **症状和体征**　患儿神志、生命体征；LVM 发生部位、大小、质地、活动度、温度；有无震颤、搏动感，有无局部皮肤红肿、出血、感染、疼痛、肿胀等；是否引起外貌及邻近器官功能改变等。

3. **专科评估**　双下肢皮肤温度、颜色、感觉、运动及足背动脉搏动情况；术区皮肤情况；心、肺、肝、肾功能，血常规，出、凝血时间，凝血酶原时间及影像学检查等。

4. **心理社会状态**　评估患儿及家属的心理状态；家庭成员情况及经济状况；儿童认知程度及对疾病相关知识的了解情况，是否能积极配合治疗。

5. **术前护理评分**　跌倒坠床评分、Braden 评分、Caprini 风险评估、Barthel 评分等，根据评分结果采取相应的预防措施。

（二）术后评估

1. **术中情况** 术中麻醉情况（麻醉方式、麻醉药种类和用量），有无局麻药的全身中毒反应或呼吸、心搏骤停等异常情况发生。

2. **身体状况** 患儿的意识、生命体征情况，瘤体有无肿胀、破溃，有无引流管、胃管、尿管、留置针等，管道是否通畅。

3. **心理社会状况** 患儿对麻醉和术后不适（如恶心、呕吐、瘤体肿胀、疼痛等）的认识，术后是否有不良情绪反应，以及家属对患儿的支持程度等。

4. **术后护理评分** 跌倒坠床评分、Braden 评分、Caprini 风险评估、Barthel 评分，身体约束评分（带管患儿）、导管滑脱评分（带管患儿）等，根据评分结果采取相应的预防措施。

三、护理诊断/问题

1. **组织灌注量改变** 与淋巴管、静脉发育异常有关。

2. **舒适度改变** 与 LVM 局部症状、手术损伤、术后制动有关。

3. **自我形象紊乱** 与头面部 LVM 影响外貌有关。

4. **社交孤立** 与头面部 LVM 影响外貌与器官功能有关。

5. **潜在并发症** 穿刺部位感染、出血、静脉血栓栓塞症等。

6. **有皮肤完整性受损的危险** 与瘤体受力破溃、局部制动等有关。

7. **知识缺乏（家长）** 缺乏本病相关知识。

四、介入治疗方法/术中配合

LVM 经皮硬化治疗术主要通过影像导引，经皮穿刺病灶后注射硬化剂，以破坏囊腔内皮细胞，促进病灶局部成纤维细胞和胶原纤维增殖，使病灶发生纤维化并逐渐缩小，是 LVM 主要治疗方法，也可联合用于手术切除、激光治疗等个体化综合治疗。

治疗目的是改善临床症状，控制病灶发展，尽可能缩小病灶体积，恢复其外观与功能。LVM 病灶范围常较广泛，可采取多点、多角度经皮硬化治疗，治疗时应注意治疗终点，不能盲目追求病灶完全根治。其操作步骤及护理配合见表 30-1。

表 30-1　LVM 经皮硬化治疗术操作步骤及护理配合

手术步骤	护理配合
①手术安全核查：核对患者信息、手术部位及名称	核对患儿；心理护理和体位准备；心电监护、吸氧、建立静脉通道；必要时留置尿管
②静脉-吸入复合全身麻醉、手术区域皮肤消毒、铺治疗巾	准备用物；协助麻醉师插管，备好吸引器；严格执行无菌操作

手术步骤	护理配合
③超声引导下,4.5号、6号头皮针经皮穿刺病灶,注射器回抽(可回抽少量淡黄色淋巴液或血性液体),经皮造影确定病灶范围和回流静脉	准确传递用物;密切观察生命体征;遵医嘱配制对比剂;协助造影;观察有无对比剂不良反应
④DSA导引下经皮注射硬化剂,较大病灶多点多角度注射	遵医嘱配制硬化剂;准确传递用物;观察病灶皮肤颜色、温度等变化及神志、生命体征变化
⑤术毕拔针,点式按压穿刺处;消毒、加压包扎、固定	协助医师进行穿刺部位加压包扎
⑥注意观察穿刺部位,预防并发症	协助医生加压包扎;术中护理记录;术后宣教;护送患者回室,与病房护士交接

五、护理措施

（一）术前护理

详见第二十八章第一节儿童静脉畸形。

（二）介入术后护理

详见第二十八章第一节儿童静脉畸形。

1. **体位与休息** 提供整洁、安静、舒适的治疗及休养环境,保证患儿充足的睡眠。术后去枕平卧位、头偏向一侧6h,6h后自行选择舒适卧位,生命体征平稳者可下床活动(下肢患儿术后24h下床活动)。头颈部LVM患儿抬高床头20°~30°,促进血液回流,有利于伤口愈合。

2. **饮食** 全麻术后6h,评估患儿的吞咽功能,吞咽功能正常可以流质饮食过渡到术前饮食。颌面部及口腔LVM患儿遵医嘱执行个性化饮食方案。

3. 舌、口底、颌下LVM,特别是涉及舌根部及咽部的病灶,要严密注意呼吸情况,及时吸痰,保持气道通畅;床边备吸引器、气切包防窒息。

4. 口腔内或舌部LVM的患儿由于疾病影响进食和休息,造成不同程度的营养不良。因此,应根据患儿的病情给予高热量、高蛋白、低脂肪、高维生素及富含微量元素的食物等,根据病灶大小及术后恢复情况,酌情进食清淡、易消化、产气少的饮食和无渣的流质饮食,如果汁、牛奶等。注意食物的温度要适当,避免过热或过冷,对局部产生不良刺激。嘱患儿每次进食后要用清水或医用漱口液漱口,清洁口腔,防止食物附着于病灶表面,诱发或加重局部感染。病情较重无法进食者,则静脉营养治疗。

六、出院指导

详见第二十八章第一节儿童静脉畸形。

七、相关知识链接

（一）病因与发病机制

LVM 属先天性脉管畸形，由胚胎血管丛发育异常所致，与异常细胞增生无关，故其内皮细胞与正常内皮细胞相同，没有增殖倾向。LVM 由体细胞中的 PIK3CA 突变引起，PIK3CA 突变可增强其与细胞膜的结合和 / 或激活其激酶，导致 AKT/mTOR 级联激活，AKT/mTOR 级联调节细胞生长、增殖和迁移。

（二）解剖与病理生理

LVM 属于低流量型脉管畸形，淋巴管畸形的组织病理学特征为淋巴管扩张或形成囊腔，病灶在黏膜层及黏膜下层形成大量微囊及海绵状结构，内衬有单层扁平上皮，间质为致密纤维结缔组织，散在淋巴细胞滤泡，偶见生发中心。LVM 镜下可见扩张的淋巴管及静脉成分。淋巴管静脉畸形临床上与非扩张静脉畸形临床表现非常接近，往往需要通过术后病理检查才能区分。

（三）疾病分型

1. 根据畸形成分分为 2 类 静脉畸形成分占优势的淋巴管静脉混合畸形（静脉淋巴畸形，venous dominant malformation LVM，VD-LVM）；淋巴管畸形成分占优势的淋巴管静脉混合畸形（淋巴静脉畸形，lymphatic dominant malfor mation LVM，LD-LVM）。

2. 根据淋巴管囊腔的大小，可将 LM 分为巨囊型、微囊型和混合型三种类型。巨囊型 LM 由 1 个或多个体积 ≥ $2cm^3$ 的囊腔构成（即以往所称的囊肿型或囊性水瘤），而微囊型 LM 则由多个体积 <$2cm^3$ 的囊腔构成（即以往的毛细管型和海绵型），二者兼而有之的则称为混合型 LM。

（刘 景　王丽娟）

第三十一章

儿童 K-T 综合征

一、疾病概述

(一) 定义

Klipple-Trenaunay 综合征(Klipple-Trenaunay syndrome, KTS)简称 K-T 综合征,又称为先天性静脉畸形骨肥大综合征,是一种复杂而又少见,以先天性血管发育异常为表现的周围血管疾病,1900 年由法国医师 Mauricg Klippel 和 Paul Trenaunay 首先报道本病,以血管畸形、静脉曲张和软组织及骨肥大三联征为主要表现。KTS 无明显的动静脉瘘,少数合并有临床意义的动静脉瘘,称之为 P-W 综合征(Parks-Weber syndrome, P-WS),也称为(Klippel-Trenaunay-Weber syndrome, K-T-WS)。

(二) 临床表现

儿童 KTS 主要表现为典型的微静脉畸形 - 静脉曲张 - 软组织和骨骼肥大三联征,绝大多数发生于下肢单侧病变,详见第二十六章 K-T 综合征。

1. 微静脉畸形(葡萄酒色斑) 均在出生或幼儿期出现,扁平或稍有隆起,呈粉红色或紫红色,压之褪色,可布满患肢。随年龄增大,畸形表面皮肤增厚伴疣状增生,局部出汗增多,触碰时易出血。

2. 静脉曲张 浅静脉曲张主要发生于肢体外侧,浅静脉异常增多,曲张成团状或网状,部分患儿伴有深静脉发育异常,患肢足踝部皮肤营养不良、色素沉着,淤滞性皮炎和瘀血性溃疡,溃疡经久不愈可致活动受限。

3. 组织增生 患肢过度生长、肥大,较健侧明显增粗、增长,肢体增大主要的原因为肌肥大、脂肪增加、皮肤增厚及异常的血管组织。肢体肥大在出生时即可发现,在婴幼儿期及青少年期最为明显。

4. 其他表现

(1)肢体明显水肿,可表现为 3 类:①纤维束带在压迫深静脉时,同时压迫伴随的淋巴管;②淋巴水肿;③合并乳糜管变形,导致异常反流。

(2)同侧臀部肥大,其原因是静脉回流不良或乳糜管输送变异,使臀部乳糜过多。

(3)静脉血栓形成严重时,血栓脱落可发生肺动脉栓塞。

(4)其他异常表现可出现在患肢或其他相邻部位,甚至在其他器官内,常见有并指、营养障碍性病变、皮炎、湿疹、青光眼、眼球内陷、结膜毛细血管扩张和视网膜静脉畸形等。

二、专科护理评估

详见第二十六章 K-T 综合征。

三、护理诊断/问题

1. **组织灌注量改变** 与静脉畸形有关。

2. **舒适的改变** 与组织增生、肢体水肿有关。

3. **感知改变(视觉)** 与视网膜静脉畸形、青光眼、结膜毛细血管扩张等有关。

4. **社交孤立** 与肢体过度生长、骨骼畸形有关。

5. **自我形象紊乱** 与肢体过度生长、骨骼畸形有关。

6. **功能障碍性悲观** 与骨骼畸形、感知改变有关。

7. **自理能力受限** 与肢体畸形、术后制动有关。

8. **潜在并发症** 穿刺部位出血、假性动脉瘤或动静脉瘘形成。

9. **潜在并发症** 慢性静脉功能不全、皮肤感染、静脉血栓栓塞症、皮肤营养障碍性病变等。

10. **有皮肤完整性受损的危险** 与 KTS 病灶性质、术后制动有关。

11. **焦虑** 与疾病影响形象和生活质量有关。

四、介入治疗方法/术中配合

儿童 KTS 的介入治疗主要以栓塞畸形的静脉为主,从而促进毛细血管破坏,畸形静脉内血栓形成,使病变血管床闭塞和纤维化,病变区软组织萎缩,达到治疗 KTS 的目的。其具体操作步骤及护理配合见详见第二十六章 K-T 综合征(表 26-1)。

五、护理措施

(一)术前护理

详见第二十六章 K-T 综合征。

(二)术后护理

详见第二十六章 K-T 综合征。

1. **体位与休息** ①提供整洁、安静、舒适的休息环境,保证充足的睡眠;②术后去枕平卧 6h,头偏向一侧,术侧肢体伸直并制动 6h,卧床休息 24h;③术后 24h 病情允许可床边活动。

2. **饮食护理** ①术后禁食、禁水 6h,术后 6h 无呕吐者,可试饮少量水,无呛咳者可进少量清淡、易消化的流质饮食,根据病情逐渐过渡到术前饮食;②指导患儿多喝水,促进对比剂的排出,预防对比剂肾病;③基于不同年龄段患儿的生长发育特点、饮食喜好、饮食习惯等因素,制定个体化营养指导。

3. 安全教育与管理 ①儿童面颈部 KTS 术后要严密注意体位和呼吸情况,保持气道通畅,必要时床边备吸引器、气切包防窒息;②提高患儿和家属的安全意识,家属不间断床边陪护,避免患儿住院期间跌倒、碰伤、锐器刺伤、烫伤、触电、异物吸入等意外发生;③护理操作后务必把床栏随时拉好;各种治疗及检查用具,用后随手带走,以免小儿玩弄时自伤;④病房的电源插头应安装在小儿不能接触的地方。

4. 下肢深静脉血栓的预防与护理 由于疾病本身所致先天性血管发育异常,加之术后卧床,血液回流较慢,患儿术后血栓形成风险较高。术后根据血栓形成风险评估结果,采用基础预防、物理预防和/或药物预防。术后抬高下肢,鼓励患儿进行卧床期间踝泵运动。

5. 双下肢长度相差 >2cm 的 KTS 患儿,需定制、穿着矫形鞋进行矫正,并根据纠正情况而不断调整。告知患儿及家属矫正鞋在一定程度上可减轻患儿心理障碍和骨盆倾斜带来的负面影响,可能需要终身穿着,矫正期间注意观察足部的皮肤及末梢循环情况。

六、出院指导

1. 指导患儿注意休息,适当运动,鞋袜松紧适宜,避免久站、久坐和长时间保持同一姿势不变。休息时抬高患肢,行足背伸屈活动及踝关节活动,勿盘腿及双腿交叉叠放。

2. 微静脉畸形患儿保持局部皮肤清洁、干燥,避免剧烈运动,防止碰撞,以防出血、感染。

3. 指导患儿遵医嘱使用弹力袜。教会患儿穿脱弹力袜的方法:清晨起床时将患肢抬高穿起,晚上休息时脱下。告知家属清洗弹力袜时应用冷水和中性肥皂轻柔搓洗,将水挤出,平摊在毛巾上晾干,避免烘烤和暴晒,以延长使用寿命。

4. 根据病情及疾病性质制订患儿的复诊计划,告知患儿及家属定期复查,发现异常及时就诊。

七、相关知识链接

（一）病因与发病机制

KTS 的病因目前尚不清楚,可能是由于在胚胎发育过程中,中胚层发育异常所致。目前研究发现体细胞 PIK3CA 突变也可导致 KTS。在胚芽的发育中,因胚胎血管的退化比正常晚、深静脉主干发育不良或闭锁、主干静脉受到纤维束带、异常肌肉或静脉周围鞘膜组织压迫,使深静脉血流受阻,肢体血流增加,从而产生肢体肥大等一系列症状。

（二）病理生理与分型

详见第二十六章 K-T 综合征。

（罗 丽）

参考文献

1. 陈茂君，蒋艳，游潮．神经外科护理手册 [M]．北京：科学出版社，2011

2. 陈孝平，汪建平，赵继宗．外科学 [M]．北京：人民卫生出版社，2018

3. 谷涌泉，张建．下肢血管外科 [M]．北京：人民卫生出版社，2010

4. 桂永浩．儿科学 [M]．北京：人民卫生出版社，2015

5. 蒋米尔．临床血管外科学 [M]．北京：科学出版社，2014

6. 克罗妮韦特，约翰斯顿．卢瑟福血管外科学 [M]．7 版．北京：北京大学医学出版社，2013

7. 李海燕，李帼英．心血管介入标准化护理管理手册 [M]．北京：人民军医出版社，2015

8. 李海燕，陆清声，冯睿．血管护理核心教程 [M]．上海：上海科学世纪出版社，2018

9. 李乐之，路潜．外科护理学 [M]．北京：人民卫生出版社，2017

10. 李麟荪，徐阳，林汉英．介入护理学 [M]．北京：人民卫生出版社，2015

11. 李小寒，尚少梅．基础护理学 [M]．北京：人民卫生出版社，2017

12. 李心彤．血管外科临床护理操作规程与护理风险评估及优质护理服务考评指南 [M]．北京：人民卫生出版社，2015

13. 李震，翟水亭，付明倜．血管与腔内血管外科护理常规 [M]．北京：清华大学出版社，2015

14. 汪忠镐．血管淋巴管外科学 [M]．北京：人民卫生出版社，2014

15. 王建荣．输液治疗护理实践指南与实施细则 [M]．北京：人民军医出版社，2012

16. 莫伟，李海燕．外周血管疾病介入护理学 [M]．北京：人民卫生出版社，2017

17. 吴惠平，付方雪．现代临床护理常规 [M]．北京：人民卫生出版社，2018

18. 吴江，贾建平．神经病学 [M]．北京：人民卫生出版社，2018

19. 杨镰，王深明，徐克．微创血管外科学 [M]．北京：科学技术出版社，2011

20. 尤黎明，吴瑛．内科护理学 [M]．北京：人民卫生出版社，2017

21. 张培华，蒋米尔．临床血管外科学 [M]．7 版．武汉：解放军出版社，2017

22. 辛世杰，张健．静脉学 [M]．沈阳：辽宁科学技术出版社，2018

23. 徐阳，岳同云．急诊介入护理案例解析 [M]．北京：人民卫生出版社，2019

24. 许秀芳．肿瘤介入护理学 [M]．北京：科学出版社，2011

25. 甄丽娟，丁瑛雪．北京市属医院护士规范化培训指南 [M]．北京：人民卫生出版社，2018

26. 赵钢，李令根．周围血管疾病基础与临床 [M]．北京：人民军医出版社，2015

27. 张波，桂莉．急危重症护理学 [M]．北京：人民卫生出版社，2019

28. Andreozzi G, Bignamini A, Davì G, et al. Sulodexide for the prevention of recurrent venous thromboembolism: the sulodexide in secondary prevention of recurrent deep vein thrombosis (SURVET) study: a multi-

center, randomized, double-blind, placebo-controlled trial [J]. Circulation, 2015, 132 (20): 1891-1897

29. Kaltenmeier CT, Erben Y, Indes J, et al. Systematic review of May-Thurner syndrome with emphasis on gender differences [J]. J Vasc Surg Venous Lymphat Disord, 2018, 6 (3): 399-407

30. Qi X, Wu F, Ren W, et al. Thrombotic risk factors in Chinese Budd-Chiari syndrome patients. An observational study with a systematic review of the literature [J]. Thromb Haemst, 2013, 109 (05): 878-884

31. Rabe E, Berboth C, Pannier F, et al. Epidemiology of chronic venous diseases [J]. Wien Med Wochenschr, 2016, 54 (11): 260-263

32. Scott G, Mahdi AJ, Alikhan R, et al. Superficial vein thrombosis: a current approach to management [J]. Br J Haematol, 2015, 168 (5): 639-645

33. Seidel A, Bergamasco N, Miranda F, et al. The importance of small saphenous vein reflux on chronic venous disease clinic [J]. Int Angiol, 2015, 34 (01): 30-35

34. van den Bos RR, Malskat WS, De Maeseneer MC, et al. Randomized clinical trial of endovenous laser versus steam ablation (LAST trial) for great saphenous varicose veins [J]. Br J Surg, 2014, 101 (9): 1077-1083

35. van Eekeren RR, Boersma D, de Vries JP, et al. Udate of endovenous treatment modalities for insufficient saphenous veinsa review of literature [J]. Semin Vase Surg, 2014, 27 (2): 118-136

36. Yetkin E, Ileri M, Waltenberger J, et al. Ecchymosis: A novel sign in patients with varicose [J]. Clin Hemorheol Microcirc, 2018, 68 (4): 413-419

37. Yin M, Huang X, Cui C, et al. The effect of stent placement for May-Thurner syndrome combined with symptomatic superficial venous reflux disease [J]. J Vasc Surg Venous Lymphat Disord, 2015, 03 (2): 168-172

38. 白卫星，贺迎坤，李天晓，等 . 乙醇消融治疗颅内动静脉畸形的初步研究 [J]. 介入放射学杂志 , 2019, 28 (2): 109-113

39. 柏亚妹，王秋琴，徐桂华 . 我国分级护理标准的研究进展 [J]. 护理学杂志 , 2013, 28 (12): 94-96

40. 曾昭凡，陈浩，戚悠飞，等 . 介入治疗急性肺栓塞 26 例 [J]. 中华普通外科杂志 , 2015, 30 (2): 119-122

41. 陈国平，顾建平，何旭，等 . 低剂量尿激酶较长时间经导管直接溶栓术治疗急性髂 - 股静脉血栓形成的安全性和临床疗效 [J]. 中华放射学杂志 , 2012, 46 (12): 1119-1125

42. 陈国平，顾建平，何旭，等 . 顺行与逆行插管途径介入治疗急性下肢深静脉血栓形成的疗效比较 [J]. 中华医学杂志 , 2017, 97 (5): 353-358

43. 陈涛，杨镛，杨国凯，等 . 大隐静脉曲张的微创治疗进展 [J]. 中国微创外科杂志 , 2016, 16 (9): 841-844

44. 崔宁，骆秉铨，张义勤，等 . 机械性血栓切除和开通治疗慢性血管内血栓 [J]. 介入放射学杂志 , 2019, 28 (12): 1136-1139

45. 崔艳峰，徐浩，祖茂衡，等 . 左髂静脉受压综合征并发下肢深静脉血栓形成的综合介入治疗 [J]. 介入放射学杂志 , 2010, 19 (8): 602-606

46. 傅建华，王亚非，楼文胜，等 . 下肢静脉曲张的泡沫硬化与腔内射频治疗的疗效观察与对比分析 [J]. 介入放射学杂志 , 2013, 22 (2): 106-112

47. 高天俊，詹雨林，张宏光，等 . 多材料复合栓塞支气管动脉治疗大咯血的临床观察与分析 [J]. 临床放射学杂志 , 2016, 35 (6): 934-938

48. 葛静萍，李燕，许秀芳，等．妊娠晚期深静脉血栓形成抗凝治疗中改良腹壁皮下注射部位的临床应用 [J]．介入放射学杂志，2019, 28 (9): 891-897

49. 公茂峰，陈国平，顾建平．下肢深静脉血栓形成的溶栓治疗现状与尿激酶、阿替普酶的临床应用 [J]．中华介入放射学电子杂志，2017, 5 (4): 282-287

50. 公茂峰，顾建平，陈国平，等．经导管介入治疗亚急性髂 - 股静脉血栓形成：尿激酶与阿替普酶溶栓即刻疗效比较 [J]．中华放射学杂志，2018, 52 (1): 51-57

51. 顾建平，楼文胜，何旭，等．髂静脉受压综合征及继发血栓形成的介入治疗 [J]．中华放射学杂志，2008, 42 (8): 821-825

52. 国际血管联盟中国分部护理专业委员会，中国医师协会腔内血管学专业委员会．梯度压力袜用于静脉血栓栓塞症防治专家共识 [J]．介入放射学杂志，2019, 28 (9): 811-818

53. 何振华，孙晓芬，徐敏．慢性伤口细菌生物膜研究进展 [J]．解放军护理杂志，2018, 34 (10): 30-33

54. 胡蓝月，楼文胜，顾建平，等．产后下肢深静脉血栓介入治疗后即刻疗效与长期预后分析 [J]．中华放射学杂志，2015, 49 (5): 386-390

55. 姜炯炯，徐梦，陈泉．髂静脉压迫综合征的诊断与腔内治疗进展 [J]．血管与腔内血管外科杂志，2019, 05 (04): 368-370

56. 黎晓艳，童莺歌，陈佳佳．等．国外疼痛评估循证护理实践指南解读 [J]．护理学杂志，2017, 16 (14): 14-17

57. 李凯平，刘丽萍．AngioJet 血栓抽吸系统联合多种介入方式治疗髂静脉压迫综合征合并急性下肢深静脉血栓形成患者一例的护理 [J]．解放军护理杂志，2017, 34 (08): 55-57

58. 李龙．慢性静脉疾病硬化疗法欧洲指南解读 [J]．介入放射学杂志，2016, 25 (09): 743-749

59. 李文东，李晓强．非血栓性髂静脉受压综合征的争议与共识 [J]．中华普通外科杂志，2016, 31 (05): 436-437

60. 李晓强，王深明．深静脉血栓形成的诊断和治疗指南 [J]．2 版．中国血管外科杂志，2013, 05 (01): 23-26

61. 李燕，陈婷婷，尹媛媛，等．下肢深静脉血栓溶栓治疗中两种气囊压力带辅助应用的对照研究 [J]．介入放射学杂志，2017, 26 (11): 1042-1045

62. 李燕，陈宇辰，郑乃霞，等．下肢深静脉溶栓采用血压计止血带浅静脉血流阻断效果比较 [J]．护理学杂志，2017, 32 (12): 37-39

63. 李燕，葛静萍，顾建平．急性下肢动脉栓塞行置管溶栓的护理干预 [J]．介入放射学杂志，2011, 20 (10): 829-831

64. 李燕，万丽，葛静萍，等．妊娠晚期下肢深静脉血栓形成患者抗凝剂皮下注射部位的研究 [J]．护理学杂志，2019, 34 (5): 50-53

65. 李燕，许秀芳，尹媛媛，等．低分子肝素两种皮下注射方法不良反应的对照研究 [J]．介入放射学杂志，2018, 27 (1): 83-86

66. 李媛，叶红芳，褚红，等．物理降温在住院发热患者中的循证护理实践 [J]．中华现代护理杂志，2019, 25 (12): 1474-1478

67. 李铮，胡雁，薛一帆，等．渐进式压力长袜预防术后静脉血栓栓塞 [J]．中华护理杂志，2010,

459 (5): 478-480

68. 刘凤华，王欣然，张文婷，等. 机械血栓清除术治疗急性下肢深静脉血栓患者围术期护理 [J]. 介入放射学杂志，2017，26 (6): 564-567

69. 刘强，程英升，王永利. D- 二聚体及纤维蛋白原监测在导管接触溶栓治疗急性下肢深静脉血栓形成中的应用 [J]. 介入放射学杂志，2018，27 (11): 1031-1035

70. 刘运江，屈翔，刘荫华，等. 乳腺癌植入式输液港临床应用专家共识及技术操作指南 [J]. 中国实用外科杂志，2017，37 (12): 1377-1388

71. 陆海燕，王丽英. PICC 继发性导管异位的观察与处理 [J]. 介入放射杂志，2019，28 (4): 390-393

72. 宋进华，何旭，楼文胜，等. 急性髂股静脉血栓治疗中 AngioJet 机械性血栓清除装置初步应用结果 [J]. 中华放射学杂志，2015，49 (10): 758-762

73. 宋娟，蒋琪霞，王雪妹. 不同护理措施预防重症患者失禁相关性皮炎的对比研究 [J]. 中华护理杂志，2016，51 (01): 62-65

74. 苏浩波，顾建平，楼文胜，等. 经患侧大隐静脉入路置管溶栓治疗急性髂股静脉血栓的临床对比研究 [J]. 中华放射学杂志，2011，45 (12): 1185-1189

75. 苏浩波，楼文胜，顾建平，等. 急性下肢深静脉血栓形成合并 II 型肝素诱导血小板减少症的临床特征及介入综合治疗效果 [J]. 中华放射学杂志，2015，49 (5): 380-385

76. 孙蓬，周云，沈超，等. 下肢慢性静脉性溃疡的内镜深筋膜下穿通静脉离断术治疗 [J]. 血管与腔内血管外科杂志，2016，02 (06): 503-506

77. 汪海洋，孙建明，陈以宽，等. 腔内治疗髂静脉受压综合征伴与不伴下肢深静脉血栓效果比较 [J]. 介入放射学杂志，2018，27 (7): 627-631

78. 王黎明，张帅，李兴，等. 植入式静脉输液港相关感染并发症风险因素分析 [J]. 介入放射学杂志，2016，25 (11): 949-953

79. 王琼，吴学君，金星，等. 腘血管陷迫综合征的诊断与治疗 [J]. 中华普通外科杂志，2018，33 (08): 669-671

80. 王珊珊，于志海，王海涛，等. AngioJet 治疗有溶栓禁忌证与导管接触溶栓治疗无溶栓禁忌证急性下肢深静脉血栓形成临床效果对比观察 [J]. 介入放射学杂志，2019，28 (1): 76-80

81. 韦润泽，张喜成. 髂静脉受压综合征病因及影像学进展 [J]. 中国医学影像技术，2019，35 (1): 152-155

82. 吴霜，顾建平，楼文胜. 髂静脉受压综合征病因及诊疗研究进展 [J]. 介入放射学杂志，2015，24 (08): 733-737

83. 吴霜，楼文胜，顾建平，等. 阿加曲班联合置管溶栓治疗肝素诱导的血小板减少症及继发血栓 [J]. 中国介入影像与治疗学，2016，1 (13): 16-20

84. 下肢静脉疾病外科治疗专家协作组. AngioJet 机械血栓清除术治疗急性下肢深静脉血栓形成的专家共识 (2016 版)[J]. 血管与腔内血管外科杂志，2017，3 (1): 556-558

85. 闫艳娜，李海燕，植艳茹，等. 下肢静脉性溃疡伤口护理研究进展 [J]. 护理研究，2017，31 (15): 1793-1797

86. 余娜，王静. 儿童惊厥及惊厥性癫痫持续状态的急诊处理及护理体会 [J]. 中国卫生标准管

理 , 2016, 09 (49): 194-195

87. 张万高 , 闫如虎 , 纵慧敏 , 等 . 聚桂醇泡沫硬化剂治疗下肢静脉曲张中两种不同注射途径的比较研究 [J]. 介入放射学杂志 , 2014, 23 (5): 392-396

88. 张玉珍 , 苏迅 , 任兴华 , 等 . 完善出院健康教育对 PICC 长期置管患者的影响 [J]. 中华现代护理杂志 , 2012, 01 (18): 33-34

89. 赵梦鹏 , 韩新强 , 王文明 , 等 . 一站式杂交手术治疗髂静脉压迫综合征合并下肢静脉曲张的疗效分析 [J]. 介入放射学杂志 , 2019, 07 (01): 17-20

90. 赵长秀 , 仲海 . 腓肠肌外侧头附属肌束致腘血管陷迫综合征的影像学诊断 [J]. 中国临床解剖学杂志 , 2013, 31 (03): 269-274

91. 中国静脉介入联盟 , 中国医师协会介入医师分会外周血管介入专业委员会 . 抗凝剂皮下注射护理规范专家共识 [J]. 介入放射学杂志 , 2019, 28 (8): 709-716

92. 中国静脉介入联盟 , 中国医师协会介入医师分会外周血管介入专业委员会 . 下肢深静脉血栓形成介入治疗护理规范专家共识 [J]. 介入放射学杂志 , 2020, 29 (6): 531-540

93. 中国血栓性疾病防治指南专家委员会 . 中国血栓性疾病防治指南 [J]. 中华医学杂志 , 2018, 98 (36): 2861-2888

94. 中国医师协会介入医师分会 , 中华医学会放射学分会介入专业委员会 , 中国静脉介入联盟 . 下肢深静脉血栓形成介入治疗规范的专家共识 [J]. 2 版 . 介入放射学杂志 , 2019, 28 (1): 1-10

95. 中华医学会放射学分会介入学组 . 下腔静脉滤器置入术和取出术规范的专家共识 [J]. 介入放射学杂志 , 2011, 20 (05): 340-344

96. 中华医学会骨科学分会 . 中国骨科大手术静脉血栓栓塞症预防指南 [J]. 中华骨科杂志 , 2016, 36 (2): 65-71

97. 中华医学会外科学分会血管外科学组 . 硬化剂治疗下肢静脉曲张 (中国) 专家指导意见 [J]. 中华血管外科杂志 , 2016, 01 (03): 149-153

98. 中华医学会心血管病学分会肺血管病学组 . 急性肺栓塞诊断与治疗中国专家共识 (2015)[J]. 中华心血管杂志 , 2016, 44 (3): 197-211

99. 周佳 , 杨慧 , 孙艺 , 等 . 肝素诱导血小板减少导致多器官栓塞 [J]. 内科急危重症杂志 , 2018, 24 (2): 169-171

100. 庄乃君 , 陈国平 , 顾建平 , 等 . 急性下肢深静脉血栓形成解剖分布与抗凝、溶栓及介入治疗的疗效比较 [J]. 中华放射学杂志 , 2011, 45 (12): 1194-1198